Kohlhammer
Urban
-Taschenbücher

Band 751

Grundriss Gerontologie
Band 1

eine Reihe in 22 Bänden
herausgegeben von
Clemens Tesch-Römer,
Hans-Werner Wahl, Siegfried Weyerer
und Susanne Zank

Diese neue, in sich geschlossene Taschenbuchreihe
orientiert sich konsequent an den Erfordernissen des
Studiums und der professionellen Praxis. Knapp,
übersichtlich und verständlich präsentiert jeder Band
das Grundwissen eines Teilbereichs.

Inhalt

Vorwort

Immer mehr Junge studieren das Alter in seinem großen Facettenreichtum – eine schöne Entwicklung in unserer akademischen Landschaft, die es in Zukunft noch weiter zu fördern gilt. Dieses Buch will vor diesem Hintergrund einen kurz gefassten Überblick über die heutige Gerontologie geben und dabei neben seiner Einführungsfunktion auch die Geschichte der Gerontologie in ausführlicher Weise würdigen. Es richtet sich an Studentinnen und Studenten, auch Anfängerinnen und Anfänger, der unterschiedlichsten gerontologischen Studien- und Ausbildungsgänge, die in den letzten Jahrzehnten im deutschsprachigen Raum erfreulicherweise deutlich ausgebaut worden sind.

Alternsforschung ist heute, obgleich ein relativ junges Wissenschaftsfeld, nur noch schwer zu überblicken. Die Halbwertszeit von Wissen und neuen Erkenntnissen wird immer kürzer. Im Kontext einer stark alternden Gesellschaft gewinnt Gerontologie einen immer größeren Stellenwert – und wird gleichzeitig von der Gesellschaft auch immer stärker gefordert, einen Beitrag zu den mit der demografischen Entwicklung einhergehenden Aufgaben zu leisten. Alternsforschung ist ferner ein stark interdisziplinäres Unterfangen, das zunehmend akademische Anerkennung im Sinne eines einzelne Fächer übergreifenden Ausbildungsgebietes findet. Entsprechende Ausbildungsmaterialien in deutscher Sprache sind allerdings rar. Vor allem Lehrbücher mit einem fächerübergreifenden Anspruch, d.h. mit der Intention, über den Tellerrand der eigenen Disziplin, etwa Psychologie, Soziologie oder Medizin, hinauszublicken, sind im deutschen Sprachraum bislang kaum zu finden.

Das vorliegende Buch, der erste Band der neuen Reihe »Grundriss Gerontologie« des Kohlhammer Verlags, will Ihnen in lehrbuchartiger Weise eine Art Kurzreiseführer für das schnell wachsende und sich ständig weiter differenzierende Gebiet der Alternsforschung liefern. Das Buch soll helfen, die grundlegenden Fragestellungen, Theorien, Methoden und Befunde der heutigen Alternsforschung vor dem Hintergrund ihrer geschichtlichen Entwicklung besser zu verstehen. Zudem wird die angewandte Seite der Alternsforschung, die Frage, ob und wie Altern heute und morgen verändert werden kann, eingehend berücksichtigt. Stets geht es darum, zentrale Begriffe und Herangehensweisen zu verstehen und anhand von Beispielen zu vertiefen. Vollständigkeit der Darstellung ist hingegen nicht unser Ziel. Beabsichtigt ist demnach eine Propädeutik, also eine Vor- und Einübung für die Gerontologie als Grundlagen- und Anwendungsfeld. Die von uns angebotenen grundlegenden Reiserouten durch das Wissenschaftsfeld Gerontologie sollen Sie dazu ermutigen und befähigen, zielgerichtet und informiert nach Ihrem Interesse und Ihren Neigungen Vertiefungen der angesprochenen Themen vorzunehmen. Alternsforschung wird in diesem Buch als eine primär empirisch arbeitende Wissenschaft verstanden. Es geht darum, möglichst voraussetzungsarm die Eckpfeiler einer solch erfahrungswissenschaftlich gestützten Gerontologie vorzustellen, aber dennoch den notwendigen Tiefgang soweit wie möglich zu wahren. Es wird also nicht erwartet, dass Sie bereits eingehende Kenntnisse in der Gerontologie besitzen, um die wesentlichen Inhalte des Buches nachvollziehen zu können. Erwartet wird allerdings Interesse an der Gerontologie als einem Wissenschaftsfeld mit vielen Praxisbezügen. Unser Buch versteht sich als eine Einladung, grundlegende Aufgaben der Alternsforschung, vor allem Beschreibung, Erklärung, Prognose und Veränderung des Alterns, in ihren wichtigsten Variationen kennen zu lernen. Einen besonderen Akzent setzen wir ferner auf den Bereich der Theorien und empirischen Methoden und die Frage, wozu wir diese benötigen. Schließlich ist es unser besonderes Anliegen, Ihre Kritikfähigkeit in Bezug auf Altern und Alternsforschung in systematischer Weise zu befördern und zu verstärken.

Viele der im Buch enthaltenen Inhalte sind aus Vorlesungen des Erstautors in Gerontologie, die sich in erster Linie an eine multidisziplinär zusammengesetzte Studentenschaft richteten, hervorgegangen. Eingeflossen sind an vielen Stellen auch wesentliche Aussagen und Ausführungen aus früheren Publikationen, die im Duktus des Buches in einen neuen Zusammenhang gerückt werden. Bewusst ist an manchen Stellen des Buches die englische Sprache beibehalten und nicht immer vollständig ins Deutsche übersetzt worden. Gerontologie ist ein internationales Forschungsfeld, das stark von Arbeiten aus dem anglo-amerikanischen Raum geprägt und stimuliert wird. Mit der teilweisen Beibehaltung englischer Aussagen und Begriffe wollen wir Sie im besten Sinne mit dieser Internationalität der Gerontologie konfrontieren und Sie anregen, sich auch mit der englischsprachigen Literatur zur Alternsforschung auseinander zu setzen.

Wir haben uns bemüht, das sei abschließend noch gesagt, nach Möglichkeit in simultaner Weise die weibliche und männliche Form zu benutzen. Wenn wir das nicht vollständig durchhalten, so hat dies ausschließlich stilistische Gründe. Stets sind Frauen und Männer angesprochen bzw. in unserer Argumentation berücksichtigt.

Wir sind verschiedenen Personen, die dieses Projekt aktiv befördert haben, zu großem Dank verpflichtet. Dem Kohlhammer Verlag
und seinem für den »Grundriss Gerontologie« verantwortlichen Lek-
tor, Herrn Dr. Ruprecht Poensgen, möchten wir für die Gelegenheit
zur Erstplatzierung des Buches in der Reihe und für vielfältige Un-
terstützungen auf den unterschiedlichsten Ebenen bei der Herstel-
lung des Buches sehr herzlich danken. Den Mitherausgebern der
Reihe, Herrn Prof. Dr. Clemens Tesch-Römer, Herrn Prof. Dr. Siegfried Weyerer und Frau PD Dr. Susanne Zank, verdanken wir viele
hilfreiche Hinweise im Hinblick auf eine erste Fassung des Manu-
skripts. Diese Kritik war wichtig; sie hat uns einerseits das Gefühl
gegeben, dass wir auf dem richtigen Weg sind, und andererseits zu
vielen Verbesserungen geführt. Frau Ursula König hat mit ihrer
computertechnischen Expertise und durch sorgfältiges Korrekturle-
sen die Vorbereitung eines druckfähigen Texts in allen Stadien in
hochkompetenter Weise vorangetrieben. Schließlich gehen unsere
Gedanken an jene Personen unserer Nahumwelt, die es uns erst er-
möglicht haben, dieses Projekt in einem vertretbaren Zeithorizont
zu realisieren: an meine Frau Brigitte (Hans-Werner Wahl) und an
meinen Mann Peter (Vera Heyl).

Heidelberg,   Hans-Werner Wahl
im Herbst 2003   und Vera Heyl

1 Alter und Alternsforschung: Das junge gesellschaftliche und wissenschaftliche Interesse am Alter

»Die adäquate Erfassung des Alternsvorgangs verlangt (...) zweifelsohne eine Zusammenarbeit über die Grenzen der einzelnen wissenschaftlichen Disziplinen hinweg und einen mehrdimensionalen Ansatz der Forschung, in dem somatische, psychische und soziale Aspekte des Geschehens zu berücksichtigen sind.« (Lehr, 1973, S. 1886).

1.1 Einführung

Alter, Altern und alte Menschen stehen in der heutigen Zeit wie zu keiner anderen Epoche im Mittelpunkt des Interesses. Diese Aussage besitzt weltweite Gültigkeit, auch wenn sich die Situation in den sog. entwickelten Ländern sicherlich anders darstellt, als in den Entwicklungs- und Schwellenländern. Typische Unterschiede liegen beispielsweise in der Dynamik der demografischen Entwicklung (diese ist in den entwickelten Ländern bereits sehr viel weiter vorangeschritten) und in den sozial-strukturellen Bedingungen (so lebt in den Entwicklungs- und Schwellenländern noch ein sehr viel größerer Anteil von Älteren in ländlichen Regionen). Die große, eben weltumspannende Gemeinsamkeit liegt darin, dass stetige Anstiege der Lebenserwartung ein nahezu universales Phänomen sind, d.h. das Alter ist weltweit auf dem Vormarsch. Ausnahmen bestätigen die Regel. So gibt es durchaus noch Regionen und Länder, in denen sich die Lebenserwartung in den letzten Jahrzehnten eher rückläufig entwickelt hat (z.B. bei Männern im mittleren Erwachsenenalter in manchen Staaten der ehemaligen Sowjetunion). Auch in Deutschland ist die Lebenserwartung zwischen den alten und neuen Bundesländern derzeit (Statistisches Bundesamt, 2002) noch nicht ganz ausgeglichen, obwohl es seit der Wende zu einer substantiellen Annäherung zugunsten der Menschen in den neuen Bundesländern gekommen ist. Bezogen auf die Jahre 1997/1999 lag die Lebenserwartung bei Geburt in den alten Bundesländern bei 74,78 (Männer) bzw. 80,72 Jahren (Frauen), in den neuen Bundesländern bei 73,01 (Männer) bzw. 79,96 Jahren (Frauen). Übrigens: Selbst in einem so hochentwickelten Land wie den Vereinigten Staaten von Amerika schwankt die Lebenserwartung bei Geburt zwischen Bevölkerungsgruppen in erheblicher Weise. So lag zu Beginn der 1990er-Jahre die Lebenserwartung von weißen Männern bei 72,1, jene von afro-amerikanischen Männern bei 64,6 Jahren und die entsprechende Lebenserwartung von weißen Frauen bei 79,6 und von afro-amerikanischen Frauen bei 73,8 Jahren (U.S. Bureau of the Census, 1996). Die Gründe für solche Unterschiede in der Lebenserwartung liegen mit Sicherheit auf mehreren Ebenen. So spielen unterschiedliche materielle Ressourcen, unterschiedliche Lebensweisen (z.b. Ernährung), unterschiedliche Krankheitsrisiken und wohl auch unterschiedliche Positionen in der Gesellschaft (z.b. Zugehörigkeit zu unterschiedlichen Berufsgruppen) eine Rolle – und diese Faktoren beeinflussen sich auch gegenseitig.

Die Entdeckung des Alters ist in unserer Gesellschaft auf den unterschiedlichsten Ebenen zu spüren. Dabei ist die sog. demografische Revolution die primär treibende Kraft. Der Anteil der über 65-Jährigen an der Gesamtbevölkerung ist seit Beginn des 20. Jahrhunderts von unter 7% auf heute (2003) etwa 16% gestiegen. Verantwortlich dafür ist der starke Anstieg der Lebenserwartung bei gleichzeitiger Stagnation der Geburtenraten (BMFSFJ, 2002). Die Politik steht in der Folge unter erheblichem Zugzwang, denn diese demografischen Implikationen besitzen weitreichende Auswirkungen auf die zukünftige Ausgestaltung des Rentensystems wie des Generationenvertrags, also der materiellen und immateriellen Sorge nachwachsender Generationen für ältere Generationen. Der Anstieg der Zahl alter Menschen, vor allem der Hochaltrigen über etwa 80 Jahre als der derzeit am stärksten wachsenden Subpopulation, hat ferner Konsequenzen für die gesundheitliche und pflegerische Versorgung:

- in monetärer Hinsicht (Wer soll das zukünftig bezahlen?)
- in personeller Hinsicht (Wer soll zukünftig die Pflege leisten?) und
- in qualitativer Hinsicht (Wer bestimmt zukünftig die »richtige« Pflegequalität und wie kann diese gewährleistet werden?).

Angesichts solch schwerwiegender Herausforderungen unserer Gesellschaft ist es wohl nicht verwunderlich, dass Begriffe wie »Alterslast« und »Altenproblem« bis hin zur Anwendung der Explosionsmetapher (Mohl, 1993: »Die Altersexplosion«) nahezu selbstverständlich gebraucht wurden und werden.

Gleichzeitig gibt es jedoch – nicht zuletzt von weiten Teilen der Alternsforschung unterstützt – auch klare Tendenzen in unserer Gesellschaft, die Stärken und Potentiale eines neuen Alters auf der individuellen wie gesellschaftlichen Ebene zu erkennen, zu fördern und vor allem auch im Sinne einer neuen Produktivität des Alters zu nutzen (M. Baltes & Montada, 1996; BMFSFJ, 2001).

Diese *Janusköpfigkeit* (Gottheit des Alten Rom mit zwei Gesichtern) des Alters ist der vielleicht deutlichste rote Faden des vorliegen-

den Buches. Sie zeigt sich in Gestalt von schwerwiegenden Problemen, z.b. Krankheitsrisiken und Verlustereignissen, und *gleichzeitig*
in neuen Chancen und Erfahrungshorizonten, welche die Herausbildung einer vielversprechenden Kultur der späten Lebensphase unterstützen. In diesem ersten Kapitel werden wir diesen Faden zu spinnen
beginnen und zwar in der folgenden Weise:

- Zunächst wenden wir uns den drei Begriffen Alter, Altern und
  alte Menschen zu, weil wir bereits an diesen einige grundlegende
  Einsichten von und Anforderungen an Alternsforschung verdeutlichen können.
- Weiter geht es mit einem Blick auf gängige Alterserwartungen und
  Altersbilder.
- Es folgen einige demografische Informationen, bevor das Kapitel
  – wie auch alle folgenden – mit einer Zusammenfassung und einem Block von Kontrollfragen abschließt.

1.2   Alter, Altern und alte Menschen:
eine hilfreiche Trias für die Gerontologie

Die zu Anfang dieses ersten Kapitels gebrauchten drei Begriffe – Alter,
Altern und alte Menschen – sind mit Bedacht gewählt worden, denn
sie drücken wesentliche Zugangsweisen gerontologischen Denkens
und Handelns aus, die sich in komplementärer Weise ergänzen
(Birren, 1996a). Auch wenn diese Begriffe nicht immer einheitlich in
jener Weise verwendet werden, wie wir sie nachfolgend erklären, so
sind sie doch hilfreich, um grundlegende Einsichten und Anforderungen der Gerontologie zu verdeutlichen.

Der Begriff des *Alters* spielt in erster Linie auf soziale Repräsen-
tationen, also auch auf die Bedeutung der sozialen Kategorie Alter,
an. Hier ist zunächst zu konstatieren, dass Alter zu den wichtigen
sozialen Kategorien (wie etwa auch Geschlecht oder Hautfarbe) in
Gesellschaften gehört. Beispielsweise wurde in Deutschland seit der
Bismarckschen Rentengesetzgebung 1889 zum ersten Mal in legisla-
tiver Weise eine Altersgrenze als Berentungsgrenze festgelegt, damals
70 Jahre, die zum damaligen Zeitpunkt allerdings nur von wenigen
Personen erreicht wurde. Etwa seit den 1920er-Jahren tritt Alter zunehmend in den Mittelpunkt des gesellschaftlichen Interesses, was
vor allem mit der allmählichen und langsam auch gesellschaftlich
spürbaren Erhöhung der Lebenserwartung und dem sich entwickeln-
den wissenschaftlichen Interesse an Altersfragen zusammenhängt
(Göckenjan, 2000; dazu mehr in Kapitel 3). Wichtige Fragen zielen

etwa darauf, inwiefern chronologisches Alter in unserer Gesellschaft zu Diskriminierung und Ungleichheit, vielleicht gar zur Infragestellung von Grundrechten (Artikel 1 des Grundgesetzes: »Die Würde des Menschen ist unantastbar«) führen kann. Vor allem die *Soziale Gerontologie* untersucht solche Fragestellungen, wobei wir diesen Bereich der Gerontologie hier sehr weit verstehen und beispielsweise Disziplinen wie Soziologie, Politik- und Rechtswissenschaften mit Altersbezug darunter subsumieren.

In **Vertiefung 1.1** sind wesentliche formale Altersgrenzen im Lebenslauf zusammengefasst, die allerdings auch Veränderungen unterliegen. Beispiele hierfür wären Diskussionen darüber, die Volljährigkeitsgrenze weiter nach unten oder die Regelpensionierungsgrenze weiter nach oben zu setzen.

Vertiefung 1.1: Wichtige Altersgrenzen in Deutschland (Stand: 2003)

0 Jahre:	Beginn der Rechtsfähigkeit
3 Jahre:	Mindesteintrittsalter in den Kindergartenregeleinrichtungen
6 Jahre:	Beginn der Schulpflicht, Zulassung zu Filmveranstaltungen, die für dieses Alter freigegeben sind
7 Jahre:	Beschränkte Geschäftsfähigkeit; Beginn der bedingten Schadenshaftung
10 Jahre:	Recht auf Anhörung bei Religionswechsel
12 Jahre:	Zulassung zu Filmveranstaltungen, die für dieses Alter freigegeben sind
14 Jahre:	Zulassung zu Filmveranstaltungen, die für dieses Alter freigegeben sind; aktives und passives Wahlrecht für Jugendvertretung im Betriebsrat; Widerspruchsrecht gegen elterlichen Sorgevorschlag nach Ehescheidung
16 Jahre:	Beginn der Eidesfähigkeit; Erwerb Führerschein Klasse 4 und 5; Ende des Rauchverbots in der Öffentlichkeit; Ende des Verbots von alkoholischen Getränken (außer Branntwein); Erwerbsmöglichkeit für Motorflugschein; Möglichkeit der Befreiung vom Erfordernis der Volljährigkeit für die Eheschließung

18 Jahre:	Eintritt der Volljährigkeit; Erwerb Führerschein Klasse 1 und 3; aktives und passives Wahlrecht für den Deutschen Bundestag; Ende des Verbots der Verabreichung und des Genusses von Branntwein; Möglichkeit der Erlangung eines Waffenscheins; für Männer: Wehrpflicht; Mindestalter für Verkehrspilot, Jet-Pilot
21 Jahre:	Grenze, bis zu der Jugendstrafrecht noch angewendet werden kann; Erwerb eines Personenbeförderungsscheins; Mindestalter für Adoption eines Kindes
25 Jahre:	Mindestalter für einen Partner bei Adoption eines Kindes (anderer Partner mindestens 21 Jahre)
28 Jahre:	Für Männer: Ende Wehrpflicht; Mindestalter für psychoanalytische Ausbildung
40 Jahre:	Mindestalter für Bundespräsident
52 Jahre:	Regelende der Berufung als Professor
55 Jahre:	Ende der ordentlichen Kündigungsmöglichkeit
65 Jahre:	Regelpensionierungsgrenze
70 Jahre:	Ende Schöffentätigkeit; Ende Hebammentätigkeit; vielfach Ende der Kreditvergabe durch Banken

Neben solchen formalen Altersgrenzen, die in der Regel juristisch im Sinne von Muss-, Soll- oder Kann-Bestimmungen verankert sind, gibt es auch informelle Altersgrenzen, gewissermaßen Altersgrenzen in unseren Köpfen. Diese informellen Altersgrenzen haben viel mit einem relativ hohen sozialen Konsensus dahingehend zu tun, welche Ablaufgestalt ein normales Leben bzw. eine Normalbiografie besitzen sollte. So kommt es uns ungewöhnlich vor, wenn eine Person mit 70 Jahren zum ersten Mal heiratet oder bereits mit 35 Jahren aus dem Beruf ausscheidet.

Der Begriff des *Alterns* hebt vor allem darauf ab, den Prozess des Altwerdens zu fokussieren. Es ist eine Binsenweisheit, dass es keinen rationalen Grund gibt, Alter mit 60 oder 65 Jahren oder einer anderen chronologischen Altersgrenze beginnen zu lassen. Altern findet lebenslang statt und die Ausgestaltung der späten Lebensphase hat offensichtlich viel mit dem biografischen Werdegang von Personen zu tun. Lebenslange Entwicklung ist allerdings keine Perlenschnur völlig neuer, aneinandergereihter Ereignisse, Erfahrungen und Produkte, sondern es existiert, wie Hans Thomae (1968a) es treffend beschrieb, eine »Kontinuität im Wandel«, und dies gilt selbstverständlich auch für späte Lebensphasen. Viele angesammelte Schätze, aber nicht selten auch Lasten und Verluste werden gewissermaßen im Korb des Lebens weitergetragen, aber es kommen in späten Lebensphasen auch neuartige Dynamiken hinzu: der regelhafte Verlust der Berufsrolle, das Erleben des Todes nahestehender Personen, die deutlich höhere Wahrscheinlichkeit von chronischen Krankheiten und die damit einhergehende Bedrohung von Autonomie oder das näherrückende Lebensende, das nicht mehr ganz so leicht verdrängt werden kann wie in früheren Lebensabschnitten.

Die Hervorhebung des prozesshaften Moments von Altern eröffnet ein weites Feld von Forschungsthemen. Eine in der *Psychologischen Gerontologie* häufig favorisierte Ordnungsweise akzentuiert beispielsweise Aspekte der kognitiv-geistigen Entwicklung, der Persönlichkeitsentwicklung, der Entwicklung von sozialen Beziehungen und des Umgangs mit kritischen Lebensereignissen. Allerdings kann nur eine *interdisziplinäre* Sichtweise den hier in Frage stehenden Entwicklungsphänomenen wirklich gerecht werden, wobei neben psychologischen Gegebenheiten vor allem auch biologisch-medizinische, sozialstrukturelle und gesellschaftliche Sachverhalte beachtet werden müssen.

Mit der Begrifflichkeit der *alten Menschen* soll darauf hingewiesen werden, dass es letztlich eben alte Menschen sind, denen Forschungsbefunde zugute kommen und deren Lebensbedingungen verbessert werden sollen. Hier ist nicht zuletzt auch die Frage wichtig, was wir eigentlich über das ganz normale, aber auch das Altwerden mit schwerwiegenden (z.B. gesundheitlichen) Einschränkungen wissen. Befunde der *Alternsmedizin* bzw. der *Geriatrie*, aber auch der *Gerontopsychiatrie* sind es wohl an erster Stelle, die in ihrer Anwendung im Sinne von Diagnostik, Therapie, Training, Rehabilitation und sicherlich auch als Prävention helfen sollen, individuelles Altern, das von Kompetenz- und Lebensqualitätsverlusten bedroht ist, zu stützen und zu fördern. Ingesamt hat sich in der gerontologischen Forschung eine starke Interventionskomponente herausgebildet, der gemäß heute die Verbesserung einer Vielzahl von alterskorrelierten Verlusten – etwa des Gedächtnisses, der Muskelkraft, oder der Selbstständigkeit – in wissenschaftlich begründeter Weise möglich erscheint. Diese Bestrebungen werden vor allem unter den Begriffen *Interventionsgerontologie* (Lehr, 1979) und *Angewandte Gerontologie* (Wahl & Tesch-Römer, 2000a) zusammengeführt. Sie haben nur wenig mit jenem Schlagwort gemein, das heutzutage fast schon als Leitbild einer immer stärker alternden Gesellschaft zu betrachten ist: Anti-Aging. Dass dieser Begriff eigentlich ein altersdiskriminierendes Element, eine Ablehnung von Alter, Altern und alten Menschen beinhaltet, wird leider immer noch zu wenig gesehen.

1.3   Altwerden und Altsein in unserer Gesellschaft: Fremdsicht versus Selbstsicht

Wenden wir uns nun im Sinne des weiteren Einstiegs in die Alternsthematik einmal unseren Alltagsbeobachtungen über das Alter zu. Alter kommt uns dabei in vielen Formen und Variationen entgegen, ja, wahrscheinlich waren Alter, Altern und alte Menschen nie so vielfältig und bunt wie in diesen Tagen zu Beginn des 21. Jahrhunderts. Lassen wir unseren Assoziationen zum Begriff »alt« einmal freien Lauf, so sind diese wahrscheinlich in der Mehrzahl nicht sehr schmeichelhaft.

Häufig wird Alter eher mit negativ besetzten Begriffen verbunden, in denen Hinfälligkeit, Schwachheit, Unproduktivität und Einsamkeit zum Ausdruck kommen. Allenfalls wird noch das gelebte Leben, der Schatz der Biografie hervorgehoben, denn das eigentliche Leben sei Vergangenheit. Demgegenüber ist Jugend viel stärker mit positiven Assoziationen, vor allem dem hoffnungsvollen Blick nach vorne, verknüpft. Kräfte, körperliche und seelische, sind im Werden begriffen; das eigentliche Leben, die Zukunft, der erwartungsfroh entgegengesehen werden kann, liegt noch vor einem. Sicher, die »Leiden des jungen Werther« waren und sind hier und da auch eine Facette von Jugendlichkeit, und wir alle kennen Beispiele von negativen Erfahrungen im Jugendalter, die zu schwerwiegenden Belastungen der weiteren Entwicklung führen können. Doch sind dies Ausnahmen, die nicht typisch für die Wahrnehmung der Jugendphase sind.

Kommen wir nun zur Frage des eigenen Alters, die ja ein Stück anders gelagert ist als das Reden über »das« Alter. Wissenschaftliche Befunde gehen diesbezüglich in die Richtung, dass die Assoziationen zu Alter immer stärker an Negativität verlieren, je älter die Personen sind, die solche Assoziationen generieren. Alt sind immer die anderen, die typischen Kennzeichen des Alters besitzen die anderen, nicht aber man selbst. Es ist faszinierend, dass sich solche Zuschreibungen selbst noch bei über 80-Jährigen finden (Filipp & Mayer, 1999). Hier scheint ein ganz wesentlicher Mechanismus zu liegen, den uns die Natur (oder doch eher Kultur?) mitgegeben hat, um uns vor den Widrigkeiten des Alterns zu schützen.

Persönliche Altersbilder sind allerdings von gesellschaftlichen Altersbildern, wie sie uns beispielsweise in Medien oder in politischen Äußerungen entgegenkommen, zu trennen. Insgesamt gibt es einige Belege für die Annahme, dass sich das stark negativ getönte Altersbild der 50er-, 60er-, 70er- und 80er-Jahre des 20. Jahrhunderts allmählich in deutlicher Weise mit positiven Elementen durchmischt hat (BMFSFJ, 2001). Solche Beobachtungen sind bedeutsam, denn die Handlungsrelevanz von Altersstereotypen, auch wenn vielleicht auf unbewusstem Wege wirkend, sollte keinesfalls unterschätzt werden. Eine besondere Aufwertung auf politischer Ebene erfährt das Alter beispielsweise von Wissenschaftlern wie Paul Baltes, der davon ausgeht, dass die Mitglieder des Deutschen Bundestages zu jung sind, um die Tragweite der Ergrauung der Gesellschaft wirklich verstehen zu können (Baltes, 2002).

Noch einmal anders stellt sich die Fragerichtung dar, wenn wir nach eigenen, am eigenen Leib erfahrbaren Kennzeichen des Alterns fragen. Eine der ältesten deutschen empirischen Studien zur Alternspsychologie, jene von Giese, hat bereits im Jahre 1928 diese Fragestellung untersucht, und wir sollten deshalb im Nachhinein nicht zu strenge Kritik an dieser gerontologischen Pionierarbeit üben (z.B. die Suche von Studienteilnehmern über Zeitungsannoncen und die damit gegebene positive Auslese). Giese fand in seinem, wie es damals hieß, Beitrag zur Greisenpsychologie, heraus, dass es vor allem körperliche Anzeichen sind, die als Alternsvorboten genannt wurden. Er konnte allerdings in seinen Daten auch beobachten, dass diese subjektiven Erfahrungen des Alterns bereits mit 18 Jahren oder erst mit über 80 Jahren auftreten können.

Dies weist uns auf das wichtige Phänomen der Unterschiedlichkeit von Altern hin, die mindestens in zweierlei Hinsicht zu betrachten und zu beachten ist: Einmal ist es, am Beispiel von Gieses Beobachtung besonders augenfällig, so, dass die *interindividuelle Variabilität*, d.h. die Verlaufs- und Äußerungsformen von Altern zwischen unterschiedlichen Personen, höchst vielfältig sein kann. Es spricht vieles dafür, dass die Gruppe der alten Menschen sogar die heterogenste Altersgruppe überhaupt darstellt, was beispielsweise für die geistige Leistungsfähigkeit, Persönlichkeits- und Bewältigungsmerkmale und soziale Beziehungsformen nachgewiesen wurde (Nelson & Dannefer, 1992). Ein besonders gutes Beispiel ist der Verlauf der geistigen Leistungsfähigkeit im Altersgang. Im *Mittel* bestätigt sich dabei in vielen kognitiven Einzelleistungen (wir werden in Kapitel 5 noch ausführlich darauf zurückkommen) ein altersbezogener Rückgang, jedoch tendieren die Unterschiede zwischen alten Menschen im Vergleich zu Unterschieden zwischen jüngeren Personen zu einem relativen Maximum. Mit anderen Worten: Keine Altersgruppe ist hinsichtlich der verschiedensten Aspekte, angefangen von

dem subjektiven Erleben von Alternsanzeichen bis zu harten Indikatoren der geistigen Leistungsfähigkeit (z.B. Lösen einer Denkauf-
gabe unter Zeitdruck wie in klassischen Intelligenztests), so unterschiedlich wie alte Menschen.»Keiner wie der andere«, dieses Diktum
der Persönlichkeitsforschung hat seine besondere Berechtigung gerade im Hinblick auf alte Menschen.»Die Alten« gibt es eben nur
als komplexitätsreduzierende soziale Repräsentation. Als angehende oder bereits im Beruf befindliche Gerontologinnen und Gerontologen sollten wir uns vor verlockenden Vereinfachungen hüten. Im
Gegenteil: Widerstand gegen solche Vereinfachungen mit guten wissenschaftlichen Argumenten – und dieses Buch wird zeigen, dass es
diese in Hülle und Fülle gibt, sie müssen nur zur Kenntnis genommen werden – ist eine der vornehmsten Aufgaben und Pflichten unserer Profession!

Zum Zweiten: Lehr und Puschner haben im Jahre 1963 eine Wieder-
holungsstudie zur Arbeit von Giese durchgeführt und dabei festgestellt, dass nunmehr in stärkerem Maße auch soziale Aspekte, etwa
der Verlust der Berufsrolle oder der Auszug des letzen Kindes aus dem
Elternhaus, als Alternsvorboten genannt wurden. Gewendet auf eine
allgemeinere Ebene ist es eine Grundeinsicht der Gerontologie, dass
sich im Laufe der Jahre Ergebnisse zu vergleichbaren thematischen
Sachverhalten verändern. Wahrscheinlich spiegeln sich nämlich in den
Befunden von Lehr und Puschner auch Veränderungen im individuellen Alternserleben *in Abhängigkeit von unterschiedlichen Geburtsjahr-
gängen* (Kohorten) wider. Während Ende der 1920er-Jahre Altern auch
im Alltagswissen noch primär als biologisches Schicksal begriffen
wurde, setzte sich in der zweiten Hälfte des 20. Jahrhunderts mehr
und mehr die Einsicht durch, dass auch gesellschaftliche Einflüsse die
individuelle Ausgestaltung von Altern wesentlich mitbestimmen. Die
Untersuchung von solchen *Kohorteneffekten* etwa seit Ende der 1950er-
Jahre hat die Alternsforschung und die Relativität ihrer Befunde insgesamt nachhaltig beeinflusst. Prototypische Fragen lauten etwa: Hat
der beobachtbare, relativ deutliche Abfall der Intelligenz im hohen
Alter auch etwas mit der noch relativ schlechten Schulbildung der
Hochaltrigen (und eben nicht mit ihrem chronologischen Alter) zu
tun? Werden die heute bei den Älteren zu findenden Einstellungen,
etwa zu neuen Technologien, neuen Wohnformen oder zur Sexualität,
in der Zukunft ganz anders aussehen (etwa bei jenen Alten, die keine
Kriegserfahrungen mehr besitzen), und was wird dies für das Altern
morgen (also das Altern der heute jungen Menschen) bedeuten? Die
mit solchen Fragen verbundenen methodischen Herausforderungen
und möglichen Antworten werden in späteren Teilen des Buches noch
genauer erläutert werden.

Lernen kann man aus Studien wie jenen von Giese und Lehr/ Puschner übrigens auch etwas über die Bedeutung von Wiederholungsuntersuchungen für die gerontologische Forschung. Häufig sind die methodischen Mängel einer einzigen Studie gravierend und bedürfen nicht nur der Kritik, sondern vor allem der konkreten Nachprüfung durch weitere Studien. Hier gilt es bisweilen auch, der Neigung eines jeden Forschers, stets etwas Neues zu publizieren, ein Stück entgegenzuwirken. Bis heute sind mehrfach abgesicherte Befunde in der Alternsforschung noch eher die Ausnahme und dies hat zu einer gewissen Zersplitterung in viele Mini-Wahrheiten geführt, die wieder stärker zusammengeführt werden müssen. Birren (1999) hat einmal davon gesprochen, die Gerontologie sei »data rich, theory poor«, womit er eben meinte, dass wir gute Theorie brauchen, um die unendliche Vielfalt empirischer Daten besser zusammenzuführen und verstehen zu können. Aus diesem Grunde werden wir in diesem Buch in Kapitel 4 der Erörterung der Forschungslogik des Felds der Alternsforschung und der Bedeutung von Theorien relativ viel Raum geben.

1.4 Wer sind die »Alten«? – und was sind wesentliche demografische Einsichten für ein Verständnis der heutigen Herausforderungen durch »Alter«?

Blicken wir uns noch einmal um in unserem Alltag und in der Öffentlichkeit, und wir stellen fest, dass viele Beobachtungen nicht zu den spontanen Assoziationen passen, wie sie oben beispielhaft wiedergegeben wurden: Ältere Menschen reisen heute kreuz und quer über den Globus, sie surfen im Internet, sie geben ihre berufliche Expertise (z.B. als Ingenieur) als Ausbilder und Berater in Entwicklungsländern weiter, sie besuchen die Universitäten des Dritten Lebensalters, sie besorgen ihre Alltagsgeschäfte mit hoher Selbstverständlichkeit als Autofahrer und – immer häufiger – auch als Autofahrerinnen, und, und, und... »Alt müsste man sein!« kann einem da in Umkehrung eines oft geäußerten Wunsches durchaus in den Sinn kommen. Wann, so könnten wir fragen, haben wir im Leben so viel Zeit, um so viele schöne Dinge gleichzeitig und mit so viel Muße, dem Diktat des immer zu engen Terminkalenders endlich entronnen, zu unternehmen? Also: Altwerden so schnell wie möglich als positive Phantasie?

Zu Vorsicht bei so viel Alterseuphorie raten uns Epidemiologen, also die Vertreter jener Wissenschaftsdisziplin, die sich mit der Auftretenshäufigkeit von Krankheiten und funktionsbezogenen Einschränkungen (sowie mit Erklärungen für diese Auftretenshäufigkeiten) beschäftigen. Denn es scheint in der Tat so zu sein, dass die seit Beginn des 20. Jahrhunderts gewonnenen Jahre (Imhof, 1981) mit einem Zuwachs an Lebensqualitätseinbußen bezahlt werden müssen, und dies vor allem dann, wenn es in den Bereich der Hochaltrigkeit, also in das Alter jenseits von 80–85 Jahren hineingeht (BMFSFJ, 2002). Und hier scheinen es nicht nur die körperlichen Einbußen zu sein, die uns schrecken können (Veränderungen der körperlichen Leistungsfähigkeit waren ja stets ein typisches Altersmerkmal), sondern auch geistige Verluste, vor allem in Gestalt von *Demenzen*, speziell der Alzheimerschen Krankheit. Diese auf einen signifikanten Untergang an Neuronen zurückgehende Erkrankung, verbunden mit massivem Gedächtnisverlust, dem Verlust grundlegender Orientierungen (Wer bin ich? Wo bin ich? In welchem Zeitrahmen bewege ich mich?) und ehemals selbstverständlicher Alltagskompetenzen, bedroht die *Conditio humana* durch Infragestellung ihrer vornehmsten Eigenschaft: des menschlichen Intellekts und der Fähigkeit zu rationalem Handeln. Nur eine Zahlenreihe in diesem Zusammenhang: Während im Alter zwischen 60 und 65 Jahren im Mittel praktisch keine Demenzerkrankungen beobachtet werden (0,5%), sind es bei den 70–79-Jährigen bereits 10%, bei den 80–90-Jährigen dann 20% und bei den über 95-Jährigen über 40% (Helmchen et al., 1996). Demgegenüber ist die Häufigkeit der in jüngeren Jahren auftretenden präsenilen Demenzen sehr gering (ca. 0,1% für die 30–59-Jährigen, Hofmann et al., 1991; 0,4% für die 55–64-Jährigen, Ott et al., 1995). Alter gilt – neben einer familiären Belastung – als einziger gesicherter Risikofaktor für die Manifestation einer Alzheimerdemenz. Was also ist, so könnte man fragen, gewonnen durch den so hohen Anstieg der Lebenserwartung vor allem seit Anfang des 20. Jahrhunderts? Ist das neue Alter heute und erst recht jenes von morgen nur ein schöner Schein, der eine Zeitlang aufleuchten darf, bevor die dunkle Seite des hohen Alters unaufhaltsam zum Vorschein kommt?

Auf jeden Fall unterstreichen solche Fragen, dass wir Werkzeuge brauchen, die uns wohlüberlegte und mit empirischen Befunden gut begründete Antworten erlauben. Dazu wollen die weiteren Kapitel dieses Buches beitragen und deshalb sei an dieser Stelle auch kein voreiliger Versuch unternommen, die aufgeworfenen Fragen zwar schnell, aber nicht nachhaltig zu beantworten.

Deutlich machen diese Überlegungen und Fragen allerdings in jedem Fall, dass Alternsforschung heute mehr denn je notwendig ist. Die demografischen Fakten von heute und die zukünftige Bevölkerungsentwicklung sprechen für sich. Sie fordern geradezu zu einer wis-

senschaftlichen Beschäftigung mit Alter, Altern und alten Menschen
auf – und zu einer Anwendung von wissenschaftlichen Ergebnissen
der Alternsforschung in den unterschiedlichsten Berufsfeldern von der
Altenpflege bis zur Testpsychologie, von der Wohnberatung bis zur
Freizeitanimation, von Bildungsaspekten bis zum Seniorentourismus.

Was sind diese demografischen Fakten? Wir wollen an dieser Stelle nicht ein Feuerwerk entsprechender Zahlen bringen. Leitend ist für uns vielmehr die Frage, welche demografischen Trends mit den gravierendsten individuellen und gesellschaftlichen Implikationen verbunden sind, und danach haben wir unsere Auswahl getroffen.

An erster Stelle ist natürlich der enorme *Anstieg der durchschnittlichen Lebenserwartung bei Geburt* zu nennen, die sich in den letzten beiden Jahrhunderten *weltweit* mehr als verdoppelt hat (von etwa 25 Jahren auf 70 Jahre für Frauen und 65 Jahre für Männer; Oeppen & Vaupel, 2002). Die höhere Lebenserwartung von Frauen führt zu einem deutlichen Frauenüberschuss in allen höheren Altersgruppen, was häufig als Feminisierung des Alters bezeichnet wird (z.B. Arber, 1996; Tews, 1999; vgl. auch **Tabelle 1.1**). Interessant ist auch die Entwicklung der weltweit höchsten Lebenserwartung, die 1840 bei etwa 45 Jahren lag (schwedische Frauen) und bis heute bereits auf etwa 85 Jahre gestiegen ist (japanische Frauen). Oeppen und Vaupel rechnen für die Zukunft mit einem weiteren Anstieg der Lebenserwartung; das Ende der Fahnenstange scheint noch längst nicht erreicht zu sein.

Vor 1950 ging die Zunahme der Lebenserwartung hauptsächlich auf den Rückgang der Säuglings- und Kindersterblichkeit zurück. Seit Mit-

Tabelle 1.1:
Ausgewählte demografische Daten zum Alter in Deutschland

Anteile von Älteren an der Gesamtbevölkerung, 1953–2050*					
	1953	**1971**	**2000**	**2020[1]**	**2050[1]**
Über 60-Jährige:	15.1%	19.9%	23.0%	28.5%	35.8%
Über 80-Jährige:	1.1%	2.0%	3.6%	6.3%	11.3%
Über 90-Jährige:	0.1%	0.1%	0.6%	1.0%	2.1%

Lebenserwartung nach Geschlecht*	
Männer zum Zeitpunkt der Geburt:	74.44 Jahre
Frauen zum Zeitpunkt der Geburt:	80.57 Jahre
Männer im Alter von 80 Jahren:	6.91 Jahre
Frauen im Alter von 80 Jahren:	8.37 Jahre

Anteil Einpersonenhaushalte nach Alter und Geschlecht**

60–64-Jährige:	Männer: 11.9%	Frauen: 22.2%
65–69-Jährige:	Männer: 11.9%	Frauen: 32.3%
70–74-Jährige:	Männer: 13.9%	Frauen: 45.1%
75–79-Jährige:	Männer: 18.6%	Frauen: 60.7%
Über 80-Jährige:	Männer: 32.7%	Frauen: 71.5%

Anteil der in Heimen lebenden Älteren**

65–79-Jährige:	Männer: 1.2% Frauen: 1.4%
Über 80-Jährige:	Männer: 5.3% Frauen: 13.2%

Verteilung der Heimbewohner/innen nach Geschlecht***

Männer: 21%	Frauen: 79%

* Quelle: BMFSFJ, 2002; ** Quelle: BMFSFJ, 2001; *** Quelle: Schneekloth & Müller, 1999; [1] Die Angaben für die Jahre 2020 und 2050 sind Schätzwerte auf der Grundlage der 9. koordinierten Bevölkerungsvorausberechnung des Statistischen Bundesamtes (Variante 2).

te des vergangenen Jahrhunderts erklären sich die Zuwächse der Lebenserwartung verstärkt durch höhere Überlebenswahrscheinlichkeiten im Alter jenseits von 65 Jahren. Seit dieser Zeit hat sich die Lebenserwartung für im früheren Bundesgebiet geborene Mädchen um rund 12 Jahre, für Jungen um rund 10 Jahre erhöht (Deutscher Bundestag, 2002).

In Zukunft ist insbesondere mit einem Anwachsen der Anzahl hochaltriger Menschen zu rechnen, ein Phänomen, das zusammen mit der absoluten sowie relativen Zunahme der Zahl alter Menschen unter dem Begriff des dreifachen Alterns (Tews, 1996) thematisiert wird. Der Anteil über 80-Jähriger an der deutschen Bevölkerung, der 1953 lediglich bei 1,1% lag und gegenwärtig 3,6% beträgt, wird vermutlich bis 2050 auf gut 11% wachsen (siehe **Tabelle 1.1**). Wichtigste Ursache dieser Entwicklung ist neben dem Anstieg der Lebenserwartung der Rückgang der Geburtenzahlen, der in Deutschland – dem Land mit der weltweit geringsten Geburtenrate – in den nächsten 50 Jahren zu einer Abnahme der Bevölkerung von derzeit 82 Millionen auf geschätzte 70 Millionen führen wird (BMFSFJ, 2002). Im Hinblick auf das Durchschnittsalter der Bevölkerung steht Deutschland schon heute im internationalen Vergleich nach Japan, Italien und der Schweiz an vierter Stelle.

Es ist also zu erwarten, dass immer weniger jungen Menschen immer mehr alte und sehr alte Menschen gegenüberstehen werden. Damit in Beziehung stehende Fragen und Probleme im Hinblick auf Alterssicherung und Pflegeleistung liegen auf der Hand. In diesem

Zusammenhang ist das Konzept der *aktiven Lebenserwartung*, d.h. der Lebenserwartung in Gesundheit und damit frei von Pflegebedürftigkeit, von besonderer Bedeutung. In einer repräsentativen Studie variierte die aktive Lebenserwartung bei 80-jährigen Frauen in Abhängigkeit von Einkommen, Bildung und Familienstand von 2,8 Jahren (46,1% der gesamten Lebenserwartung) bis 6,7 Jahren (56,6%) und von 2,6 Jahren (44,4%) bis 4,8 Jahren (61,4%) bei 80-jährigen Männern (Klein, 1999).

Aufgrund der demografischen Alterung gehen Schätzungen von einer deutlichen *Zunahme der Zahl pflegebedürftiger Menschen* in Deutschland aus. Falls es nicht zu Verbesserungen des Gesundheitszustands im Alter kommt, ist bis 2010 mit einem Anstieg von derzeit rund 1,95 Millionen Pflegebedürftigen (Leistungsempfängern der Pflegeversicherung; Bundesministerium für Gesundheit, 2002) auf bis zu 2,14 Millionen Pflegebedürftige zu rechnen. Für das Jahr 2040 reichen die Schätzungen von 2,26 bis 2,79 Millionen. Basis für den unteren Grenzwert ist die Annahme einer nicht weiter steigenden Lebenserwartung (BMFSFJ, 2001). Dabei ist die Einschränkung »falls es nicht zu Verbesserungen« kommt sehr wichtig, denn es existieren durchaus Befunde, welche die Annahme einer deutlichen Verbesserung der Gesundheit und eines Anstiegs des Anteils der behinderungsfreien Jahre der heute Älteren gegenüber den Älteren von vor 20 oder 30 Jahren unterstützen (z.B. Manton, Corder & Stallard, 1993; Dinkel, 1999; Klein & Unger, 2002). Wiederum haben wir ein gutes Beispiel für Kohorteneffekte und dieses Mal eines, das mit erheblichen Kostenimplikationen verbunden ist. Denn ginge die positive Entwicklung bezüglich Gesundheit und dem Erhalt der funktionellen Kompetenzen und der Alltagsselbständigkeit so weiter oder würde sich sogar beschleunigen, dann würde sich auf diese Weise auch die Entwicklungsrate zukünftiger Pflegebedürftigkeit nach unten verändern.

Fortgeschrittene Demenzen und damit einhergehende Pflegebedürftigkeit sind die wichtigsten Gründe für eine Heimübersiedlung, insbesondere in ein Pflegeheim. Dementsprechend liegt die Demenzrate in Pflegeheimen bei über 50% (Weyerer & Schäufele, 1999). In Bezug auf *Wohnformen im Alter* spielen Heime insgesamt aber eine eher untergeordnete Rolle, die allerdings im Bereich der Hochaltrigkeit vor allem für Frauen an Bedeutung gewinnt (siehe **Tabelle 1.1**). Die häufigste Wohnform über 80-jähriger Frauen ist der (private) Einpersonenhaushalt. Der Hauptgrund hierfür liegt in der Verwitwung, die Frauen vor allem infolge ihrer höheren Lebenserwartung sehr viel häufiger betrifft als Männer. Bei über 80-jährigen Männern ist hingegen der Ehepaarhaushalt die weitverbreitetste Wohnform.

Modellrechnungen weisen allerdings auch auf geschlechtsspezi-
fisch unterschiedliche Veränderungen der Lebensformen älterer
Menschen im Laufe der nächsten 40 Jahre hin (BMFSFJ, 2001). Bei
den Männern wird es aufgrund der Zunahme lediger und geschiedener allein lebender Männer zu einer Verlagerung von den Paar-
haushalten zu den Einpersonenhaushalten kommen, die in der Gruppe der 65–79-jährigen Männer stärker ausfallen wird als bei den über
80-Jährigen. Der Anteil der in Heimen lebenden Männer wird in
beiden Altersgruppen etwas steigen. Bei den Frauen wird der Anteil
allein lebender Witwen stärker zurückgehen als der Anteil lediger
und geschiedener Alleinlebender zunehmen wird, was insgesamt zu
einer Abnahme allein lebender älterer Frauen führen wird. Dementsprechend wird der Anteil der in einem Paarhaushalt lebenden Frauen
vor allem in der Gruppe der über 80-Jährigen stark zunehmen. Der
Anteil der in Heimen lebenden Frauen wird in etwa gleich bleiben.
Erst in der ferneren Zukunft werden rückläufige Heiratshäufigkeit,
Zunahme der Scheidungen und abnehmende Wiederheiratsneigung
Geschiedener wieder zu einer Zunahme älterer Frauen ohne Partner
führen.

1.5   Alternsforschung: Erste Zwischenbilanz
und Überblick über die weiteren Kapitel

Halten wir fest: Alter ist zu einer festen Größe unserer heutigen Gesellschaft geworden. Damit stellen sich auch Fragen zum Alter in
besonderer Dringlichkeit. Wir sehen vieles, und wir wollen wissen
warum:

• Wir sehen die hohe Unterschiedlichkeit des Alters. Wir wollen
  diese Unterschiedlichkeit systematisch erfassen und beschreiben.
  Und wir wünschen uns Erklärungen für diese Heterogenität des
  Alters.
• Wir kommen wohl schnell zu dem Ergebnis, dass es viele Faktoren sind, die in diesen Erklärungen in ihrem Zusammenwirken
  thematisiert werden müssen, vor allem: biologische, psychologische, soziale und kulturelle. Da stellt sich schnell die Frage: Sind
  diese Faktoren gleich bedeutsam? Wie wirken sie zusammen?
• Wir kommen rasch zu dem Ergebnis, dass diese Faktoren vielfach eine lebenslange Geschichte besitzen. Da stellt sich schnell
  die Frage: Wie kann es gelingen, den Blick in einer ganzheitlichen, das gesamte Leben umspannenden Perspektive auf Altern
  zu richten? Kann dies überhaupt befriedigend von der Wissen-

schaft geleistet werden – oder eher von der schönen Literatur, etwa in einem großen Entwicklungsroman oder einer weit ausholenden Familiensaga?

• Und was sind Befunde von heute wert, wenn individuelles Altern und gesellschaftliche Entwicklungen sich in besonders rasanter Weise wandeln? Brauchen wir vielleicht alle 20 Jahre eine neue Gerontologie? Sind die Befunde der Gerontologie von gestern heute nicht mehr in vernünftiger Weise anwendbar?

• Und was nützen alle Befunde, wenn sie nicht systematisch zur Verbesserung der Lebensbedingungen im Alter eingesetzt werden?

Diese Fragen sind wichtig. Sie zeigen zunächst: Die wissenschaftliche Beschäftigung mit Fragen des Alterns ist essentiell für gutes Altern im individuellen wie im gesellschaftlichen Sinne. Sie zeigen auch: Altern ist eines der universellsten Phänomene überhaupt, sei es in der Pflanzen-, Tier- oder Menschenwelt. Es kann, wie wir finden, sehr spannend sein, sich mit dieser Universalität auseinander zu setzen, sich mit Goethes Faust sinngemäß zu fragen, was das Phänomen des Alterns im Innersten zusammenhält, was ihm über Gattungen und Einzelpersönlichkeiten hinweg gemeinsam ist. Und warum Altern zumindest im Humanbereich (aber wohl nicht nur dort) dennoch gleichzeitig etwas höchst Individuelles und Einzigartiges ist. Und eines darf auch nicht vergessen werden: Die Herausforderungen des Alters (wir wollen bewusst nicht von Problemen sprechen), individuell wie gesellschaftlich, sind historisch in relativ kurzer Zeit entstanden, einer Zeit, die für die Entwicklung einer wissenschaftlichen Perspektive und für das Vorliegen eines hohen Wissensstandes recht kurz war. Denn eine systematische und ertragreiche Alternsforschung existiert erst seit etwa 50–60 Jahren! Was auch heißt: Ein noch recht junges Wissenschaftsfeld sieht sich mit sehr komplexen Fragen und mit hohen Antworterwartungen konfrontiert. Gleichzeitig gilt: Alternsforschung steht noch weithin einer »terra incognita«, einem unbekannten Land, gegenüber. Das ist reizvoll und kann die Forscherlust beflügeln, aber es führt bisweilen durch den hohen Praxisdruck auch zu der Versuchung, bereits (angeblich) endgültige Antworten geben zu wollen, wo diese heute noch in keiner Weise möglich sind.

Dies führt zu einem ersten guten Rat, wenn man sich mit dem Wissenschaftsfeld Gerontologie näher beschäftigen bzw. sich in diesem engagieren will: Sei vorsichtig und kritisch im Umgang mit angeblich gesicherten Befundlagen – in wissenschaftlicher und angewandter Hinsicht – und stelle lieber zwei neue Fragen, bevor Du Dich mit einer Antwort zufrieden gibst. Von diesem Gedanken wollen wir uns im Folgenden stets leiten lassen.

Im zweiten Kapitel des Buches soll die Systematik des Wissenschaftsfeldes Gerontologie im Mittelpunkt stehen: Was sind die wichtigsten Fragestellungen und Aufgaben der Gerontologie? Wenn wir
den heutigen Standort der Gerontologie verortet haben, werden wir
im dritten Kapitel den Blick zurückwenden und nach der geschichtlichen Entwicklung der Gerontologie, aber auch nach historischen
Wandlungen der Kategorie Alter fragen. Wenn wir sagen, dass wir
einen älteren Menschen nur verstehen, wenn wir auch seine Biografie
kennengelernt haben, dann gilt dies auch für die Alternsforschung:
Wo sie heute steht, das verstehen wir erst dann besser, wenn wir uns
mit der geschichtlichen Entwicklung, den Wegen und vielleicht Irr-
wegen ihres Werdegangs auseinandersetzen. Wo Alter heute im gesellschaftlichen Diskurs steht, das wird uns erst dann so richtig klar,
wenn wir nach der Stellung der Alten in früheren Epochen fragen.
Und wir denken, dass beides auch zusammengehört: die Geschichte
des Alters wie die Geschichte der systematischen Reflexion über Alter, also der Gerontologie. In Kapitel 4 wird sodann in zweierlei Hinsicht nach der Forschungslogik des Wissenschaftsfelds Gerontologie gefragt: Einmal geht es um die Bedeutung von Theoriebildung in
der Gerontologie, zum anderen um die für jede wissenschaftliche
Disziplin so wesentliche Rolle von Methoden der Erkenntnis. In
Kapitel 5 beschreiben und diskutieren wir ausgewählte Ergebnisse
der gerontologischen Grundlagenforschung. In Kapitel 6 steht dann
die Anwendungsrelevanz von gerontologischen Ergebnissen auf dem
Prüfstand, bevor wir schließlich im siebten und abschließenden Kapitel des Buches noch einen Blick in die Zukunft wagen (»Quo vadis,
Gerontologie?«).

1.6   Zusammenfassung und Kontrollfragen

Wir haben in diesem ersten Kapitel den Versuch unternommen, einige der wesentlichen Dimensionen und Fragen der Alternsforschung
zu umreißen, ohne dabei die gesellschaftlichen Realitäten aus dem
Auge zu verlieren. Der von Anfang an gesponnene rote Faden des
Buches liegt in der Janusköpfigkeit des Alters, seiner (vielen) Stärken, aber auch seiner (nicht unerheblichen) Schwächen, vor allem
dann, wenn es um Hochaltrige geht. Anhand der Begriffstrias Alter,
Altern und alte Menschen haben wir versucht, das Wechselspiel zwischen individuellem und gesellschaftlichem Altwerden und Altsein
zu verdeutlichen. Als Pendant zur wissenschaftlichen und damit stets
abstrahierenden Sichtweise haben wir unsere eigenen Altersbilder,
-hoffnungen und -befürchtungen hinterfragt. Am Ende sind wir noch

auf einige demografische und epidemiologische Befunde eingegangen, die uns den Hintergrund und die Rahmenbedingungen für die
weiteren Erörterungen des Buches geben werden.

Fünf Kontrollfragen zu Kapitel 1:

1. Wie schätzen Sie die Bedeutung der Alternsforschung heute
   und morgen ein?
2. Warum ist es nicht sehr sinnvoll, von »den Alten« zu sprechen?
3. Warum brauchen wir in der Gerontologie eine multidisziplinäre
   Perspektive?
4. Weshalb ist es wichtig, Selbst- und Fremdbilder des Alters zu
   unterscheiden?
5. Welche wesentlichen demografischen und epidemiologischen
   Einsichten sind es, die für das heutige Alter und Altern cha-
   rakteristisch sind?

Als weiterführende Literatur empfohlen:

1. Bundesministerium für Familie Senioren Frauen und Jugend
   (BMFSFJ) (Hrsg.) (2002). *Vierter Bericht zur Lage der älteren
   Generation in der Bundesrepublik Deutschland: Risiken, Lebensqualität und Versorgung Hochaltriger – unter besonderer Berücksichtigung demenzieller Erkrankungen.* Berlin: BMFSFJ.
2. Filipp, S.-H. & Mayer, A.-K. (1999). *Bilder des Alters. Altersstereotype und die Beziehungen zwischen den Generationen.* Stuttgart: Kohlhammer.
3. Oeppen, J. & Vaupel, J. W. (2002). Broken limits to life expectancy.
   Science, 296 (10 May), 1029–1031.

2 Fragestellungen und Aufgaben der Gerontologie

>»Erst eine (...) wertfreie Sicht des Altersvorgangs wird den Weg frei machen für eine adäquate Erfassung der alternden Persönlichkeit. Erst sie, und nicht falsch verstandenes Mitleid mit dem Alter, wird den Weg öffnen für eine echte Einordnung des Alters in die Gesellschaft.« (Thomae, 1968b, S. 202).

2.1 Einführung

Warum eine Erforschung des Alterns? In welcher Weise eine Erforschung des Alterns? Welche Facetten des Alterns sollen erforscht werden? Das sind wesentliche Aspekte, um die es in diesem zweiten Kapitel gehen soll. Zunächst wird zu fragen sein, an welcher Eingrenzung und Definition des Wissenschaftsfelds Gerontologie, die uns, im idealen Falle, die Fragestellungen und Aufgaben vorgeben sollte, wir uns orientieren können. Dabei werden wir sehen, dass die vorgeschlagenen Definitionen, wie wohl auch nicht anders zu erwarten, Unterschiede aufweisen. Dennoch gibt es in den Definitionsvorschlägen wichtige Familienähnlichkeiten, die es herauszustellen gilt.

Danach sind wir so weit, dass wir etwas stärker ins Detail gehen können. Wir werden eine Systematik des Wissenschaftsfelds Gerontologie vorstellen und verbinden unseren Spaziergang durch diese Systematik mit einigen weiteren Grundfragestellungen und Grundkonzepten (»Essentials« der Gerontologie). Beispiele für solche Essentials sind etwa die Notwendigkeit einer biografischen bzw. lebensumspannenden Sichtweise von Altern oder die Beachtung der – bereits im ersten Kapitel angesprochenen – ausgeprägten Heterogenität des Alterns. In diesem Zusammenhang wollen wir dann auch fragen, was die richtige Bezeichnung für den Gegenstand dieses Wissenschaftsfelds im Humanbereich ist: Alte Menschen, Seniorinnen und Senioren, junge Alte und alte Alte – oder eine andere Bezeichnung? Schließlich wollen wir noch fragen, wie das Wissenschaftsfeld Gerontologie konkret aussieht, in welchen Formen es sich äußert, und was wir als angehende Gerontologinnen oder Gerontologen darüber wissen sollten. Warum? Damit wir auf informierter Grundlage an der am Altern interessierten und an Fragen des Alterns arbeitenden Wissenschaftsgemeinde (Scientific Community) teilhaben können.

2.2 Grundfragen, Definitionen und Untergliederungen der Gerontologie

Beginnen wollen wir mit drei Grundfragen der Alternsforschung:

1. Wie verläuft Altern?
2. Warum verläuft Altern – allgemein und im Einzelfall – so, wie wir es beobachten?
3. Lässt sich dieser Verlauf in systematischer Weise beeinflussen?

2.2.1 Beschreibung, Erklärung, Veränderung und Vorhersage von Altern

In Frage 1 ist die wissenschaftliche Aufgabe der *Beschreibung* (Deskription), in Frage 2 jene der Suche nach befriedigenden und möglichst weitreichenden (möglichst allgemein gehaltenen) *Erklärungen* (Explanation), in Frage 3 jene nach der *Veränderung* (Modifikation) angesprochen. Hinzufügen können wir diesen drei Aufgaben noch jene nach der *Vorhersage* (Prognose), d.h. wir wollen wissen, ob wir anhand von als gesichert geltenden Erkenntnissen auch in der Zukunft genau das beobachten können, was wir aufgrund eben dieser Erkenntnisse in der Gegenwart erwarten. Die Aufgabe der Prognose ist deshalb besonders schwierig, weil wir – anders als im Hinblick auf Gegenwart oder Vergangenheit – wesentliche Randbedingungen möglicher zukünftiger Entwicklungen nicht kennen. Wäre es beispielsweise so, dass es im sehr hohen Alter zu aleatorischen Sprüngen, also rein zufallsbedingten Veränderungen, kommen würde, dann wäre eine rein an Vorwissen orientierte Prognose grundsätzlich nicht möglich (Birren & Schroots, 2001).

Solche Überlegungen zeigen uns in jedem Falle auch, dass Gerontologie nicht als »Armchair«-Gerontologie betrieben werden sollte, d.h. die Einsichten sind begrenzt, wenn wir lediglich in unserem Arbeitszimmer auf die Sessellehne gestützt über Altern nachdenken. Gerontologie ist vielmehr über weite Strecken ein *empirisches* Wissenschaftsfeld, d.h. es müssen in systematischer und intersubjektiv nachvollziehbarer Weise (eben deshalb spricht man ja von Wissenschaft) Daten gesammelt, ausgewertet und schließlich auch in ihrer Bedeutung interpretiert werden. Wie kann dies konkret aussehen, und welche Anforderungen sind damit verbunden?

Beschreibung von Altern

Stellen wir uns vor, wir könnten über fünf Jahre hinweg Frau Schmidt mit Hilfe eine Strichliste beobachten, in die wir nur eintragen, wie häufig sie täglich ihre Wohnung verlässt. Wir beginnen genau am 80. Geburtstag und begleiten nun Frau Schmidt bis zu ihrem 85. Geburtstag. Dabei stellen wir fest, dass das »nach Draußen« gehen ab dem 83. bis zum 85. Lebensjahr im Vergleich zum Zeitraum zwischen dem 80. und 82. Lebensjahr allmählich seltener wird.

Die Aufgabe der Deskription ist offensichtlich sehr wichtig, um das alltägliche Leben von älteren Menschen genau kennen zu lernen. Man kann solche Deskription auf die unterschiedlichste Weise betreiben: Man kann beobachten, wie in unserem Beispiel, man kann in Gesprächen Lebens- und Alltagsbeschreibungen erheben, man kann darum bitten, ein Tagebuch zu führen usw. All dieses kann man so betreiben, dass es wissenschaftlichen Kriterien genügt (siehe dazu Näheres in Kapitel 4). Die Aufgabe der Deskription ist aber wesentlich breiter zu sehen. Beispielsweise ist es auch Deskription, wenn wir ein eingeführtes Maß für Gedächtnisleistungen (auch dazu mehr in Kapitel 4) einsetzen und dessen Verlauf über einen Zeitraum von fünf Jahren untersuchen oder einfach nur Veränderungen der grundlegenden Lebenssituation eines älteren Menschen (z.B. in Privathaushalt versus in einem Heim lebend) über einen längeren Zeitraum hinweg konstatieren.

Erklärung von Altern

Stellen wir uns vor, wir haben bei Herrn Müller zwischen dem 80. und 85. Lebensjahr Daten zu seiner geistigen Leistungsfähigkeit erhoben, und wir wollen nun erklären, warum er etwa seit dem 84. Lebensjahr nicht nur über deutliche geistige Leistungseinbußen klagt (was wir ebenfalls erfragt haben), sondern sich diese auch in den objektiven Tests, die wir eingesetzt haben, niederschlagen. Stellen wir uns vor, wir haben noch einen anderen Mann, Herrn Maier, ebenfalls in dieser Weise untersucht, jedoch keinerlei objektive, wohl aber eine subjektive Veränderung im Beobachtungszeitraum festgestellt. Offensichtlich brauchen wir weitere Informationen, um die Unterschiede zwischen diesen beiden Personen erklären zu können. Dazu haben wir Daten zur Bildung und zu Krankheiten erhoben. Nun beobachten wir ferner, dass Herr Müller ab dem 82. Lebensjahr unter einer schwerwiegenden Herz-Kreislauf-Erkankung leidet. Wir stellen die Hypothese auf, dass solche Erkrankungen bedeutsame Erklärungsfaktoren für den Verlauf der geistigen Leistungsfähigkeit sind. Gleichzeitig wissen wir, dass Herr Maier eine deutlich höhere Bildung als Herr Müller besitzt und wir stellen die weitere Hypothese auf, dass diese möglicherweise dazu beiträgt, dass Herr Maier seine geistige Leistungsfähigkeit kritischer bewertet und subjektiv durchaus Verluste erlebt, obgleich diese in den objektiven Tests nicht erkennbar sind.

Die Aufgabe der Erklärung ist offensichtlich theoretisch wie praktisch hochrelevant. Wir beobachten Veränderungen auf der Ebene der alternden Person (sog. intraindividuelle Variabilität) bzw. Unterschiede zwischen alternden Personen (sog. interindividuelle Variabilität), und wir haben den Anspruch, diese aufzuklären. Es ist unmittelbar evident, dass wir dabei nicht auf der Ebene von Einzelfällen stehen bleiben dürfen, sondern eruieren müssen, ob sich sinnvolle Erklärungsmuster, etwa für unterschiedliche Verläufe der Intelligenz im Alter, auch in größeren Stichproben verifizieren lassen. Dies wird uns zu statistischen bzw. probabilistischen Erklärungen bzw. zu Wahrscheinlichkeitsaussagen bringen, denn die Altersrealität ist zu komplex, als dass wir eindeutige Aussagen, die für alle gleichermaßen gelten, erwarten dürfen.

Was wir auf der Suche nach Erklärungen sehr schnell erkennen: In der Regel brauchen wir Theorien, d.h. in sich konsistente Aussagesysteme, die uns helfen, die richtigen Erklärungen zu finden und Ordnung in das Chaos möglicher Ursache-Wirkungs-Beziehungen zu bringen. Es wäre nämlich höchst unökonomisch und zudem intellektuell anspruchslos, wenn wir in jeder Einzelfragestellung gewissermaßen aus dem Stand heraus versuchen würden, die richtigen Ursache-Wirkungsketten zu generieren. Vielmehr gründet sich ein essentielles Kennzeichen des Anspruchs jeglicher wissenschaftlichen Zugangsweise, eben der Anspruch nach möglichst allgemeingültigen Aussagen, vor allem auf Theorien von hohem Generalisierungsgrad.

Veränderung von Altern

Stellen wir uns vor, wir haben uns entschlossen, Herrn Müller und Herrn Maier ein kognitives Training, ein Gehirnjogging anzubieten. Über drei Monate hinweg trainieren wir mit beiden Personen zweimal in der Woche und nach drei Monaten wollen wir wissen, ob unsere Anstrengungen erfolgreich waren.

Solche Interventionen sind offensichtlich höchst praxisrelevant, denn wenn Trainings gleich welcher Art einen spürbaren und dauerhaften Gewinn für ältere Menschen bringen, dann hätten wir Instrumente an der Hand, um Alternsverläufe, vor allem auch solche mit einem gewissen Gefährdungspotential (wie bei Herrn Müller), zum Guten verändern zu können. Doch es gilt, eine ganze Palette von Maßnahmen zu ergreifen, um diesen Nachweis wissenschaftlich abgesichert zu füh-

ren. Zum Beispiel müssten wir bei Herrn Müller und Herrn Maier vor
Beginn und nach Abschluss des Trainings eine Messung der geistigen
Leistungsfähigkeit vornehmen. Wir müssten aber auch beide Personen in gewisser Weise vervielfachen, also größere Stichproben zusam-
menstellen, um die Basis für unsere Aussagen zu verbessern. Dann
würde uns wohl schnell in den Sinn kommen, dass uns jemand vorhal-
ten könnte, die beobachteten Gewinne wären auch bei anderen, unbe-
handelten Älteren nach drei Monaten zu beobachten. Außerdem könnte man ins Feld führen, allein die zweimalige Durchführung unserer
Testverfahren würde bereits die Gewinne bewirken. Also bilden wir
eine Kontrollgruppe, die nicht behandelt wird.

Nun sind wir endlich glücklich mit unserem Forschungsplan, bis
wir nach Abschluss der Studie damit konfrontiert werden, dass in der
Interventionsgruppe drei Personen, in der ehemals gleich großen
Kontrollgruppe aber 14 Personen abgebrochen haben, d.h. sie stehen
für die zweite Messung nicht mehr zur Verfügung. Wir können zwar
hoffen, dass dies der reine Zufall war, aber was tun, wenn dem nicht so
gewesen ist, und die Personen in der Interventionsgruppe auch die
körperlich gesünderen, die nicht mehr erreichten Personen der
Kontrollgruppe die körperlich kränkeren waren? Dann hätten wir ein
Problem, denn andere könnten behaupten, die in der Interventionsgruppe beobachteten Effekte seien gar nicht durch das Training zustande gekommen, sondern die Folge einer sog. Stichprobenselektivität.
Wir müssen also Einiges an Aufwand treiben, um in der Wissenschaftsgemeinde mit unseren Befunden bestehen zu können.

Prognose von Altern
Stellen wir uns vor, wir werden gefragt, ob wir nun auch etwas über
die langfristige Stabilität der Befunde sagen können. Eine Sozialstationsleiterin stellt an uns die sehr versorgungsrelevante Frage, wie
viele der Personen einer von uns untersuchten Stichprobe in einem
Jahr pflegebedürftig werden. Solche Fragen sind natürlich wichtig,
damit rechtzeitig Betreuungsvorsorge getroffen und eventuell neue
Stellen geschaffen werden können. Das Reizvolle dieser Aufgabe (wir
sind natürlich stolz, dass die Wissenschaft von der Praxis gefragt
wird) bringt uns dann schier zur Verzweiflung, wenn wir in unser
Büro im Altersforschungszentrum zurückgekehrt sind. Denn woran sollen wir uns orientieren, um die verlangte Prognose evidenz-
basiert, d.h. möglichst an empirischen Befunden orientiert, leisten
zu können?

Prognosen sind offensichtlich wissenschaftlich wie anwendungsbezogen sehr wichtig. Wissenschaftlich sind sie eine Bestätigung dafür, dass wir die wesentlichen Randbedingungen und Einflussfaktoren

von Alternsveränderungen wirklich kennen und verstehen; denn nur so sind zumindest einigermaßen brauchbare Prognosen möglich. Notwendig, um solche Prognosen treffen zu können, sind vor allem längerfristig angelegte Studien über Zeiträume von vielleicht zehn oder fünfzehn Jahren mit genügend großen Stichproben. Diese könnten es uns beispielsweise erlauben, Aussagen darüber zu treffen, welche Personen sich mittelfristig eher in Richtung Pflegebedürftigkeit entwickeln werden und welche nicht. Sie bringen uns unserem Prognoseanspruch näher. Die Frage der Sozialstationsleiterin in unserem Beispiel werden wir dennoch nie im Sinne »Person X, Y und Z werden auf jeden Fall pflegebedürftig werden« beantworten können, wohl aber im Sinne der Abschätzung solcher Entwicklungen aufgrund von bekannten Risiko- und Schutzfaktoren und deren Verteilung in der jeweiligen Stichprobe.

2.2.2 Definitionen des Wissenschaftsfelds Gerontologie

Etymologisch leitet sich der Begriff Gerontologie ab vom griechischen Begriff »Geront«, was so viel bedeutet wie »Alter Mensch«. Die Zusatzsilbe »ologie« ist bekanntermaßen die Bezeichnung für die zugehörige Wissenschaft. Erwähnenswert ist wohl auch, dass der Begriff im Jahre 2003 sein hundertjähriges Bestehen feiert, denn er geht zurück auf den russisch-französischen Gelehrten Elie Metchnikoff, der ihn bereits 1903 in die Wissenschaftsgemeinde einführte. Interessanterweise geht auf Metchnikoff auch die Bezeichnung Thanatologie zurück, also jene Wissenschaftsbestrebungen, die sich mit Sterben und Tod beschäftigen.

Wie alle Definitionen streben auch Definitionen des Wissenschaftsfelds der Gerontologie an, die zugehörigen Zielstellungen und Aufgaben soweit wie möglich zu systematisieren. Ein Beispiel für eine solche Definition, welche die eben beschriebenen Aufgaben von Gerontologie aufgreift, in einen größeren Zusammenhang stellt und ferner wesentliche Elemente des Wissenschaftsfelds einführt, ist jene von Baltes und Baltes (1992, S. 8):

»Gerontologie beschäftigt sich mit der Beschreibung, Erklärung und Modifikation von körperlichen, psychischen, sozialen, historischen und kulturellen Aspekten des Alterns und des Alters, einschließlich der Analyse von alternsrelevanten und alternskonstituierenden Umwelten und sozialen Institutionen.«

Gerontologie ist nach diesem Definitionsvorschlag ein prototypisch multidisziplinäres Wissenschaftsfeld (also keine Wissenschaftsdiszi-

plin), das sich von der Untersuchung grundlegender biologisch-kör-
perlicher Vorgänge bis hin zu Fragen der gesellschaftlichen und sozi-
al-kulturellen Repräsentation von Altern und Alter erstreckt. Gleichzeitig zeigen uns die in dieser Definition verwendeten Begrifflichkeiten
ein gewisses Problem, das zwar nicht nur in der Gerontologie, aber
eben auch hier auftritt: Begriffe werden häufig von unterschiedlichen Vertreterinnen und Vertretern des Fachs unterschiedlich gebraucht. Wir sind der Meinung, dass es hier häufig kein Richtig oder
Falsch gibt, sondern dass es vielmehr wichtig ist, sich dieser Tatsache zu stellen und zu verstehen, in welcher Weise die einen gegenüber den anderen ihre Begriffe akzentuieren und verwenden. Aus
diesem Grund hätten wir es auch für falsch gehalten, in diesem Buch
auf absolute Konsistenz in der Verwendung wesentlicher gerontologischer Begriffe zu achten, denn dieses wäre ein schöner Schein gewesen, der mit dem aktuell existierenden Wissenschaftsfeld Gerontologie wenig gemein gehabt hätte.

Dies bezieht sich nun auch auf die Begriffe Alter und Altern, die
in der von Baltes und Baltes vorgeschlagenen Definition in einer bestimmten Weise gebraucht werden, die nicht völlig mit der in Kapitel
1 verwendeten übereinstimmt: Danach ist mit diesem Begriffspaar
ein wesentliches Perspektivenduo gerontologischer Forschung angesprochen, nämlich einmal das prozesshafte Moment des Altwerdens
zu fokussieren, zum anderen auch das je konkrete Alter (im Sinne
eines »Outcome« zu einem bestimmten Zeitpunkt) im Blick zu behalten. Man könnte auch in einer stärker bildhaften Sprache sagen:
Altern ist ein dynamischer Prozess, in dem gewissermaßen dauernd
ein Wechselspiel zwischen Verfestigung (Wie stellt sich Alter zu einem gegebenen Zeitpunkt bei einer bestimmten Person dar?) und
Verflüssigung (Welche Einflüsse führen bei einer bestimmten Person
dazu, dass der zu einem bestimmten Zeitpunkt erreichte Zustand in
einen anderen übergeht?) stattfindet.

Bedeutsam ist ferner der Definitionshinweis auf die Rolle von
Kontextfaktoren. Solche Kontexte – z.B. Wohnungen, Wohnumfelder,
Stadtteile, Gemeinden, Stadt-/Land-Regionen – werden in der vorgeschlagenen Definition nicht nur als alternsrelevant, sondern sogar
als alternskonstituierend angesehen, d.h. sie bestimmen in erheblicher Weise mit, wie Altern verläuft. Dies ist schon deshalb bedeutsam, weil Gerontologie lange Zeit in stark personbezogener Weise
betrieben wurde und dabei die situative Einbettung von Altern ver-
nachlässigt wurde.

Folgende weitere Definitionen von Gerontologie bzw. von Altern
werden in der Literatur immer wieder ins Feld geführt. Diese stam-
men überwiegend von anglo-amerikanischen Autoren und weil die

Formulierungen von solchen Begriffsklärungsversuchen wohlüber-
legt sind, wollen wir sie auch in der Originalsprache belassen. So
gibt beispielsweise einer der bekanntesten amerikanischen Gerontologen, James E. Birren (1996b, S. 655), die folgende Antwort auf die
Frage, was Altern und Gerontologie seien:

Altern: »The process of change or transformation of the young to the old
organism. The term refers to the pattern of change that occur with age in
genetically representative organisms living under representative environmental conditions.«
Gerontologie: »The study of the phenomena of aging from a research and
scholarly perspective. It embraces studies from the biological, behavioral and
social sciences.«

Ein weiterer amerikanischer Gerontologe, Robert Kastenbaum, hat
ferner 1995 (S. 416) die folgende Definition von Gerontologie vorgeschlagen:

»While gerontology can be described as either ‚the study of aging‘ or ‚the
scientific study of old age‘, a more complete definition is needed. Con-
temporary gerontology includes all of the following: (1) scientific studies of
processes associated with aging, (2) scientific studies of mature and aged
adults, (3) studies from perspectives of the humanities (e.g., history, philosophy, literature), and (4) applications of knowledge for the benefit of mature
and aged adults.«

Eine deutlich andere Akzentuierung von Gerontologie hat schließlich das «National Institute on Aging», eine der wichtigsten For-
schungsförder- und Koordinationseinrichtungen in den USA im Bereich Gerontologie, in den 1980er-Jahren vorgenommen:

»The study of aging from the broadest perspective.«

In diese Richtung geht auch eine in einem wichtigen Wörterbuch
der Psychologie (Dorsch et al., 1987, S. 218) zu findende Definition
von Gerontologie:

»Alterskunde (etwa ab dem 60. Lebensjahr), ‚Alterswissenschaft‘ im Sinne
der Auseinandersetzung mit allen Phänomenen, die Begleiterscheinungen und
Folge des höheren Lebensalters sind.«

Deutlich anders als die bisherigen Vorschläge klingt schließlich die
folgende Definition eines bekannten amerikanischen Wörterbuchs
(American Heritage Illustrated Encyclopedic Dictionary, 1987, zitiert
nach Achenbaum & Levin, 1989), die mit ihrem Schwerpunkt auf
Alterserkrankungen eher zu den aussterbenden Definitionen des
Wissenschaftsfelds Gerontologie gehören dürfte. Wir geben sie dennoch wieder, weil solche Akzentuierungen lange Zeit bestimmend
waren und damit, aus heutiger Sicht, Gerontologie und Altern zu ein-
seitig vor allem aus der Perspektive von Krankheiten definiert haben:

»The study of the diseases and other phenomena associated with old age.«

In all diesen Definitionen spürt man förmlich das Ringen darum, eine möglichst allgemeine Charakterisierung von Gerontologie, bei Birren auch von Altern, zu erzielen, und gleichzeitig die »Essentials« dieses Wissenschaftsfelds zu akzentuieren. Beides zusammen wird allerdings in unterschiedlicher Weise ausbalanciert: Die zuletzt angeführten Definitionen sind sicherlich die allgemeinsten, aber sie enthalten dafür keine weiteren bestimmenden Merkmale. Insbesondere die vorgeschlagene Definition des »National Institute on Aging« akzentuiert in besonderer Weise die Notwendigkeit, Altern in der weitgestreutesten disziplinären Breite zu untersuchen und unternimmt gar nicht erst den Versuch, diese Breite anzudeuten. Anders der Vorschlag von Kastenbaum, der hervorhebt, dass auch die sog. »Humanities«, nicht nur die Natur- oder Sozialwissenschaften, etwas zu Altern zu sagen haben. Die damit einhergehende Überlegung, dass auch die Erforschung der sozio-kulturellen Dimension von Alter und Altern, etwa in Gestalt von Disziplinen wie der Geschichte, den Kulturwissenschaften oder der Philosophie, in der Gerontologie eine wesentliche Rolle zu spielen hat, findet sich explizit auch in der von Baltes und Baltes vorgeschlagenen Definition. Die dort ebenfalls akzentuierte Rolle der Intervention, der Veränderung von Altern, wird in der Formulierung von Kastenbaum zu einer gesellschaftlichen Aufgabe, ja, Verpflichtung von Gerontologie verstärkt, ihre Befunde zum Wohle von Älteren zur Anwendung zu bringen. Birren versucht schließlich in seiner Definition von Altern vor allem eine, wie er häufig gesagt hat, Sichtweise des »ecological view of aging« stark zu machen, d.h. er verweist vor allem auf die Wechselwirkung von Anlage, Person und Umwelt im Zuge des Alterns und ihre »Ergebnisse« in Gestalt von Lebenszufriedenheit, Selbständigkeit und – allgemeiner formuliert – von Lebensqualität. Bei Birren, selbst von der Ausbildung her Psychologe, wird damit auch das Bestreben deutlich, in der Gerontologie einen Ausgleich zwischen eher biologischen und eher psychosozialen und kulturellen Sichtweisen zum Altern zu erzielen, eine Aufgabe, die wohl bis heute noch nicht abschließend gelöst worden ist.

2.2.3 Traditionelle Untergliederungen der Gerontologie

Schauen wir uns im nächsten Schritt einmal die wichtigsten Einzeldisziplinen und Gebiete an, die traditionell am stärksten zur Gerontologie beitragen. Dies führt zu einer Systematik der Gerontologie, wie sie in **Tabelle 2.1** dargestellt ist (erweitert nach Nühlen-Graab, 1990).

Tabelle 2.1: Zur Systematik der Gerontologie: Wesentliche Zugänge

Grundlegender Ansatz	Disziplinäre Bezeichnung (Anglo-amerikanische Bezeichnung)	Beispielhafte Forschungs-fragestellungen	Beispielhafte Anwendungs-relevanz
Biologischer Ansatz	Biologische Alternsfor-schung (»Biology of Aging«)	Altern von Zellen, von Organ-systemen	Eingriffe in die Dauer der Lebensspanne
Medizinischer Ansatz I	Geriatrie oder Altersmedizin (»Geriatrics«)	Epidemiologie und Verlauf von soma-tischen Alters-erkrankungen, Ent-wicklung von The-rapie- und Reha-bilitationsansätzen	Wiedererlangung eines Höchstma-ßes an Selbstän-digkeit, Vermei-dung von Pflegebedürf-tigkeit
Medizinischer Ansatz II	Gerontopsychia-trie oder Alters-psychiatrie (»Gero-psychiatry«)	Epidemiologie und Verlauf von psy-chischen Alters-erkrankungen, Entwicklung von Therapie- und Rehabilita-tionsansätzen	Wiedererlangung eines Höchstma-ßes an psychi-scher Gesundheit, Vermeidung von Pflegebedürftig-keit
Verhaltens-wissenschaftlicher Ansatz	Psychologische Gerontologie oder Geronto-psychologie (»Psychology of Aging«)	Entwicklung der geistigen Leistungs-fähigkeit und Persönlichkeit im Alter	Training geistiger Leistungsfähig-keit, Psychothera-pie und Beratung
Sozialwissen-schaftlicher Ansatz	Alterssoziologie oder Soziale Gerontologie (»Social Gerontology«/ »Aging and Social Sciences«)	Bedeutung sozio-ökonomischer Aspekte für Altern, Fragen der Altenpolitik	Erkennen sozial-struktureller Risiken des Alterns, Förde-rung der gesellschaftlichen Partizipation Älterer

Grundlegender Ansatz	Disziplinäre Bezeichnung (Anglo-amerikanische Bezeichnung)	Beispielhafte Forschungs-fragestellungen	Beispielhafte Anwendungs-relevanz
Bevölkerungs-wissenschaft-licher Ansatz	Demografie des Alters (»Demographics of Aging«)	Untersuchung der mit Altern zusam-menhängenden Dynamiken und Trends in der Bevölkerungszu-sammensetzung	Beschreibung von »Absterbe-ordnungen« und von Lebenserwar-tungen
Pflege-wissenschaftlicher Ansatz	Gerontologische Pflege-wissenschaft (»Nursing Science«)	Untersuchung von Pflegeprozessen, Auswirkungen unterschiedlicher Pflegemodelle	Nutzung der Potentiale guter Pflege, Verbesserung der Situation von Pflegenden
Erziehungs-wissenschaftlicher Ansatz	Geragogik oder Alten-bildung (»Educational Gerontology«)	Untersuchung der Möglichkeiten und Barrieren von Bildungsprozessen im höheren Lebensalter	Verbesserung des Zugangs von Älteren zu Bildungsange-boten
Kultur-wissenschaft-licher/ anthropologi-scher Ansatz	Gerontologische Anthropologie (»Humanities«/ Anthropology of Aging«)	Untersuchung kultureller und geschichtlicher Spezifika des Alterns, Bedeutung sozialer Repräsen-tationen von Alter	Infragestellung von vorschnel-len Univer-salitätsannahmen zu Altern, Bedeutung grundlegender Altersbilder

Die in **Tabelle 2.1** enthaltene Übersicht erhebt keineswegs Anspruch auf Vollständigkeit; sie will lediglich auf die heute wesentlichsten und aktivsten Forschungsbereiche der Gerontologie aufmerksam machen.

2.3   Zwölf Essentials der Gerontologie

Es liegt in der Natur der Alternsforschung, dass ihre Würze erst durch Sichtweisen und Fragestellungen entsteht, die über einzelne Disziplinen hinausweisen und damit zu multi- und interdisziplinären Perspektiven in der Gerontologie beitragen. Die vor allem im Sinne einer solchen Interdisziplinarität verstandenen »Essentials« der Gerontologie, die in diesem Kapitelteil beschrieben werden, sollen gleichzeitig auch zu einer ganzheitlichen (holistischen) Sichtweise von Altern beitragen. In **Abbildung 2.1** sind diese Essentials noch einmal im Sinne von Piktogrammen des Alterns veranschaulicht.

In *Essential 1* wird darauf abgehoben, dass es sich bei Altern um einen *dynamischen Prozess* handelt, nicht um einen Zustand. Dennoch ist es sinnvoll und notwendig, sich immer wieder anzuschauen, welche Alterszustände Personen zu bestimmten Zeitpunkten ihres Lebens erreicht haben. Wir hatten bereits weiter oben im Zusammenhang mit dem Definitionsvorschlag von Baltes und Baltes von Altern als einem dynamischen Prozess gesprochen, bei dem fortwährend ein Wechselspiel zwischen Verlust und Gewinn stattfindet. Diese Entwicklungsdynamik besser zu verstehen, ist vielleicht die intellektuell und praxisbezogen spannendste Frage einer interdisziplinären Gerontologie überhaupt.

Wichtig ist nun die grundlegende Annahme, dass diese Dynamik nicht automatisch nur in eine Verlustrichtung weist, sondern dass es auch im höheren Lebensalter zu »Gewinnen« kommen kann. Wie P. B. Baltes (1990) argumentiert hat, kann man für *jede* Phase der Lebensspanne davon ausgehen, dass Gewinnen stets auch Verluste gegenüberstehen. Denken wir beispielsweise an kindliche Sozialisation: Dem Erlernen von Selbständigkeit steht gleichzeitig der Verlust der (oft) angenehmen Seiten von Unselbständigkeit und Abhängigkeit gegenüber. Denken wir beispielsweise an das frühe Erwachsenenalter: Der Entscheidung für einen bestimmten Berufsweg steht der – in der Regel endgültige – Verlust anderer beruflicher Erfahrungen entgegen. Im höheren Lebensalter, dafür spricht sicherlich sehr viel, häufen sich die Verlusterfahrungen, aber Gewinne sind weiterhin möglich und werden auch subjektiv von Älteren als solche erlebt. Einige Beispiele seien genannt: Die stärkere Pflege von vorhandenen oder gar die Entstehung von neuen Interessen, das intensivere Genießen familiärer und außerfamiliärer Netzwerke, die Weitergabe von eigener Expertise an nachfolgende Generationen oder die gelingende psychische Integration von chronischen Krankheiten in die eigene Lebensgestalt. Dies ist keine Beschönigung des Alterns, sondern es ist schlicht eine Tatsache, die nicht nur durch empirische Forschung, sondern auch durch

Abbildung 2.1: Zwölf »Essentials« der Gerontologie

(1) Altern als dynamischer Prozess zwischen Verlust und Gewinn	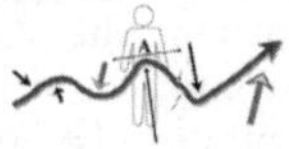	(7) Altern als geschlechts-spezifischer Prozess	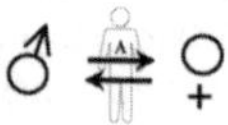
(2) Altern als biologisch und medizinisch bestimmter Prozess	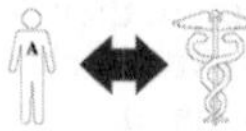	(8) Altern als differentieller Prozess	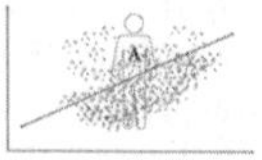
(3) Altern als lebenslanger und biografisch verankerter Prozess	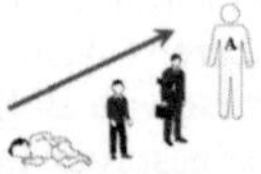	(9) Altern als multi-dimensionaler Prozess	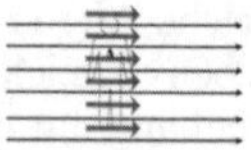
(4) Altern als sozial bestimm-ter Prozess	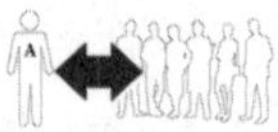	(10) Altern als multi-direktionaler Prozess	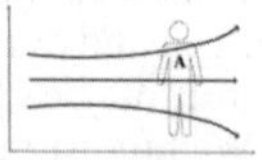
(5) Altern als Produkt von Person (P) und räumlicher Umwelt (U)	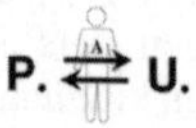 P. ⇌ U.	(11) Altern zwischen Objektivität (O) und Subjektivität (S)	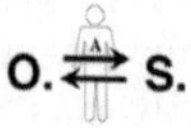 O. ⇌ S.
(6) Altern als ökonomisch bestimmter Prozess	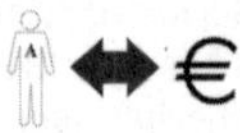	(12) Altern als plastischer Prozess mit Grenzen	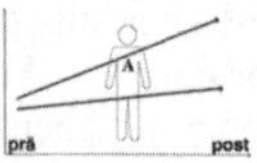

A = alte Person

aufmerksame Alltagsbeobachtungen von Älteren gestützt werden kann.

Ganz bewusst haben wir die Liste der Essentials nicht mit der biologisch-medizinischen Sichtweise von Altern begonnen, sondern mit dem unabhängig von disziplinären Perspektiven existierenden fundamentalen Prozesscharakter des Alterns. Dennoch ist klar, dass *biologischen und medizinischen Aspekten* des Alterns ebenso eine fundamentale Rolle zukommt (*Essential 2*). Was würden wir über Altern wissen, wenn wir grundlegende Veränderungen auf der Ebene des körperlichen Substrats ignorieren würden? Was würden wir über Altern wissen, wenn wir typische Erkrankungen des Alters ignorieren würden? Allein solche Fragen zeigen, wie unsinnig es wäre, die biologisch-medizinische Dimension von Altern zu vernachlässigen. Noch wichtiger ist es aber wohl, die biologische Ebene mit der sozialen, verhaltensbezogenen und kulturellen Ebene des Alterns zu verbinden und vice versa. Dieses ist allerdings schnell gefordert, forschungsbezogen jedoch alles andere als einfach einzulösen. Am ehesten gelingt es noch in relativen Extremveränderungen des Alternssystems wie etwa der Alzheimerschen Erkrankung oder einem Schlaganfallgeschehen (vgl. auch Kapitel 6). Hier ist vielfach ein substantieller Zusammenhang zwischen Veränderungen auf der biologischen und sozial-behavioralen Ebene unmittelbar nachvollziehbar. Im Bereich des normalen Alterns ist dies hingegen häufig sehr viel schwieriger. Eine vielversprechende Forschungsmöglichkeit sind in diesem Zusammenhang Neuentwicklungen im Bereich von nicht-invasiven bildgebenden Verfahren (sog. funktionelle Magnetresonanztomografie, fMRT), die es beispielsweise erlauben, alterskorrelierte Veränderungen in kognitiven Leistungen mit dem Aktivierungsgeschehen in unterschiedlichen Hirnarealen zu verknüpfen.

Gerontologie bedarf ferner, gleich in welchem disziplinären Kontext sie betrieben wird, einer *Perspektive der lebenslangen Entwicklung* und der *Beachtung des biografischen Werdegangs* von alternden Personen (*Essential 3*). Es ist zwar ein Allgemeinplatz, aber durchaus eher selten eine Forschungspriorität, Altern nicht erst mit 60 oder 65 Jahren beginnen zu lassen, sondern auch und ganz substantiell als Ausdruck dessen zu sehen, was in früheren Lebensabschnitten geschehen oder nicht geschehen ist, was vom alternden Individuum mehr oder weniger bewusst herbeigeführt oder vermieden wurde oder von diesem mehr oder weniger ohne Einflussnahme hingenommen und verarbeitet werden musste. Eine solche Perspektive der lebenslangen Entwicklung ist nicht zuletzt vor allem in Traditionen der deutschen Entwicklungspsychologie und Gerontologie verankert. Zu nennen sind Personen wie Charlotte Bühler (1933), Ursula Lehr (1980), Hans Thomae (1996) und Paul Baltes (1990).

In den folgenden *Essentials 4–6* akzentuieren wir drei besonders wesentliche *Einflussfaktoren* auf Altern: die *soziale Umwelt*, die *physische Umwelt* und die Umwelt in Gestalt *ökonomischer Faktoren*. Historisch gesehen war es (etwa in den 1930er- und 1940er-Jahren) eine hochbedeutsame Entwicklung innerhalb der Gerontologie, Altern nicht nur als biologischen Prozess, sondern auch als sozial bestimmt anzusehen. Die physische Umwelt in Gestalt von Wohnen (Privathaushalt, Betreutes Wohnen, Heime), Nachbarschaftsstrukturen, den infrastrukturellen Gegebenheiten von Kommunen usw. bietet mehr als nur den Rahmen für Alternsprozesse auf der ganz alltäglichen Handlungsebene. Wohnumwelten können objektiv Lebensqualität fördern oder behindern (beispielsweise indem sie auch im Falle von Mobilitätseinbußen ein hohes Maß an Zugänglichkeit besitzen oder nicht). Sie sind darüber hinaus in stark subjektiver Weise gewichtiger Teil von Person-Umwelt-Bindungsprozessen (»Hier bin ich zu Hause«), und sie können in gewisser Weise gar zu einem Teil der eigenen Person und des eigenen Lebens werden, indem beispielsweise Zimmer mit Hilfe von Bildern und Erinnerungsgegenständen personalisiert werden. Ökonomische Ressourcen sind zusammen mit Bildung die wichtigste soziale Differenzierungsgröße (auch) von Altern mit relativ direkten Auswirkungen auf Gesundheit, Autonomie und Wohlbefinden. Der Zusammenhang zwischen niedrigerer sozioökonomischer Ausstattung und höherer Morbidität und relativ früherem Sterben im Alter gilt heute als gut bestätigt, auch wenn Vorsicht angeraten ist, von einfachen Ursache-Wirkungs-Ketten auszugehen.

Mit *Essential 7* greifen wir eine Diskussion auf, die häufig unter dem Stichwort einer *geschlechtsspezifischen Gerontologie* spätestens seit den 1980er-Jahren geführt wird, ausgehend von der schlichten demografischen Erkenntnis (siehe auch Kapitel 1), dass die Rede vom Altern vor allem das Altern von Frauen meint. In besonders ausgeprägter Weise gilt dies für das hohe und sehr hohe Alter. Der deutsche Alternssoziologe Hans Peter Tews hat vor diesem Hintergrund mit Blick auf die Geriatrie einmal die interessante Frage aufgeworfen, ob nicht Geriater in gewisser Hinsicht vor allem »Frauenärzte« sein müssen. Aus der Perspektive der Sozialen Gerontologie ist zu konstatieren, dass Altersarmut mehrheitlich Frauen betrifft. Auch lässt sich zeigen, dass negative Altersstereotype sich bei alternden Frauen stärker bündeln als bei alternden Männern. Im Umgang mit sozialen Beziehungen sind alternde Frauen, vor allem auch in Bezug auf außerfamiliäre Beziehungen, andererseits vielfach besser in der

Lage, diese aktiv zu gestalten und im Bereich des Umgangs mit gesundheitlichen Einschränkungen gibt es empirische Belege dafür, dass Frauen insgesamt besser mit chronischen Erkrankungen, Funktionseinschränkungen und Schmerzen umgehen können als Männer. Eine wesentliche Erklärung könnte darin liegen, dass Frauen über den gesamten Lebenslauf hinweg in »natürlicher« Weise mit körperlichem Geschehen (Regelblutung, Geburt) konfrontiert sind. Gleichzeitig ist es so, dass alte Frauen in einigen Krankheitsbildern (z.B. Funktionseinbußen im Bereich der Motorik, Arthritis, Depressivität) höhere Auftretensraten aufweisen. Ferner ist aufgrund der geringeren Lebenserwartung der (oft ohnehin älteren) Ehemänner die Wahrscheinlichkeit für alternde Ehefrauen, verwitwet zu werden, deutlich erhöht. Verwitwung bedeutet aber eben auch den Wegfall einer wichtigen Hilfsperson in der Situation von Behinderung und schwerer Erkrankung, was eine höhere Abhängigkeit alternder Frauen von formalen Hilfe- und Unterstützungssystemen bis hin zur Heimübersiedlung bedeutet. In psychologischer Hinsicht finden sich schließlich, wie in Deutschland zuletzt vor allem die Befunde der Berliner Altersstudie gezeigt haben (M. Baltes et al., 1996), nur wenige Unterschiede zwischen alten Frauen und Männern. Insgesamt ist damit die Herausforderung einer geschlechtsdifferentiellen Gerontologie komplex, aber sie wird heute allgemein als notwendig und wichtig angesehen (Wahl & Maier, 2001).

Mit *Essential 8* soll noch einmal (siehe Kapitel 1) die *interindividuelle Unterschiedlichkeit* von Altern hervorgehoben werden. Ein Zugang zu dieser Unterschiedlichkeit kann – wie eben beschrieben – über die Variable Geschlecht erfolgen. Dies würde aber in keinem Falle genügen. So lässt sich ganz allgemein zeigen, dass in unterschiedlichen Funktionsbereichen, beispielsweise auf der Ebene physiologischer Parameter (wie z.B. Blutdruck), auf der Ebene von kognitiven Leistungsindikatoren (z.B. sog. psychometrische Intelligenz), auf der Ebene sozialer Beziehungen (z.B. Größe und Gestaltung von sozialen Netzwerken) und auf der Ebene von Persönlichkeit (z.B. Neurotizismus), die Unterschiede zwischen Personen in der Tendenz mit zunehmendem Alter deutlich ansteigen (Nelson & Dannefer, 1992). Wichtig ist nun, dieses nicht nur auf Alterszustände, sondern eben auch auf Prozesse bzw. auf Entwicklung zu beziehen. So besteht eine der Hauptaufgaben von längsschnittlicher Forschung darin zu untersuchen, wie alternde Menschen sich verändern, welche *interindividuellen* Unterschiede in diesen *intraindividuellen* Veränderungen bestehen, welche Ursachen hierfür maßgeblich sind, und schließlich welche unterschiedlichen Konsequenzen in individuellen Lebensverläufen damit verbunden sind (Nesselroade & P. Baltes,

1979; Thomae, 1979). Hinzu kommen zu diesen Variabilitätsüber-
legungen auch historische Entwicklungen. Wahrscheinlich ist es so,
dass Altern heute so bunt wie nie geworden ist. Denken wir nur an
die unterschiedlichsten Lebensentwürfe und Lebensstile der heute
alten Menschen, an ihr unterschiedliches Wohnen, ihre unterschiedliche außerhäusliche Mobilität, vor allem im Bereich des Reisens,
oder ihren Umgang mit neuen Kommunikationstechnologien wie
dem Internet.

Eine wichtige Implikation solcher Überlegungen besteht übrigens
darin, dass es sehr schwer bis unsinnig ist, *Altersnormen* für ältere
Menschen zu entwickeln, d.h. Normen (Mittelwerte oder andere sog.
»Cut-off«-Werte), die Aussagen darüber enthalten, was für ein bestimmtes chronologisches Alter normal ist oder nicht. Denn wenn
die Unterschiede zwischen Personen im Zuge von Altern immer grö-
ßer werden, dann wird es immer fragwürdiger, festgesetzte Werte zu
benutzen, um Aussagen über den Entwicklungszustand von Einzel-
personen zu treffen. So gibt es zwar – um ein typisches Beispiel zu
nehmen – ein klinisches Erfahrungswissen über den richtigen Blutdruck von 85-Jährigen, jedoch erscheint es eben wegen der zu beob-
achtenden Variabilität auch in diesem Parameter schwierig, einen
lehrbuchartigen Normwert festzusetzen. Noch einmal anders gewendet lässt sich – wenngleich mit einer gewissen Ironie – fragen, ob die
Gerontologie überhaupt die Variable chronologisches Alter benötigt oder nicht lieber vergessen sollte.

Kleiner Exkurs über das chronologische Alter
Die Variable chronologisches Alter ist allgegenwärtig. Wie selbstverständlich fragen wir häufig »Wie alt bist Du?« oder »Wie alt sind
Sie?«, sei es im privaten oder im professionellen Kontext in der Arbeit mit älteren Menschen. Alter gehört zu den ersten Fragen in Frage-
bögen und Dokumenten der unterschiedlichsten Art, die wir gleich-
sam automatisch beantworten, und nicht selten steht bei in Printmedien
genannten Personen in Klammern eine Altersangabe. Wie sinnvoll
ist ein solcher Rekurs auf das chronologische Alter? Überlegen Sie
zunächst einmal selbst, bevor Sie die nachfolgenden Argumente für
und wider die Nutzung der Variable Alter lesen. In **Vertiefung 2.2**
sind wesentliche Pro-Alter-Argumente zusammengefasst.

Vertiefung 2.2: Miteinander verwandte Argumente –
Pro »kalendarisches Alter«

→ Alter ist eine wichtige soziale Kategorie, die innerhalb der Bevölkerung eine wesentliche Unterscheidung darstellt. Beispielsweise erwartet die Gesellschaft Unterschiedliches, je nachdem
ob man noch sehr jung, im mittleren Erwachsenenalter oder
eben alt ist.

→ Alter als »Soziale Uhr«: Chronologisches Alter ist für uns alle
ein wesentlicher Taktgeber, der es uns erleichtert, Lebensplanung zu betreiben bzw., wie es einmal die amerikanische
Gerontologin Bernice Neugarten ausgedrückt hat, unser
Alter auszuagieren (»To act one's age«). So gibt es einen ausgeprägten sozialen Konsens darüber, wann die richtige Zeit
dafür ist, die Schule zu beenden, eine Berufsausbildung abzu-
schließen oder eine dauerhafte Partnerschaft einzugehen.
Martin Kohli (1986) spricht von der nicht zuletzt mit dem
chronologischen Alter verbundenen Institutionalisierung des
Lebenslaufs.

→ Alter erlaubt aufgrund der gegebenen formalen und informellen Altersgrenzen (siehe dazu die Beispiele in Kapitel 1) Ein-
gänge in soziale und Ausgänge aus sozialen Rollen. Mit 18 Jahren kann uns niemand mehr daran hindern, das Wahlrecht
auszuüben, und mit 50 Jahren kann uns keine staatliche In-
stanz mehr zum Wehrdienst verpflichten.

→ Alter ist hilfreich, um sinnvolle Einteilungen des Lebensverlaufs
vorzunehmen. So sind, in der Sprache des amerikanischen Gerontologen Havighurst (1972), mit unterschiedlichen Alters-
phasen unterschiedliche Entwicklungsaufgaben verbunden,
deren Bewältigung wahrscheinlich für die weitere Entwicklung
bedeutsam ist. Mit 20-30 Jahren wäre dies etwa die Aufgabe
der Entwicklung von tragfähigen intimen Beziehungen, im
hohen Lebensalter die Bewältigung der Pensionierung, der
Umgang mit Verwitwung oder die Auseinandersetzung mit
chronischen Erkrankungen. Historisch sind solche Einteilungs-
versuche vor allem mit der bekannten Metapher der *Lebenstreppe*, die man hinauf und dann wieder hinunter geht, verbunden worden.

→ Alter kann eine wichtige *erklärende* Variable sein: In vielen statistischen Analysen hat sich gezeigt, dass auch bei Kontrolle
anderer Faktoren die Variable Alter benötigt wird, um Entwicklungsprozesse im höheren Lebensalter zu erklären. Bei-

> spielsweise ist Alter bis heute der einzige generell gültige Risikofaktor von dementiellen Erkrankungen. Ebenso ist klar, dass Raten von Demenz, Pflegebedürftigkeit und sonstigen chronischen Erkrankungen mit zunehmendem Alter einen deutlichen Anstieg zeigen.

Andererseits gibt es allerdings auch einige Argumente dagegen, an der Variable Alter festzuhalten. Diese sind in **Vertiefung 2.3** zusammengestellt.

Vertiefung 2.3: Miteinander verwandte Argumente – Kontra »kalendarisches Alter«

→ Die Variabilität ist im hohen Lebensalter besonders hoch und deshalb sind konkrete Altersangaben ein schlechtes Vorhersagemaß für Leistung, Erleben und Verhalten eines alternden Menschen.

→ Alter kann eigentlich nichts wirklich erklären. Das Konzept Alter steht ja für ein unterstelltes komplexes Geschehen, das es im Detail zu erhellen gilt. Mit anderen Worten: Wir sollten uns vor der Erwartung hüten, wir hätten viel erklärt, wenn wir zeigen können, dass das chronologische Alter für einen bestimmten Prozess, den wir beobachtet haben (z.B. den Verlauf der geistigen Leistungsfähigkeit), eine Rolle spielt.

→ Alter taugt nur sehr bedingt für Interventionen. Wenn wir für einen bestimmten Prozess (z.B. für dementielle Erkrankungen) das chronologische Alter als »Ursache« identifiziert haben, dann können wir daraus ja schlecht die Folgerung ableiten, nun das Alter zu verändern, um den eigentlich problematischen Prozess, den wir beeinflussen wollen, anzugehen.

→ Alter unterliegt auch historischen Veränderungen, die es zu beachten gilt. So lässt sich die Gesundheit der heute 75-Jährigen mit jener der 65-Jährigen von vor 30 Jahren vergleichen. Auch gesellschaftliche Erwartungen hinsichtlich dessen, was mit 75 Jahren normal ist, haben sich deutlich verändert. Das chronologische Alter führt auch hier eher in die Irre.

→ Lebenslaufeinteilungen nach der Altersvariable sind mit Vorsicht zu genießen und das gilt heute, in einer Zeit zunehmender Buntheit von Lebensverläufen und Lebensstilen, in besonderer Weise. Es besteht die Gefahr, dass überzogene und unzulässige Normen hinsichtlich der richtigen/gesunden bzw. falschen/kranken Lebensentwicklung aufgestellt werden, die wiederum zu problematischen Bewertungen führen.

Doch nun weiter mit den verbleibenden Essentials der Gerontologie: P. B. Baltes (z.b. 1990) hat argumentiert, dass Altern quer über Einzeldisziplinen hinweg vor allem in einer ausgeprägten *Multidimensionalität* (*Essential 9*) und *Multidirektionalität* (*Essential 10*) seinen Ausdruck findet. Altern geschieht ja gleichzeitig auf sehr vielen unterschiedlichen Ebenen und eben dies meint der Begriff der Multidimensionalität. Wenn wir sagen, jemand ist alt geworden (z.B. wenn wir einen Klassenkameraden nach 10 Jahren treffen), dann beziehen wir uns in der Regel auf sein äußeres Erscheinungsbild und denken nicht weiter über sonstige, nicht sichtbare Veränderungen nach. Interessanterweise scheint es in wissenschaftlichen Analysen genau umgekehrt zu sein: Im Mittelpunkt des Interesses stehen physiologische, soziale und behaviorale Veränderungen und eher selten die äußerlich sichtbaren Erscheinungsformen des Alterns. Gerade weil die wissenschaftliche Erforschung von Altern immer eine Mehrebenenanalyse sein sollte, wollen wir an dieser Stelle das oft reduktionistische Forschen in der Gerontologie kritisieren. Häufig werden eben nur Veränderungen in (bestimmten) Zellen oder Organen oder Verhaltenssystemen beschrieben, was sicherlich nicht zu der notwendigen ganzheitlichen Sicht von Altern beiträgt. Daneben ist es für die biologische und medizinische Forschung heute eine Selbstverständlichkeit, vom unterschiedlichen Altern etwa von Organsystemen auszugehen, jedoch lässt sich diese Sichtweise auch auf die soziale und behaviorale Ebene übertragen.

Wir wissen beispielsweise heute viel darüber, dass bestimmte Formen der geistigen Leistungsfähigkeit, vor allem solche, welche mit Reaktionsgeschwindigkeit zu tun haben, einen Rückgang mit zunehmendem Alter zeigen. Eine typische Testaufgabe könnte dabei darin bestehen, so schnell wie möglich zu erkennen, ob vorgegebene grafische Muster gleich oder verschieden sind. Auf der anderen Seite scheinen diese zwar messbaren Verluste im Alltag bis ins sehr hohe Alter hinein von der Mehrzahl der Älteren sehr effektiv kompensiert zu werden. Und zudem lassen sich solche alterskorrelierten Rückgänge in anderen Bereichen der geistigen Leistungsfähigkeit, vor allem in jenen, die viel mit Erfahrung, Wissen und »Weisheit« zu tun haben, nicht in einer solch ausgeprägten Form wie im Falle der stark geschwindigkeitsabhängigen Leistungen beobachten. Hier könnte eine typische Testaufgabe darin bestehen, ohne Zeitdruck den Sinn vorgegebener Begriffe (z.B. »Was ist ein Gläubiger?«) zu erkennen. Eben solch unterschiedliche Entwicklungsverläufe sind mit dem Begriff der Multidirektionalität angesprochen.

Essential 11 greift eine vielleicht typisch deutsche Tradition in der Gerontologie auf, die allerdings heute auch international als essentiell für das Verständnis von Altern angesehen wird. So hat der deutsche Entwicklungspsychologe Hans Thomae bereits in seinen frühesten Arbeiten zu Entwicklung und Altern Anfang der 1950er-Jahre herausgestellt, wie wichtig es ist, den persönlichen und damit *subjektiven Bezugsrahmen von alternden Menschen* aus der Forscherperspektive nachzuvollziehen und nicht bei objektiven Fakten (wie Alter, Zeitpunkt des Auszugs der Kinder aus dem Elternhaus, Todesdatum einer Bezugsperson, Art und Dauer einer Erkrankung) stehen zu bleiben. Zwei Gründe sind hierfür besonders maßgeblich: Zum einen findet sich häufig eine ausgeprägte Diskrepanz zwischen den objektiven Fakten und ihrer subjektiven Bewertung bzw. Interpretation. Ein typisches Beispiel hierfür ist der Gesundheitsbereich. Selbst objektiv sehr schwere Erkrankungen werden bisweilen subjektiv als relativ wenig bedrohlich erfahren (»Man muss halt das Beste daraus machen.«) und – umgekehrt – kann es durchaus sein, dass objektiv relativ unbedeutende gesundheitliche Funktionseinbußen (z.B. ein leichter, aber spürbarer Verlust in der kognitiven Leistungsfähigkeit) subjektiv als extrem bedrohlich empfunden werden (»Wenn ich nicht mehr richtig denken kann, dann hat das Leben für mich keinen Sinn mehr.«). Der zweite wichtige Grund für die Bedeutsamkeit solcher subjektiven Bewertungen liegt nun darin, dass diese äußerst handlungs- und erlebensrelevant werden können. Allgemein gewendet: Die Bewertung von Ereignissen gleich welcher Art ist in gewisser Weise realer als das objektive Geschehen und besitzt deshalb oft stärkere Auswirkungen auf das Alltagsleben eines alten Menschen.

Schließlich sei noch auf den Begriff der *Plastizität* (*Essential 12*) eingegangen, der längst zu einem interdisziplinär angelegten Schlüsselbegriff der Gerontologie geworden ist. Wir beobachten einmal auf den unterschiedlichsten Ebenen bzw. in den unterschiedlichsten Systemen des Alterns die Fähigkeit des alternden Organismus', eingetretene Verluste wirkungsvoll zu kompensieren. Bedeutsam ist, dass dieses nicht nur etwa auf Zellebene und bei der Funktionsübernahme im Bereich kortikaler Prozesse zu beobachten ist, sondern auch im ganz konkreten Alltagsgeschehen. Zu denken ist etwa an die vielen kreativen und erfindungsreichen Formen der Alltagsbewältigung (z.B. bei im Alter eingetretener Sehbehinderung und Blindheit; Wahl, Oswald & Zimprich, 1999). Zum zweiten, und dies ist ja bereits in der oben vorgeschlagenen Definition von Gerontologie deutlich geworden, bietet die heutige Interventionsgerontologie eine Vielzahl von Strategien zur Nutzung von vorhandenen und nicht genutzten Reservekapazitäten mit dem Ziel, ein Höchstmaß an physisch-psychischem Wohlbefinden wiederzuerlangen (Lehr, 1979; Wahl & Tesch-Römer, 2000a).

2.4   Auf der Suche nach der richtigen Bezeichnung für den Gegenstand der Gerontologie

Wir hatten bereits in Kapitel 1 den Begriff der alten Menschen eingeführt, um eben jene Bevölkerungsgruppe zu adressieren, um die es in der Gerontologie geht. Interessanterweise fand jedoch bereits früh – etwa ab den 1970er-Jahren – in der Gerontologie, aber eben auch in der Gesellschaft eine Diskussion darüber statt, wie am besten über alte Menschen gesprochen werden sollte bzw. wie diese über sich selbst sprechen (sollten).

2.4.1   Bezeichnungen für alte Menschen

Man stelle sich vor, Kind- oder Jugendforscher würden sich den Kopf darüber zerbrechen, wie sie ihren Gegenstand bezeichnen sollten. Statt Jugendliche könnten sie vielleicht »Angehende Erwachsene«, »Junge Erwachsene«, »Pubertierende«, »Junge Menschen«, »Noch nicht Erwachsene« oder ähnliches vorschlagen. Statt Kind sagen sie vielleicht »Säugling«, »Vorschulkind« oder »Vorschulalter«, »Schulkind« oder »Schulalter«. Solche Diskussionen über die richtige Bezeichnung von Forschungsgegenständen werden in der Entwicklungsforschung oder auch in der Erziehungswissenschaften bzw. in der Gesellschaft sicher immer wieder geführt. Jedoch tritt diese Diskussion nur selten in den Mittelpunkt dieser Fächer; im Grunde sind die Begriffe Kind und Jugendlicher recht gut akzeptiert und völlig ausreichend zur Bezeichnung des Forschungsgegenstands von Kind- oder Jugendforschern.

Anders in der Gerontologie und in der allmählich immer stärker ergrauenden Gesellschaft. Bestimmte Bezeichnungen für alte Menschen, die vielleicht in den 50er- und 60er-Jahren des 20. Jahrhunderts noch »durchgegangen« sind, wie »Greis« oder »Alte«, sind heute verpönt und würden wohl als Altersdiskriminierung (»Ageism«) verstanden werden. Etwa seit den 1970er-Jahren ist vor allem anhand des Begriffes Senior der Versuch unternommen worden, die Begriffe alte Menschen, Ältere bzw. Alte zu eliminieren, jedoch ist dies nur teilweise gelungen. Auf dem sog. Silbermarkt, also dem neu entstandenen Marktsegment, das speziell ältere Menschen (oft bereits mit »50+«) als Käufer von Immobilien, Wertpapieren, Kommunikationstechnologie oder Anti-Aging-Mitteln anspricht, wird der Begriff Senior heute relativ häufig als Inbegriff einer seriösen Ansprache von Älteren verwendet, jedoch hat sich der Begriff in der Gerontologie selbst nur sehr bedingt durchgesetzt.

Was sich allerdings in den letzten Jahren auch auf der Begriffsebene in wissenschaftlichen Zusammenhängen relativ deutlich abzeichnet, ist die Unterscheidung zwischen »jungen« und »alten« alten Menschen. Diese Unterscheidung zwischen den »Young-old« und den »Old-old« geht ursprünglich auf die amerikanische Gerontologin Bernice Neugarten (1974) zurück. Wichtig ist dabei zum Ersten, dass Neugarten die Einführung einer Phase »Young-old« primär verstand im Sinne der Notwendigkeit einer weiteren Akzentuierung einer Altersperiode zwischen dem traditionellen Erwachsenenalter und dem (eigentlichen) Alter. Zum Zweiten verstand Neugarten die vorgeschlagene Unterteilung im Sinne unterschiedlicher Rollenaktivitäten und -kompetenzen, nicht rein kalendarisch. Die Periode »Young-old« (etwa 60 bis 74 Jahre) verband Neugarten mit einem weiterhin hohen Maß an sozialen Aktivitäten und Freizeitgestaltungen sowie mit guter Gesundheit, die Periode »Old-old« (über 75jährige) hingegen mit einer zunehmend schlechter werdenden Gesundheit, welche einen immer stärkeren Einsatz von Hilfe und Unterstützung notwendig macht. In der Folge ist dieser Unterscheidungsvorschlag von Neugarten häufig – entgegen ihrer Intention und von ihr beklagt – auf das rein Kalendarische reduziert worden. Insgesamt handelt es sich bei der Neugartenschen Unterscheidung einerseits um eine Positivdefinition des Alters im Sinne der Stärkung der »Young-old« gegenüber dem traditionell als am produktivsten angesehenen Erwachsenenalter, zum anderen auch um eine Negativdefinition von Hochaltrigkeit im Sinne einer Abgrenzung der »Old-old« von den vorangehenden Phasen der »Young-old« und des Erwachsenenalters. Neugarten hat im Übrigen später mit ihrem Buch »Age or Need« (1982) die Frage nach der Bedeutung des kalendarischen Alters auch unter einer gesellschaftspolitischen Perspektive aufgegriffen und argumentiert, dass das entscheidende Moment einer guten Sozialpolitik stets *Bedürfnisse* von Menschen schlechthin und keinesfalls das rein chronologische Alter sein sollte.

Auch der Alternssoziologe Martin Kohli (1992) hebt die Notwendigkeit einer Differenzierung von jungem und altem Alter hervor, fokussiert dann aber vor allem die neuen Handlungsspielräume des jungen Alters als einem gesellschaftlich-kulturell innovativen Moment. Dieses entspricht durchaus auch einem gesellschaftlichen Bedürfnis, denn seit geraumer Zeit ist ein regelrechter Wettbewerb um die richtige Ansprache der jungen Alten entbrannt. Gesprochen wird etwa von den »aktiven Alten«, von der »Kohorte 1« (hat beide Weltkriege erlebt), der »Kohorte 2« (am Ende des Zweiten Weltkriegs um die 20 Jahre) und der »Kohorte 3« (»Ältere«, nach Ende des Zweiten Weltkriegs geboren«). Noch stärker in den USA als in unserer Gesellschaft ist bei letzteren häufig auch die Rede von den »Baby

Boomer«, die nach allem was wir wissen und erwarten etwa ab dem Jahre 2010 deutlich anders in ihr Alter gehen werden als die Personen der Kohorte 2 oder gar Kohorte 1. Zu finden sind auch Begriffe wie neue Alte (womit auch vor allem die jungen Alten gemeint sind), Jungalte, Jungsenioren oder auch Lebensstil-Neue-Alte oder Power-Oldies. In den USA findet sich bisweilen auch die Bezeichnung »Woopies« für »Well-off older persons«. Bei diesen letzten Bezeichnungen mag man lächeln, jedoch sind die dahinter stehenden Versuche, nämlich einer großen Bevölkerungsgruppe die Alterslast zu nehmen bzw. die positiven Aspekte des Alterns herauszustellen, durchaus ernst gemeint.

2.4.2 Drittes versus Viertes Alter

Gehen wir nun noch in besonderer Weise auf die Hochaltrigen ein, die in den letzten Jahren in der gerontologischen und gesellschaftspolitischen Diskussion große Aufmerksamkeit erfahren haben (vgl. auch den sog. Vierten Altenbericht der Bundesregierung zu dieser Thematik, BMFSFJ, 2002; Kapitel 1). Die grundlegende Annahme geht dahin, dass es sich beim Übergang vom jungen Alter (gesprochen wird auch vom Dritten Alter) in das alte Alter (Viertes Alter) um einen qualitativen Sprung handelt, der bislang häufig noch unterschätzt wird und ernster genommen werden sollte (Wahl & Rott, 2002).

In der deutschsprachigen neueren Fachliteratur finden sich vor allem die folgenden weiteren typischen Begriffe bzw. Begriffspaare zur Beschreibung von Hochaltrigkeit (englisch: »Oldest Old«): Alte Alte, Sehr Alte, Älteste Alte, Hochbetagte, Höchstbetagte, Uralte, Hundertjährige, Überlebende bzw. Hohes Alter und Langlebigkeit.

Es sind insbesondere zwei in der internationalen gerontologischen Diskussion maßgebliche Personen, welche sich in besonders engagierter Weise mit dem Dritten und Vierten Alter auseinander gesetzt haben: der Entwicklungs- und Lebenslaufpsychologe Paul B. Baltes, Max-Planck-Institut für Bildungsforschung, Berlin, Deutschland, und der im Jahre 2002 verstorbene Historiker Peter Laslett, Trinity College, Cambridge, Großbritannien. Laslett (z.B. 1995; Original 1989 »A Fresh Map of Life«) versteht seinen Ansatz als einen Beitrag zu einer historischen Soziologie des Alters. Seine Unterscheidung zwischen einem ersten, zweiten, dritten und vierten Alter setzt vor allem den Akzent auf eine historisch notwendig gewordene Neuverteilung der Stufen des Lebens. Laslett versteht das Erste Alter als Zeit der Abhängigkeit, Sozialisation, Unreife und Erziehung, das

Zweite Alter als Zeit der Unabhängigkeit, Reife und Verantwortung, des Verdienens und Sparens, das Dritte Alter als Zeit der »persönlichen Erfüllung« und als »höchste(n) Punkt in der Bahn des individuellen Lebens« und das Vierte Alter als Zeit der »unabänderlichen Abhängigkeit, der Altersschwäche und des Todes« (S. 35).

Baltes geht in seinen Überlegungen zum Vierten Alter von, wie er sagt, der unvollendeten Architektur der menschlichen Ontogenese aus (z.B. Baltes & Smith, 1999). Danach sind es insbesondere drei Elemente, die Implikationen im Hinblick auf das Verständnis von Hochaltrigkeit besitzen: Zum Ersten wird angenommen, dass die Vorteile evolutionärer Selektion der Alters-, speziell der Hochaltrigkeitsphase, nicht mehr zugute kommen, weil diese weit jenseits der Reproduktionsphase liegt. Zum Zweiten wird angenommen, dass Alter und Hochaltrigkeit schon auf Grund der altersassoziierten biologischen Verluste nach einer besonders starken Schutz- und Unterstützungswirkung durch Kultur verlangen, wobei die ganze Bandbreite von psychologischen, sozialen, materiellen (umwelt- und technikgestützten) und symbolischen Kulturleistungen angesprochen ist. Zum Dritten wird argumentiert, dass diese Schutz- und Unterstützungswirkung von Kultur, obgleich im hohen und sehr hohen Alter besonders bedeutsam, mit zunehmendem Alter gleichzeitig auch immer mehr an Wirksamkeit verliert bzw. es immer aufwändiger wird, diese Wirkung voll und dauerhaft zu entfalten (z.B. durch immer mehr Zeit- und Übungsinvestment).

Die Unvollendetheit der menschlichen Ontogenese des hohen Alters drückt sich vor dem Hintergrund dieser drei Annahmen in zweierlei Hinsicht aus: Einmal ist davon auszugehen, dass sowohl die biologische als auch die kulturelle Evolution nicht abgeschlossen sind und weiter fortschreiten. Zum Zweiten sind das Alter und speziell Hochaltrigkeit noch jung in dem Sinne, dass weder die biologische noch die kulturelle Evolution in der noch relativ kurzen Zeit der Herausbildung einer deutlich längeren Altersphase genügend Gelegenheit hatten, eine vollständig »angepasste« Architektur des Alters bzw. von Hochaltrigkeit zu entwickeln. Für die heutigen alten und sehr alten Menschen hat diese Sichtweise zur Folge, dass Hochaltrigkeit individuell und gesellschaftlich als sehr verletzliche Lebensphase mit zunehmender Unmöglichkeit der effektiven Kompensation von Defiziten zu sehen ist. Vielleicht hat dies der Sozialhistoriker Arthur Imhof gemeint, wenn er seinen Studenten (sinngemäß) zurief »Ihr kriegt Eure 80 Jahre, ob Ihr wollt oder nicht!«

Eine entscheidende Frage, die sich aus den Überlegungen zum Dritten versus Vierten Alter ergibt, ist jene nach der Verteilungsgerechtigkeit zwischen den Altersgruppen und den Generationen –

wahrscheinlich eine der Schlüsselfragen der gesellschaftspolitischen Diskussion der kommenden Jahrzehnte in den meisten Industrieländern! Denn die Vermutung liegt nahe, dass durch den starken Anstieg der alten Alten und den damit einhergehenden Pflegebedarfen in der Zukunft immer mehr ökonomische Ressourcen in Anspruch genommen werden könnten. Dies wirft allerdings auch die wichtige Frage auf, was alles im hohen und höchsten Alter weiterhin möglich wäre, wenn die kulturellen Ressourcen (z.B. neue Technologien) auch diesen Personen auf breiter Ebene (und nicht nur einer kleiner Elite, für die dieses heute bereits gilt) zugute kämen. An dieser Stelle begegnen wir einer der entscheidenden Fragen der Interventionsgerontologie, die an späterer Stelle (Kapitel 6) noch einmal aufzugreifen ist.

Wichtig ist in diesem Zusammenhang schließlich auch das forschungstechnische Argument, dass die bisherige gerontologische Forschung vor allem eine Gerontologie des Dritten Alters ist, d.h. es fehlt an Studien zu Hochaltrigkeit, also zu jenem Bevölkerungssegment (es sei noch einmal gesagt), das derzeit überhaupt am stärksten anwächst und das gleichzeitig mit den größten Risiken und möglicherweise auch mit den höchsten Pflegekosten verbunden ist. Zwar sind in vielen gerontologischen Studien auch Hochaltrige vertreten, jedoch nahezu immer in einer Zahl, die differenzierte Auswertungen kaum möglich macht.

Was lernen wir aus diesen Überlegungen für den Gegenstand der Gerontologie? Vor allem scheint sich in der Suche nach der richtigen Begrifflichkeit eine grundsätzliche Unsicherheit in der Adressierung von alten Menschen widerzuspiegeln, die anders ist als beispielsweise die Adressierung von Jugendlichen und Kindern in der Entwicklungspsychologie und Pädagogik. Wahrscheinlich liegt das vor allem darin begründet, dass die Phasen Kindheit und Jugend seit langer Zeit in unserer Gesellschaft und Kultur tradiert und ausdifferenziert sind, während dies für die historisch noch relativ junge Altersphase eben nicht gilt. Es gibt deshalb (noch) viele gesellschaftliche Unsicherheiten in der Ansprache von alten Menschen und übrigens auch in der Kommunikation von Älteren untereinander (»Wir sind ja jetzt Senioren.«), und diese finden selbstverständlich auch in wissenschaftlichen Abhandlungen, eben in der Gerontologie, ihre Resonanz.

Wir selbst glauben, dass die Gerontologie derzeit mit Begriffen wie ältere Menschen (für die eher jungen Alten von etwa 60 bis 80 Jahren) und Hochaltrige (ab etwa 80 Jahren) bzw. alte Menschen (für alle Älteren) die vielleicht neutralsten Bezeichnungen für ihren Forschungsgegenstand besitzt. Wir glauben allerdings auch, dass die Phase des jungen Alters in den nächsten Jahrzehnten immer stärker im Sinne einer (wenn auch kalendarisch fortgeschrittenen) Phase des *Erwachsenenalters* sozial konstruiert und damit das Alter deutlich weiter als heute hinausgeschoben werden wird. Und wenn man heute Augen und Ohren offen hält und dafür empfänglich wird, wo überall das neue Alter bereits Gestalt angenommen hat, dann wird auch sehr schnell klar, dass dieser Prozess längst begonnen hat. Dies alles positiv gewendet könnte man auch sagen, dass wir heute Zeugen einer faszinierenden gesellschaftlichen Entwicklung sind: der Entstehung einer völlig neuen Alternsphase, die es weiter auszugestalten gilt. Dies ist schon deshalb der Erwähnung wert, weil allzu häufig Diskussionen zur Ergrauung unserer Gesellschaften auf den (sicherlich sehr entscheidenden) Aspekt der zukünftigen Rentenfinanzierung verkürzt werden.

2.5   Alternsforschung als soziale Organisationsform

Wissenschaft stellt sich stets in zweifacher Gestalt dar: einmal als Konglomerat von theoretischen und methodischen Ansätzen und Befunden, zum anderen als soziale Organisationsform mit bestimmten Traditionen, Spielregeln, Institutionen, Kommunikationsweisen und Normen. In der Tendenz sind diese von Wissenschaft zu Wissenschaft heute durchaus relativ ähnlich. Insofern besitzen die folgenden Beschreibungen ein Stück weit allgemeinen Charakter, werden aber mit den Spezifika der Gerontologie gefüllt.

Ein deutlicher Hinweis auf die Etablierung wissenschaftlicher Bestrebungen ist die Gründung von wissenschaftlichen Fachgesellschaften. Solche Fachgesellschaften sind bedeutsam, denn sie stellen die wesentlichste Organisationsform für die im jeweiligen Feld tätigen Forscherinnen und Forscher dar, sie verfolgen systematisch den Auf- und Ausbau des jeweiligen Feldes, sie organisieren Kongresse oder andere institutionalisierte Formen der wissenschaftlichen Kommunikation, und sie unterstützen die Publikation von wichtigen Fachzeitschriften. Die *Deutsche Gesellschaft für Gerontologie und Geriatrie* (DGGG; www.DGGG-online.de) wurde im Jahre 1967 gegründet. Sie hat heute (2003) etwa 1.200 Mitglieder, die sich wiederum auf vier Sektionen verteilen: 1. Experimentelle Gerontologie (biologische Altersforschung), 2. Geriatrische Medizin, 3. Sozial- und verhaltenswissenschaftliche Gerontologie, 4. Soziale Gerontologie und Altenarbeit. Ähnliche Untergliederungen finden sich auch in anderen nationalen und internationalen Fachgesellschaften. Die DGGG veranstaltet regelmäßig (alle zwei Jahre) einen wissenschaftlichen Kongress zur Gerontologie (primär) im deutschsprachigen Raum, und sie besitzt ein eigenes Publikationsorgan, die *Zeitschrift für Gerontologie und Geriatrie*. Im Jahre 2002 ist ferner ein Dachverband der Gerontologischen und Geriatrischen Wissenschaftlichen Gesellschaften Deutschlands (DVGG; www.dvgg.de) gegründet worden.

Nationale Fachgesellschaften organisieren sich häufig noch einmal in internationalen Dachverbänden, um ihre transnationale Ausstrahlungskraft zu erhöhen. Die führende Rolle in der Gerontologie spielt diesbezüglich die *International Association of Gerontology* (IAG, Adresse im Jahre 2003: www.sfu.ca/iag/), die im Jahre 1950 gegründet worden ist. Die DGGG ist Mitglied der IAG. Die IAG veranstaltet alle vier Jahre einen internationalen Gerontologiekongress, auch bekannt als Weltkongress der Gerontologie. Darüber hinaus besitzt die IAG regionale Einheiten, die ebenfalls Kongresse veranstalten, so beispielsweise auch eine europäische Untergliederung.

Bedeutsam auf internationaler Ebene ist ferner vor allem die amerikanische gerontologische Gesellschaft, die *Gerontological Society of America* (GSA, www.geron.org), die bereits 1945 gegründet wurde. Die GSA ist mit ca. 5.000 (2003) Mitgliedern die derzeit größte gerontologische Gesellschaft überhaupt und ihre jährlich im November stattfindenden Kongresse gehören zu den wichtigsten Foren eines qualitativ hochwertigen Austausches von gerontologischen Forschungsbefunden auf internationaler Ebene. Die GSA hat im Jahre 1946 auch eine der bis heute international wichtigsten Fachzeitschriften, das *Journal of Gerontology*, etabliert, das Befunde aus allen Bereichen der Gerontologie publiziert und sich dazu unterteilt hat in die Serien »Biological Sciences«, »Medical Sciences«, »Social Sciences« und »Psychological Sciences«. Im Jahre 1961 hat die GSA zusätzlich eine weitere Fachzeitschrift, *The Gerontologist*, gegründet, um neben Wissenschaftlern auch in der praktischen Arbeit mit Älteren tätigen Personen mit besonders stark praxisrelevanten Befunden auf qualitativ hohem angewandtem Forschungsniveau dienen zu können.

Die Publikation von wissenschaftlichen Befunden in entsprechenden Fachzeitschriften sowie in Büchern und Buchkapiteln ist bis heute die entscheidende Kommunikationsform in der Wissenschaft geblieben, auch wenn immer häufiger keine »Hardcopies« mehr produziert werden, sondern Publikationen auch bzw. nur noch im Internet abrufbar sind. Besonders hoch geachtet werden sogenannte wissenschaftliche Originalarbeiten, d.h. die Erstveröffentlichung von Forschungsbefunden in (oft internationalen, d.h. englischsprachigen) *Zeitschriften mit Reviewsystem* (sog. »Refereed Journals«). Wer näher kennen lernen möchte, was hinter dem Begriff »Refereed Journal« steckt, dem sei **Vertiefung 2.4** empfohlen.

Vertiefung 2.4: Über die Arbeitsweise von »Refereed Journals«

Zeitschriften mit Reviewsystem, sog. »refereed journals«, sind solche, welche die Qualität der in ihnen publizierten Beiträge anhand rigoroser Begutachtung der eingereichten Beiträge durch unabhängige Experten der jeweiligen Themenstellungen zu sichern suchen. Publikationen in solchen Zeitschriften sind gleichzeitig ein Qualitätsnachweis für die betreffenden Autoren/Autorinnen. Insofern verwundert es nicht, wenn bei akademischen Bewerbungen, aber zunehmend häufiger auch bei akademischen Qualifikationsprozessen wie Dissertationen und Habilitationen, Publikationen in »refereed journals« zur Grundlage von Bewertungen und Entscheidungen genommen werden.

Wie läuft der Bewertungsprozess konkret ab? Zunächst muss natürlich eine wissenschaftliche Arbeit verfasst werden. Nach der Einreichung (»Submission«) der Arbeit bei einer Zeitschrift mit Reviewsystem erfolgt – manchmal blind, oft aber auch ohne Anonymisierung – die Weitergabe der Arbeit in einem internen Vorgang an mindestens zwei »Reviewer«. Diese sind gehalten, die höchsten Standards ihres Faches an die von ihnen zu begutachtenden Arbeiten anzulegen und in diesem Sinne entsprechende inhaltliche Kommentare zu der Arbeit abzugeben. Solche Qualitätsstandards beinhalten beispielsweise:

→ Bewertung der Einbettung der Arbeit in wichtige Theorietraditionen und in die bereits vorhandene Literatur
→ Bewertung der Originalität der Fragestellung und der Herangehensweise
→ Bewertung der methodischen Vorgehensweise (z.B. genaue Beschreibung der Stichprobe und der eingesetzten Methoden)
→ Bewertung der Güte und Angemessenheit der gewählten Auswertungsverfahren
→ Bewertung der Interpretation der berichteten Ergebnisse

In der Regel steht am Ende dieser Kommentare die Empfehlung, die Arbeit unverändert anzunehmen, sie nur mit Veränderungen zu akzeptieren oder sie abzulehnen. Da unterschiedliche Gutachter häufig zu verschiedenen Einschätzungen kommen, besteht die wichtige Aufgabe des Herausgebers der entsprechenden Zeitschrift (»Editor-in-Chief«) darin, zu einem Gesamturteil zu kommen und dieses samt den Gutachten dem einreichenden Autor/den einreichenden Autoren mitzuteilen. Geht die Rückmeldung des Herausgebers dahin, die Arbeit zu überarbeiten, dann ist die nächste Frage, ob der oder die Verfasser diese Aufgabe zu leisten in der Lage sind. Erfolgt eine Überarbeitung, so geht diese noch einmal zu den Gutachtern zurück, und es ist durchaus möglich, dass diese nun die Arbeit aufgrund mangelnder Überarbeitung dennoch ablehnen oder weitere Überarbeitungen verlangen. In den anerkanntesten Zeitschriften einzelner Disziplinen werden auf diese Weise letztlich nur etwa 10% bis 30% der eingereichten Arbeiten tatsächlich publiziert.

In der Gerontologie entsprechen beispielsweise die nordamerikanischen Zeitschriften »Journal of Gerontology«, »Journal of the American Geriatrics Society«, »The Gerontologist« und »Psychology and Aging« diesen Reviewstandards. In der Gerontologie im deutschsprachigen Raum geht die Entwicklung in eine ähnliche Richtung, jedoch haben sich die entsprechenden Qualitätsstandards hier noch nicht voll durchgesetzt.

Ein weiteres wesentliches Merkmal der Anerkennung von Zeitschriften ist der sog. *Impact-Faktor* geworden. Wer näher kennen lernen möchte, was hinter dem Begriff »Impact-Faktor« steckt, dem sei **Vertiefung 2.5** empfohlen.

Vertiefung 2.5: Über Sinn und Unsinn von Impact-Faktoren

Im Zusammenhang mit Impact-Faktoren lässt sich vor allem zeigen, welchen systematischen Stellenwert heute wissenschaftliche Dokumentationssysteme besitzen und wie sie genutzt werden. Eine herausragende Rolle nimmt hier das *Institute for Scientific Information* (ISI) in Philadelphia ein. In seiner zentralen Literaturdatenbank *Current Contents* werden derzeit ca. 16.000 (!) wissenschaftliche Zeitschriften ausgewertet. Neben spezifischen Analysen im Hinblick auf die Zitierhäufigkeit von einzelnen Autoren (ermittelt mit dem sog. *Science Citation Index* und *Social Science Citation Index*) wird auch die durchschnittliche Häufigkeit, mit der Zeitschriften innerhalb eines Zeitraumes von 2 Jahren zitiert wurden, berechnet. Beispiel: In einer Zeitschrift werden innerhalb von 2 Jahren 143 Artikel veröffentlicht. Diese Zeitschrift wird innerhalb dieser zwei Jahre von anderen Zeitschriften in 180 Arbeiten zitiert.

Impact-Faktor also: 180 : 143 = 1,259. Impact-Faktoren haben sich zu einem Qualitätskriterium von Zeitschriften sowie von Autoren/innen, die in den jeweiligen Zeitschriften veröffentlichen, entwickelt, obgleich sie auch mit schwerwiegenden Problemen behaftet sind. Beispielsweise wird nicht explizit die Qualität der einbezogenen Artikel geprüft und auch die Veröffentlichungshäufigkeit einer Zeitschrift (eine häufiger erscheinende Zeitschrift hat es einfacher, auch häufig von anderen Zeitschriften zitiert zu werden) wird nicht kontrolliert. Deutsche Zeitschriften haben es ferner per se schwerer, von der internationalen Literatur zitiert zu werden, weshalb vorgeschlagen wurde, deren Impact-Faktoren regelhaft zu verdoppeln. Man erkennt daran auch, dass solchen auf den ersten Blick »objektiven« Größen der Qualitätsbewertung auf den zweiten Blick so manches Willkürliche anhaften kann.

Beispiele für Impact-Faktoren von gerontologischen Zeitschriften im Vergleich mit klassischen Zeitschriften der Medizin und Naturwissenschaften (2001):

Zeitschrift für Gerontologie und Geriatrie:	0,425
Journal of Gerontology: Psychological Sciences:	1,594
Journal of Gerontology: Biological Sciences:	1,898
The Lancet:	13,251
Nature:	27,955
New England Journal of Medicine:	29,065

Das Beispiel der »Refereed Journals« zeigt auch, dass es in der Gerontologie unabdingbar notwendig ist, englische Fachliteratur zu lesen. Man kann, vor allem wenn Schwierigkeiten bestehen, englische Literatur zu verstehen, gar nicht früh genug mit dem Lesen auch von internationaler Literatur beginnen. Dabei ist es allerdings entscheidend, eine kritische Haltung einzunehmen. Beispielsweise sollte man sich – ganz ähnlich wie die Gutachter in »refereed journals« – fragen: Was ist an dieser Arbeit gut gelungen? Was weniger gut? Wo sind Schwachstellen? Wo können die Ergebnisse auf die Situation von alten Menschen im deutschsprachigen Raum übertragen werden, wo wäre dies problematisch? Dies ist z.B. dann sehr bedeutsam, wenn es um die Wirkung von Gesundheitssystemen bei Älteren in den USA und in europäischen Ländern geht, denn bekanntlich sind diese sehr verschieden organisiert. In der Konsequenz ist beispielsweise die Versorgungsqualität etwa der Älteren mit geringerem sozioökonomischem Status in den USA deutlich schlechter als in Deutschland, Österreich oder der Schweiz. Wir hoffen natürlich, dass auch die Lektüre dieses Buches Ihre Fähigkeit, gerontologische Fachliteratur zu würdigen, aber auch kritisch zu hinterfragen, deutlich verbessern wird.

Wesentlich für das Wissenschaftsfeld Gerontologie sind allerdings mit Sicherheit nicht nur die wissenschaftliche Interaktion und Kommunikation, sondern auch die Vermittlung von Befunden in den gesellschaftspolitischen Raum (vgl. auch Karl, 2000a). Als ein wirksames Instrument hierzu haben sich die Anfang der 1990er-Jahre eingeführten sog. Altenberichte der Bundesregierung erwiesen (vgl. www.bmfsfj.de).

2.6 Zusammenfassung und Kontrollfragen

Ziel dieses Kapitels war es, das Wissenschaftsfeld Gerontologie in seinen wesentlichen Dimensionen zu vermessen. Dazu haben wir zunächst Definitionen von Gerontologie eingeführt und die grundlegenden Begriffe Beschreibung, Erklärung, Veränderung und Prognose diskutiert. Parallel wurde die Frage der »richtigen« Bezeichnung des primären »Gegenstands« der Gerontologie, also alter Menschen, näher untersucht. Vielleicht zeigt gerade das Ringen um adäquate Namen für Ältere, wie »jung« das Wissenschaftsfeld Gerontologie bzw. wie »jung« das Alter als gesellschaftliches Phänomen noch ist. Deutlich sollte geworden sein, dass die Tendenz hin zu Hochaltrigkeit für den einzelnen alternden Mensch wie für die Gesellschaft zu einer der großen Herausforderungen unserer heutigen Zeit gehört. Ähnlich wie in anderen Wissenschaftsfeldern lässt sich auch für die Gerontologie ein Kanon von wissenschaftlichen Ansätzen identifizieren, der entscheidend zu ihrer ausgeprägten interdisziplinären Gestalt beiträgt. Quer zu solchen Ansätzen sind »Essentials« der Gerontologie auszumachen, die uns gewissermaßen als »gerontologische Piktogramme in unseren Köpfen« Fragen und Suchrichtungen formulieren lassen. Solche Essentials führen immer wieder zurück auf grundlegende Probleme der Gerontologie, so beispielsweise den Umgang mit der Variable chronologisches Alter. Wissen über und Nutzung der Existenzformen des Wissenschaftsfeldes Gerontologie sind schließlich wichtig, um souverän und kritisch mit dem in diesem System produzierten Wissen umzugehen, und dieses in adäquater Weise anwenden und in Praxiskontexte umsetzen zu können.

Fünf Kontrollfragen zu Kapitel 2:

1. Wie würden Sie in Ihren eigenen Worten das Wissenschaftsfeld Gerontologie definieren?
2. Warum wird davon gesprochen, das Alter sei noch jung?
3. Welche typischen wissenschaftlichen Zugänge und Essentials
   der Gerontologie sind zu nennen? Sie sollten mindestens vier
   bis fünf spontan beschreiben können.
4. Wie lässt sich das Dritte Alter vom Vierten Alter unterscheiden?
5. Warum sind »Refereed Journals« wesentlich für die Gerontologie und wie funktionieren sie?

Als weiterführende Literatur empfohlen:

1. Baltes, P. B. & Baltes, M. M. (1992). Gerontologie: Begriff, Herausforderung und Brennpunkte. In P. B. Baltes & J. Mittelstraß
   (Hrsg.), *Zukunft des Alterns und gesellschaftliche Entwicklung* (S.
   1–34). Berlin: De Gruyter.
2. Nühlen-Graab, M. (1990). *Philosophische Grundlagen der Gerontologie*. Wiesbaden: Quelle & Meyer.
3. Wahl, H.-W. & Rott, C. (2002). Konzepte und Definitionen der
   Hochaltrigkeit. In Deutsches Zentrum für Altersfragen (Hrsg.),
   *Expertise im Auftrag der Geschäftsstelle der Sachverständigen-
   kommission für den 4. Altenbericht der Bundesregierung* (S. 5–95).
   Hannover: Vincentz-Verlag.

3 Zur Geschichte des Alters und der Alternsforschung

»Perhaps the most constructive ways of adapting to an aging society will emerge by focusing, not on age at all, but on more relevant dimensions of human needs, human competencies, and human diversity.« (Neugarten, zitiert nach Achenbaum & Albert, 1995, S. 261).

3.1 Einführung

Sich mit der Geschichte des eigenen Fachs oder Wissenschaftsfeldes zu beschäftigen ist keine reine Nabelschau. Die Notwendigkeit geschichtlicher Perspektiven ist vielmehr allgemein anerkannt. So finden sich viele Abhandlungen etwa zur Geschichte der Medizin, Physik oder Chemie, und Wissenschaftsgeschichte ist ein anerkanntes Gebiet der Geschichtswissenschaft. Allerdings besitzen solch geschichtliche Abhandlungen bisweilen eher einleitenden Charakter, um dann zu dem Eigentlichen zu kommen, und sie sind willkommen für Jubiläen, Festvorträge oder Nekrologe.

Ansatz dieses Kapitels, das bewusst nicht an den Anfang des Buches gestellt wurde, ist es, geschichtlichen Perspektiven der Alternsforschung eine zentrale Rolle zu geben. Dies führt zu der Frage, warum wissenschaftsgeschichtliche Perspektiven (auch) in der Alternsforschung hilfreich, vielleicht sogar essentiell sind. Hier einige Antworten auf diese Fragen: Erstens erscheint Geschichtsschreibung oder gar Geschichtsforschung in der Gerontologie besonders interessant, weil sich hier zwei Entwicklungsdynamiken in komplexer Weise kreuzen: Auf der einen Seite steht die Entwicklung und wechselseitige Beeinflussung von Disziplinen wie beispielsweise der Alternsbiologie, Alternsmedizin, Alternssoziologie und Alternspsychologie (vgl. **Tabelle 2.1** in Kapitel 2) innerhalb der Gerontologie als einem stark interdisziplinären Unterfangen; auf der anderen Seite steht – wie es manchmal heißt – die »Gerontologisierung« der jeweiligen Heimatdisziplinen. Die Gerontologie dürfte in neuerer Zeit im Kontext unterschiedlicher Wissenschaftsfelder als relativ einzigartig dastehen, wenn es um dieses auch wissenschaftsgeschichtlich interessante Wechselspiel geht.

Zweitens kann das Verstehen dessen, was in der Gerontologie theoretisch, methodisch und empirisch heute der Fall ist, von einer historischen Perspektive profitieren. So erscheint es, und dies zu betonen ist uns für das vorliegende Buch ein besonderes Anliegen, ausbildungsbezogen für angehende Gerontologinnen und Gerontologen wichtig, geschichtliche Einordnungen vorzunehmen, um die Bedeutung von Lehrinhalten umfassend bewerten zu können. Warum, beispielsweise, hat die »Disengagement-Theorie des Alterns« einst in den 60er und 70er Jahren des 20. Jahrhunderts die gerontologischen Gemüter so erregen können und welche Konsequenzen hatte die sog. Disengagement-/Aktivitätsdebatte im Hinblick auf aktuelle Theorien in der verhaltens- und sozialwissenschaftlichen Gerontologie und heutige Altersbilder? Welche Vorzüge bieten die heutigen komplexen statistischen Auswertungsmethoden, wenn wir sie mit den einfachen, vor 50 Jahren genutzten Methoden vergleichen (darauf werden wir auch im nächsten Kapitel zurück kommen)? In welcher Weise können wir in den vorliegenden empirischen Ergebniskörpern der heutigen Alternsforschung tatsächlich einen Wissensfortschritt gegenüber der Gerontologie von gestern oder vorgestern erkennen? Freilich sind Antworten auf solche Fragen nicht nur ausbildungsbezogen bedeutsam, sondern auch im Sinne einer »Meta-Gerontologie«, also einer systematischen Reflexion über das Feld der Gerontologie im Sinne der systematischen Bilanzierung ihres gegenwärtigen Zustands. Dazu wollen wir Sie herzlich ermutigen: Übernehmen Sie nicht einfach, was aus gewichtigen Mündern oder von gewichtigen Orten (Cambridge, Harvard oder Stanford lassen grüßen ...) kommt, sondern fragen Sie kritisch nach, auch in der Gerontologie!

Drittens sind geschichtliche Perspektiven – von dieser Bilanzierung ausgehend – bedeutsam, um aus Reflexionen und geschichtlich eingebetteten Fragen, wie eben angedeutet, wesentliche produktive, möglicherweise aber auch eher irreführende Entwicklungslinien (der Wissenschaftstheoretiker Lakatos würde von »negativen Heuristiken« sprechen; Lakatos, 1970) der bisherigen Gerontologie zu erkennen. Solche Einsichten wären wiederum sehr wesentlich, um den weiteren Gang der Alternsforschung entsprechend beeinflussen und steuern zu können.

Und viertens kann es erhellend sein, Wissenschaftsentwicklung nicht zuletzt als einen sozialen Prozess zu begreifen, in den einige Forscherpersönlichkeiten mehr, andere weniger eingreifen, in dem Theorien nicht nur durch Widerlegung in den Hintergrund treten, sondern auch weil ihre Erfinder – etwa durch Emeritierung oder Tod – von der wissenschaftlichen Bühne treten. Nicht zuletzt aus diesem Grunde werden wir an vielen Stellen über den biografischen Werdegang einzelner Forscherpersönlichkeiten etwas ausführlicher berichten, denn diese sind es ja letztlich gewesen, welche die Gerontologie befördert und zu dem gemacht haben, was sie heute ist. Nicht unwesentlich sind in diesem Zusammenhang ebenso Genealogien des

Faches, etwa die Frage, wer Schüler von wem gewesen ist und aus diesem Grunde diesen oder jenen wissenschaftlichen Ansatz vertritt.

Ziel dieses Kapitels ist eine Geschichte der Gerontologie im Taschenformat, wobei zwei Aspekte mit Bedeutung für die Alternsforschung eine Rolle spielen sollen: Auf der einen Seite ist es interessant, die historische Entwicklung und Veränderung von Alter als einer gesellschaftlichen und kulturellen Kategorie zu verfolgen. So ist beispielsweise die Suche nach Allheilmitteln in Richtung »forever young« und »Anti-Aging« wahrscheinlich so alt wie die Menschheit. Die Entstehung einer gesellschaftlich-sozialen Kategorie Alter ist hingegen ein Prozess, der erst in der ersten Hälfte des 20. Jahrhunderts begonnen hat (Anstieg des Anteils der Älteren infolge der steigenden Lebenserwartung beginnt allmählich einer breiten Öffentlichkeit in all seinen Konsequenzen bewusst zu werden), und der bis heute nicht abgeschlossen scheint. Interessant sind in diesem Zusammenhang historische Veränderungen von Altersbildern und Sichtweisen auf Alter und Altern (vgl. Borscheid, 1989).

Auf der anderen Seite, und hier wird der Schwerpunkt des Kapitels liegen, wird die Geschichte der *vorwissenschaftlichen* und *wissenschaftlichen* Beschäftigung mit Alter und Altern im Mittelpunkt stehen. Wir konzentrieren uns dabei auf den deutschsprachigen Raum und auf die USA, letzteres vor allem deswegen, weil die Forschungssituation im nordamerikanischen Raum bis heue eine Art Vorbild- und Referenzcharakter besitzt und insofern Blicke »über den großen Teich« besonders illustrativ und bedeutsam sein können (bitte vergleichen Sie bei Interesse für die Geschichte der Gerontologie in anderen Ländern z.B. Birren & Schroots, 2000; Thomae, 1994a).

Man kann nun eine solche zweifache Geschichte des Alters und der Alternsforschung sicherlich sehr lange oder sehr kurz verfassen. So finden sich bereits in den ersten schriftlichen Zeugnissen der Menschheit, etwa den sog. Smith-Papyrusrollen aus dem vierten vorchristlichen Jahrtausend, interpretationsfähige Hinweise auf die Anerkennung von Hochaltrigkeit, die zu jener Zeit wegen ihrer Seltenheit wahrscheinlich als überirdische Erscheinung bzw. Wunder verehrt wurde. Demgegenüber kann man mit Recht behaupten, dass erst seit etwa den 1950er-Jahren eine breiter angelegte systematische Erforschung des Alters zu beobachten ist (Birren & Schroots, 2001). Wir werden in diesem Kapitel den Versuch unternehmen, insgesamt einen relativ großen Bogen zu spannen, jedoch auf die Betrachtung der neueren, im engeren Sinne wissenschaftlichen Entwicklungen der Alternsforschung in größerem Detail eingehen. Auch sei an dieser Stelle gesagt, dass es das Kapitel überfordern würde, sowohl eine

Geschichte der für die Gerontologie so wichtigen medizinisch-biologischen Aspekte bzw. der Geriatrie wie der sozial- und verhaltenswissenschaftlichen Bestrebungen vorzulegen (vgl. zur frühen Geschichte der Geriatrie die ausführliche Darstellung bei Lüth, 1965).
Wir versuchen einen Mittelweg, legen jedoch den Schwerpunkt stärker auf die letzteren Bereiche.

Schließlich sei gesagt, dass es bereits eine Vielzahl von Abhandlungen zur Geschichte der Gerontologie gibt (vgl. im Überblick Wahl,
2003). Dieses Kapitel baut auf dieser Fülle an bereits vorliegendem
Material auf und will dieses in griffiger Form synthetisieren. Zusätzlich zu den vorliegenden Abhandlungen werden wir manche eigenen Analysen von Quellen einbeziehen.

3.2   Ausgewählte quantitative Betrachtungsweisen zur
         Geschichte der Gerontologie

Im Rahmen einer quantifizierten Auswertung von verfügbaren Wis-
sensdokumentationssystemen, einer sog. bibliometrischen Analyse,
kann man etwa danach fragen, wie sich das Ausmaß an geronto-

Abbildung 3.1: Hundert Jahre Entwicklung von Literatur zur psychologischen Alternsforschung 1870–1970 (nach Riegel, 1977, S. 93)

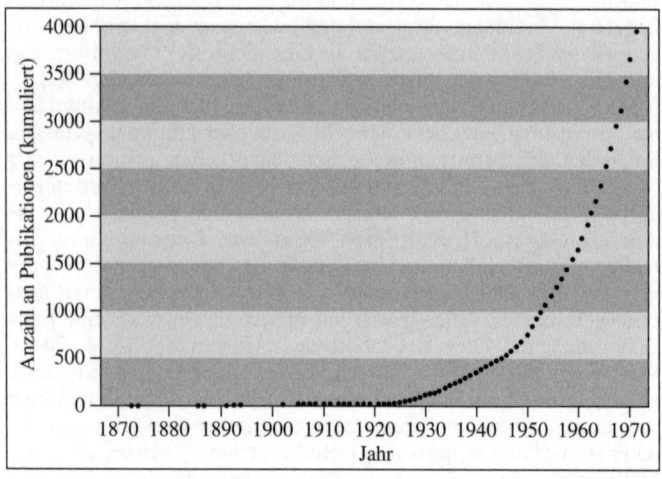

logischer Literatur im Laufe der Zeit entwickelt hat. Der Entwicklungspsychologe Klaus Riegel hatte dieses in den 1970er-Jahren einmal speziell für das Feld der psychologischen Gerontologie für die zurückliegenden 100 Jahre untersucht, damals allerdings noch nicht anhand von direkt computergestützten Auswertungen, sondern auf der Grundlage eines Karteisystems, das die bis etwa 1970 vorhandene Literatur sehr gut widerspiegelte (vgl. **Abbildung 3.1**).

Wie **Abbildung 3.1**, in welcher der Anstieg der Literatur zur psychologischen Alternsforschung in kumulativer Weise wiedergegeben ist, zeigt, hat es bis etwa 1920 diesbezüglich nur wenige Arbeiten gegeben. Danach ist es dann allerdings zu einem ersten starken Anstieg gekommen, der sich etwa seit 1950 dann noch einmal deutlich beschleunigt hat (vgl. auch weiter unten:»Expansionsphase« der Alternsforschung).

Wir haben für dieses Buch die Entwicklung der gerontologischen Literatur seit 1970 auf der Grundlage von zwei der größten Literaturdatenbanksystemen, dem System »Medline« für den medizinisch-biologischen Bereich und dem System »PsycInfo« für den internationalen psychologischen Bereich, näher untersucht.

Die entsprechenden Befunde sehen Sie in **Abbildung 3.2**.

Zunächst sollte man hier anmerken, dass die per Computer auswertbaren Literaturbanksysteme nicht jene Dokumentationsdichte bzw. Vollständigkeit besitzen, die Riegel noch mit seinem Karteisystem bis 1970 erzielen konnte. Aus diesem Grunde sind die Starthäufigkeiten im Jahre 1970 deutlich niedriger als die tatsächlich verfügbare Literatur. Uns geht es hier aber vor allem um Trends über die Zeit, nicht um exakte Zahlen pro Zeitperiode. Wie man in **Abbildung 3.2** leicht erkennen kann, ist die gerontologische Literatur seit 1970 in den untersuchten Bereichen weiter stark angewachsen, wobei es in grober Annäherung etwa alle vier bis sechs Jahre zu einer Verdopplung der Literaturmenge gekommen ist. Gleichzeitig zeigt uns die Abbildung, dass im Bereich der medizinisch-biologischen Forschung (System »Medline«) Arbeiten zur Gerontologie besonders zahlreich vorgelegt worden sind. Hier muss man allerdings sehen, dass dabei z.B. alle publizierten Arbeiten/Studien (auch) mit älteren Menschen eingegangen sind, und wir viele dieser Arbeiten am Ende vielleicht nicht so sehr als »gerontologisch«, sondern als Studien zu Herzinfarkt, Arthritis, Lungenerkrankungen usw. betrachten würden. Insgesamt sprechen jedenfalls alle Trends dafür, dass wir mit der Gerontologie ein Feld vor uns haben, das sich bis heute in deutlicher Expansion befindet.

Abbildung 3.2: Kumulative Entwicklung der Literatur zur Gerontologie 1970 bis 2001 in absoluten Zahlen

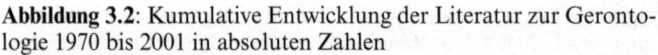

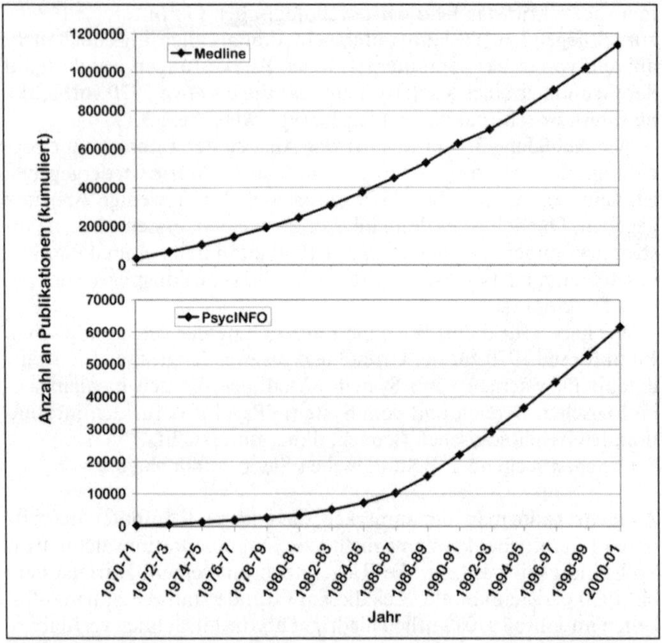

(Basierend auf einer Literaturrecherche in den Datenbanken PsycInfo und Medline nach folgenden Kriterien: Publikation enthält die Wörter »aging«, »aged«, »elderly« oder »old«; ausschließlich Studien an Menschen; Altersgruppe »aged«, d.h. 65 Jahre und älter.)

Schließlich haben wir eigens für dieses Buch noch ein weiteres Beispiel für eine (auch) quantitativ ausgerichtete Gerontologiegeschichtsschreibung vorbereitet. Wir haben einmal 204 Kurzbiografien von als wichtig erachteten Gerontologinnen und Gerontologen, die dem alphabetisch geordneten Buch von Achenbaum und Albert (1995) entnommen wurden (Buchstabe A bis M), dahingehend analysiert, mit welchen akademischen Ausbildungen die betreffenden Personen zur Alternsforschung gekommen sind bzw. ob sich darin Unterschiede je nach Geburtszeitraum finden. Die Ergebnisse finden sich in **Tabelle 3.1**. Auch wenn wir die insgesamt niedrigen Zahlen nicht überbewerten dürfen, so fällt doch auf, dass die (wenigen) vor 1900 geborenen Gerontologen/innen noch überwiegend eine akademische Ausbildung in Medizin/Naturwissenschaften aufwiesen, während diese Verteilung sich im Laufe der Zeit immer stärker zur Psychologie, Soziologie und zu anderen Disziplinen hin verschoben hat (vgl. die entsprechenden Zeilenprozentwerte). Dies könnte man als Indiz für die zunehmende Interdisziplinarität und die Stärkung der sozial- und verhaltenswissenschaftlichen Gerontologie ansehen. Ferner ist es durchaus bemerkenswert, dass die ganz überwiegende Zahl der hier aufgeführten Personen in Bezug auf ihre akademische Ausbildung nicht aus den Bereichen Medizin/Naturwissenschaften kommt (vgl. die Zeilenprozentwerte der letzten Zeile).

Tabelle 3.1: Kodierung von 204 Biografien von gerontologischen Forscherinnen und Forschern

Jahrgang n % Reihen% Spalten%	Studium der / Dr. / PhD in: Medizin	Studium der / Dr. / PhD in: Biologie u.a. Natur- wissen- schaften	Studium der / Dr. / PhD in: Psycholo- gie	Studium der / Dr. / PhD in: Soziolo- gie	Anderes Studium / Dr. / PhD	Alle
Vor 1900	9 4,05 47,37 22,50	4 1,80 21,05 17,39	3 1,35 15,79 7,14	1 0,45 5,26 2,08	2 0,90 10,53 2,90	19 8,56
1900– 1919	8 3,60 22,22 20,00	2 0,90 5,56 8,70	6 2,70 16,67 14,29	6 2,70 16,67 12,50	14 6,31 38,89 20,29	36 16,22
1920– 1939	16 7,21 18,82 40,00	9 4,05 10,59 39,13	18 8,11 21,18 42,86	21 9,46 24,71 43,75	21 9,46 24,71 30,43	85 38,29
1940 +	7 3,15 8,54 17,50	8 3,60 9,76 34,78	15 6,76 18,29 35,71	20 9,01 24,39 41,67	32 14,41 39,02 46,38	82 36,94
Alle	40 18,02	23 10,36	42 18,92	48 21,62	69 31,08	222

(Ausbildungen in mehreren Kategorien sind mehrfachkodiert)

Insgesamt können bibliometrische bzw. quantifizierende Ansätze helfen, wesentliche Trends in der Gerontologie herauszufinden. Sie reichen aber mit Sicherheit nicht aus. Im Folgenden schlagen wir deshalb
ausgedehnte narrative Pfade auf unserer Suche nach Entwicklungslinien und -stationen der Alternsforschung ein. Begleiten Sie uns auf
diesem Weg!

3.3   Entwicklung der Gerontologie
nach chronologischen Einheiten

Wir folgen hier einer frühen geschichtlichen Arbeit von Birren
(1961a,b), indem wir unterscheiden zwischen der Phase bis zum Beginn des Ersten Weltkriegs (Frühphase), einer Phase nach dem Ersten
bis zum Ende des Zweiten Weltkriegs (Beginn einer systematischen
Alternsforschung), einer Phase nach Ende des Zweiten Weltkriegs bis
Anfang der 1960er-Jahre (Expansionsphase gerontologischer Forschung) und einer sich anschließenden Phase der Konsolidierung, die
aus unserer Sicht bis heute anhält. Birren (z.B. 1996) hat allerdings in
späteren Arbeiten immer wieder auch andere Unterteilungen vorgenommen, und auch dies werden wir uns zu Nutze machen.

3.3.1   Gerontologie bis zum Ende des Ersten Weltkriegs

Wir hatten bereits weiter oben gesagt, dass Alter und Altern die
Menschheit seit frühester Zeit beschäftigt hat. Nachfolgend orientieren wir uns weitgehend an Birren (1996), um diese erhebliche Zeit-
spanne weiter zu unterteilen:

- Alternsmythen im Altertum (ca. 4.000 v. Chr. bis ca. 400 v. Chr.).
- Alternsbezüge im Alten Rom und Griechenland (ca. 400 v. Chr.
  bis ca. 200 n. Chr.).
- Alternsbezüge in Mittelalter und Renaissance (ca. 800 bis ca.
  1600).
- Beginnende, aber noch weitgehend vorwissenschaftliche Periode
  der Auseinandersetzung mit Altern (ca. 1600 bis ca. 1800).
- Frühphase der eigentlichen Alternsforschung (ca. 1800 bis zum
  Ende des Ersten Weltkriegs).

Schlaglichter auf Alternsmythen im Altertum
(ca. 4.000 v. Chr. bis 400 v. Chr.)
Wie bereits erwähnt, finden sich schon in den ersten schriftlichen
Zeugnissen der Menschheit, den Smith-Papyrusrollen (ca. 4000 v.
Chr.), Hinweise auf die Ehrung von Hochaltrigkeit und auf Möglichkeiten der Lebenszeitverlängerung. Anti-Aging, so könnte man
daraus ableiten, ist vermutlich so alt wie die Menschheit, und die
Suche nach »Jungbrunnen-Mitteln« hat wahrscheinlich Menschen
von frühester Zeit an beschäftigt. Im Gilgamesch-Epos (ca. 3000 v.
Chr.) findet sich der Mythos von der verlorenen Unsterblichkeit der
Menschheit und der Suche danach, das Geheimnis der Unsterblichkeit zu ergründen. Neben diesem Mythos, so Gruman (1966), existieren mindestens noch zwei weitere archaische Alternsmythen, nämlich der Glaube daran, es existiere Unsterblichkeit noch an entlegenen
Orten, die es zu entdecken gälte und der Glaube daran, Unsterblichkeit durch Baden in speziellen Wassern oder ähnlichem erhalten zu
können, vorausgesetzt, man fände eben solche »Jungbrunnen-Mit-
tel«.

Das Altersbild im Alten Ägypten war wahrscheinlich ein eher negatives, wie ein überliefertes Zitat des ägyptischen Gelehrten
Ptahothep (um ca. 2500 v. Chr.) unterstreicht:

»Wie qualvoll ist das Ende eines Greises! Er wird jeden Tag schwächer; (...)
sein Herz findet keine Ruhe mehr; sein Mund wird schweigsam und spricht
nichts mehr. Seine geistigen Fähigkeiten nehmen ab, und es wird ihm unmög-
lich, sich heute noch daran zu erinnern, was gestern war (...)«. (zitiert nach S.
d. Beauvoir, 1977, S. 78).

Andererseits war im Alten Ägypten der Glaube an eine »Jugend im
Jenseits«, der durch entsprechend »jugendliche« Grabbeigaben unterstützt wurde, weit verbreitet und wahrscheinlich ein gewisser Trost.
Dieser »Trost im Jenseits«-Gedanke ist übrigens ein wichtiger, der
einem immer wieder begegnet, wenn man sich mit der Geschichte
des Alters beschäftigt. So hat der Historiker Arthur Imhof (1988)
darauf hingewiesen, dass die durchschnittliche Lebenserwartung bei
Geburt im Mittelalter mit 20–25 Jahren zwar sehr gering, der Glaube an ein Leben nach dem Tode aber sehr stark und weit verbreitet
war.

Im Gegensatz zur ägyptischen Anschauung wird im Alten Testament die Würde und Weisheit des Alters hervorgehoben und die damit verbundene besondere Befähigung zu höchsten Ämtern wie z.B.
dem Richteramt. Laut Altem Testament ist Adam 930 Jahre, Noah
950 Jahre, Methusalem 969 Jahre (Rekord!), Abraham »nur« 175
Jahre und Moses »nur« 120 Jahre alt geworden. Auch wenn wir solche Zahlen aufgrund anderer damals verwendeter Zeiteinheiten nicht

auf die Goldwaage legen sollten, ist immer wieder gefragt worden,
ob es bereits in dieser lange zurückliegenden Zeitperiode extreme
Hochaltrigkeit, vor allem Hundertjährige, gegeben hat. Eine eindeutige Antwort wird wohl für immer offen bleiben, denn das Problem
der sog. Verifikation des Alters, also der unzweideutigen Bestimmung
des Geburtsdatums, dürfte in solch alten Berichten nicht zu lösen
sein; es ist selbst heute oft ein Problem, wenn über 160 Jahre alte
Personen oder gar noch ältere berichtet wird. Tatsache ist, wenn wir
uns an unzweifelhaften Geburtsdatumsnachweisen orientieren, dass
die bislang älteste Frau 124 Jahre, der bislang älteste Mann 114 Jahre alt geworden ist.

Schlaglichter auf Alternsbezüge im Alten Rom und Griechenland
(ca. 400 v. Chr. bis ca. 200 n. Chr.) – und Seitenblicke in andere
Frühkulturen
Beginnen wir mit einem Blick in das alte China und Indien. Bei Kon-
fuzius (um 551–471 v. Chr. = 80 Jahre), einem der großen Gelehrten
des alten China, finden sich viele Hinweise, das hohe und sehr hohe
Alter zu achten, wenn er auch empfiehlt, dass man sich mit 70 Jahren aus hohen Ämtern zurückziehen sollte. Im Taoismus galt hohes
Alter als Tugend und als höchste Form des Lebens – eine, wie wir
finden, sehr bemerkenswerte Denkfigur. Man habe, so das Argument,
eben die reichhaltigsten Erfahrungen erst im Alter angesammelt und
mit diesem Schatz könne man deshalb auch *nur* im Alter wuchern.
Lebensverlängernde Mittel sah man zum einen in dem Stein der
Weisen, den es zu finden gälte, zum anderen in der wesentlich einfacher zugänglichen Ginsengwurzel, der vor allem in China bis heute
eine solche Wirkung zugeschrieben wird. Buddha (um 560-480 v. Chr.
= 80 Jahre), um auch einen Blick in das alte Indien zu werfen, stand
ebenfalls dem Alter positiv gegenüber. Er ging davon aus, dass 100
Jahre die Obergrenze für menschliches Altern darstellen würde.
    Für das alte Griechenland ist an erster Stelle Hippokrates (460–
377? v. Chr. = ca. 83 Jahre), der Begründer der modernen Medizin,
zu nennen. Dieser betrachtete Alter nicht als eine Krankheit, sondern als ganz natürlichen Lauf der Entwicklung, wobei darauf hinzuweisen ist, dass die damalige mittlere Lebenserwartung bei etwa
20–30 Jahren gelegen haben dürfte. Hippokrates propagierte die Bedeutung allen Tuns in Maßen, die wesentliche Rolle von Übung und
Gewöhnung, die im Alter zum Tragen käme. Hippokrates ist damit
ein Beispiel dafür, dass viele Erkenntnisse der modernen Alternsforschung in ihren Grundzügen bereits seit langem bekannt sind, wie
etwa die heute im Sinne einer Prävention so stark herausgestellte
Bedeutung von Übung und Training in früheren Lebensperioden.

Wichtig ist ferner der Hinweis auf Solon (um 640–561 v. Chr. = ca. 79 Jahre) und seine Gesetzeswerke. Solon war der Überzeugung, dass es für Staatsgebilde sehr vorteilhaft sei, relativ viel Macht an Ältere zu verleihen. Diese sollten, so Solon, ihre im Laufe des Lebens gesammelten Erfahrungen und Weisheit im Rahmen der höchsten staatlichen Institutionen (im Falle des alten Griechenlands im Areopag, dem höchsten Gerichtshof) zum Nutzen des Allgemeinwesens anwenden. Hier erinnern wir uns vielleicht des Baltesschen Arguments, das wir bereits in Kapitel 1 zitiert haben, der Deutsche Bundestag sei einfach zu jung, um die anstehenden Dimensionen der demografischen Veränderungen in unserer Gesellschaft voll zu erkennen und zu durchschauen.

Platon (427–347 v. Chr. = 80 Jahre) vertrat insgesamt ein positives Altersbild, das z.B. in der folgenden Aussage zu erkennen ist: »Die Ältesten müssen befehlen, die Jungen gehorchen« (zit. nach S. d. Beauvoir, S. 93). Platon hob die Bedeutung der Lebensführung in der Jugend und im frühen Erwachsenenalter für die spätere Altersgestaltung hervor, er propagierte die Rolle von Eigenverantwortung in der Altersgestaltung, und er erkannte bereits die Bedeutung einer Lebensspannenperspektive. Aristoteles (384–322 v. Chr. = 62 Jahre) vertrat demgegenüber ein eher negatives Altersbild. Er verwies beispielsweise in seiner »Rhetorik« auf die Streitsüchtigkeit im höheren Alter und lobte die Hochwertigkeit des mittleren Alters, denn nur dieses vereine die Vorteile der Jugend *und* des Alters. Bei Aristoteles erschien Alter trotz seiner höheren Erkenntnisfähigkeit und Weisheit letztlich eher als Phase des Abbaus und als natürliche Krankheit. Krankheit in früheren Lebensperioden wurde gar als vorzeitig erworbenes Alter angesehen. In der Konsequenz forderte Aristoteles, ganz im Gegensatz zu Platon und Solon, Alte von jeglicher Macht auszuschließen.

Wie sah es im Alten Rom aus? Beginnen wir mit dem Dichter Meander (342–291 v. Chr. = 51 Jahre), der argumentierte, dass es nicht gut sei, ein allzu vorgerücktes Alter zu erreichen. Dies führe in gewisser Weise zu der Schuld, nicht rechtzeitig gestorben zu sein:

»Wer zu lange bleibt, stirbt angeekelt; sein Alter ist mühsam, die Bedürftigkeit sein Los (...). Er ist nicht rechtzeitig abgetreten; er hat keinen schönen Tod gehabt.« (zit. nach S. d. Beauvoir, S. 92).

Weiterhin ist neben Epikur (341–270 v. Chr. = 71 Jahre), der annahm, dass die Entwicklung der richtigen Haltung zum Lebensende und zum Tode auch ein gutes Leben (»Carpe diem«) unterstütze, vor allem Cicero (106–43 v. Chr. = 63 Jahre) mit seinem Werk »Cato Maior de Senectute« zu nennen. Darin lässt er einen Römer von be-

reits 80 Jahren auftreten, um an diesem wesentliche Einsichten zum
Altwerden und Altsein zu verdeutlichen. Wiederum findet sich bei
Cicero die Betonung lebenslanger Übung. Gründe für negative
Alternsverläufe liegen für Cicero nicht nur in der Person des Alternden oder gar im Alter als solchem begründet, sondern auch im Ver-
wehren einer ergiebigen Tätigkeit und einer häufig auch von außen
verschriebenen bzw. erwarteten Passivität und einem Ausgeschlos-
sensein von den angenehmen Erfahrungen und Freuden des Lebens.
Hier erkennen wir eine Frühform der Sozialen Gerontologie, vielleicht auch der Ökologischen Gerontologie, also der hervorgehobe-
nen Rolle der Umwelt für Alternsverläufe. Schwache Alte hat man
der Überlieferung nach im Alten Rom rabiat mit einem Wurf über
die Tiberbrücke »entsorgt«, jedoch waren dies wahrscheinlich Ein-
zelfälle. Erwähnung verdient ferner noch der griechisch-römische Arzt
Galen v. Pergamon (129–199 n. Chr. = 70 Jahre), der hervorhob,
beim Altern handele es sich keineswegs um eine Krankheit. Seine
weitere Sicht zum Altern ist vor dem Hintergrund von Grund-
qualitäten der Existenz zu sehen, die er als essentiell für alle Hei-
lungsprozesse ansah: Warm und feucht gegenüber kalt und trocken.
Altern verstand er in diesem Duktus als Entwicklung in Richtung
kalt-trocken (Austrocknen als naturgemäßer Prozess), dem man mit
Wärme und Feuchtigkeit begegnen sollte. Erinnert sei schließlich an
Servius Sulpicius Galba, der – und dies ist das Ungewöhnliche an
dieser Person – noch mit 72 Jahren gegen Nero zum römischen Kai-
ser erhoben, jedoch nur wenig später gestürzt und getötet wurde.

Alternsbezüge in Mittelalter und Renaissance
(ca. 800 bis ca. 1600 n. Chr.)
Insgesamt ist wohl die Zeit von der Spätantike bis in die Frühe Neuzeit als eine Zeit des Niedergangs des Alters im Sinne öffentlich anerkannter Rollen zu beschreiben; Hauptakteure in der realen (politischen) Welt, in Epen und Dichtungen, sind Jüngere und junge Helden.
Ausnahmen bestätigen die Regel: So war Karl der Große (742–814)
Regent bis zu seinem 72. Lebensjahr. Die venezianischen Dogen
waren, so lange dieses Amt existierte (7.–18. Jahrhundert), nahezu
alle alt und sehr alt, aber der hauptsächliche Grund hierfür ist nicht
sehr schmeichelhaft: Wahrscheinlich eignete sich niemand besser für
diese Rolle als altersschwache Greise (de Beauvoir, 1977). Wir hatten bereits darauf hingewiesen, dass der niedrigen mittleren Lebenserwartung im Mittelalter ein langes Jenseits gegenüber stand, mit
dem man – bei einem guten und weitgehend sündenfreien Leben im
Diesseits – relativ verlässlich rechnen konnte. Dennoch wollte man
sich auch in dieser oft als finster beschriebenen Zeitepoche nicht ein-

fach mit diesem Trost abfinden. Lebensverlängernde Methoden bzw. die Suche nach Jungbrunnen waren gerade im Mittelalter besonders en vogue und dieses setzte sich in die Renaissance hinein noch weiter und intensiver fort. Greisen wurde etwa empfohlen, junge Mädchen zu umarmen, doch die erhoffte Wirkung hielt sich wohl in Grenzen. Das berühmte Gemälde von Lucas v. Cranach d.Ä. (1472–1553 = 71 Jahre) »Der Jungbrunnen« aus dem Jahre 1546 ist vielleicht die beste Ikonisierung des Wunsches der damaligen Zeit (und von heute?), mittels eines labenden Bades Jugendlichkeit wiederzuerlangen (**Abbildung 3.3**).

Abbildung 3.3: Lucas Cranach d. Ä.: Der Jungbrunnen, 1546 (Staatliche Museen zu Berlin, Berlin Tiergarten)

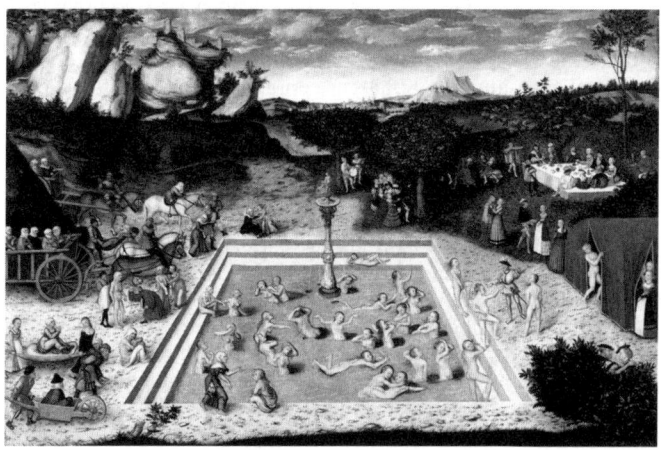

Der berühmteste Jungbrunnensucher jener Zeit war der Spanier Ponce de Leon (→ Biografische Notiz), der auf seiner Suche nach der »Quelle der Jugend« zwar nicht diese, wohl aber das heutige Florida entdeckte. Hält man sich die heutigen Ströme von Älteren nach Florida vor Augen, so lag Ponce de Leon mit seiner »Jungbrunnenentdeckung« vielleicht gar nicht so daneben.

Biografische Notiz – Ponce de Leon: Der Spanier Juan Ponce de Leon (1460–1521 = 61 Jahre) hatte sich 1493 der zweiten Expedition von Christoph Kolumbus angeschlossen. Fünfzehn Jahre später als Gouverneur von Puerto Rico begab er sich – angestachelt durch Geschichten über eine real existierende Quelle mit Jungbrunnenwirkung, die am spanischen Hof zirkulierten – auf weitere Entdeckungsreisen. Obwohl die Quelle, die er in dem von ihm neu entdeckten Land (Florida), konkret in dem Ort St. Augustin, fand, nicht die erhoffte Wirkung zeigte, hatte er bis an sein Lebensende keinerlei Zweifel daran, dass eine solche Quelle irgendwo auf der Welt existiert.

Zwei weitere Personen jener Zeit verdienen noch der Hervorhebung: Zum ersten ist hinzuweisen auf Francis Bacon (1561–1626 = 65 Jahre), der wie Ponce de Leon von einem ausgeprägten Entdeckergeist, wenngleich in anderen Sphären, geprägt war. In seinen Werken »History of Life and Death« und »The New Atlantis« finden sich Prioritäten einer auch alternsbezogenen Wissenschaft, die bis heute Gültigkeit besitzen: Lebensverlängerung, Bewahrung von Jugendlichkeit bis zu einem gewissen Grade, Verlangsamung des Alternsprozesses, Kontrolle von unheilbaren Krankheiten (vgl. dazu auch Achenbaum, 1995). William Shakespeare (1564–1616 = 52 Jahre) schließlich hat bekanntlich vor allem in seiner Komödie »Wie es euch gefällt« auch das Alter auf die Schippe genommen: »Der letzte Akt (...) ist zweite Kindheit, gänzliches Vergessen (...)«.

Albrecht Dürers (1471–1528 = 57 Jahre) im Jahre 1514 gemalte Mutter erscheint uns zwar heute nach der Bildsprache als »hochaltrig«, jedoch war sie zu diesem Zeitpunkt »erst« 63 Jahre alt (vgl. **Abbildung 3.4**).

Bis in die Gegenwart hinein häufig zu finden sind die in dieser Zeit entstandenen sog. Lebenstreppendarstellungen, die in der Regel den »Höhepunkt« des Lebens im Alter von 50 Jahren annehmen, mit einem dann folgenden unaufhaltsamen Abstieg bis ins 10. Lebensjahrzehnt (**Abbildung 3.5**).

Beginnende, aber noch weitgehend vorwissenschaftliche Periode der Auseinandersetzung mit Altern (ca. 1600 bis ca. 1800 n. Chr.)
Hier sollten wir uns zunächst klar machen, dass insbesondere am Ende des Dreißigjährigen Krieges (1618–1648) ein absoluter Tiefpunkt der Lebenserwartung erreicht war. Sehr treffend beschreibt dies der Historiker Borscheid (1989):

Abbildung 3.4: Die 63jährige Mutter Dürers (Berlin, Kupferstichkabinett der Stiftung Staatliche Museen Preußischer Kulturbesitz)

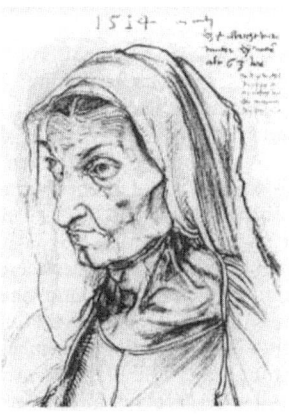

Abbildung 3.5: Beispiel für die Darstellung der »Lebenstreppe« (Holzschnitt, Augsburg um 1600)

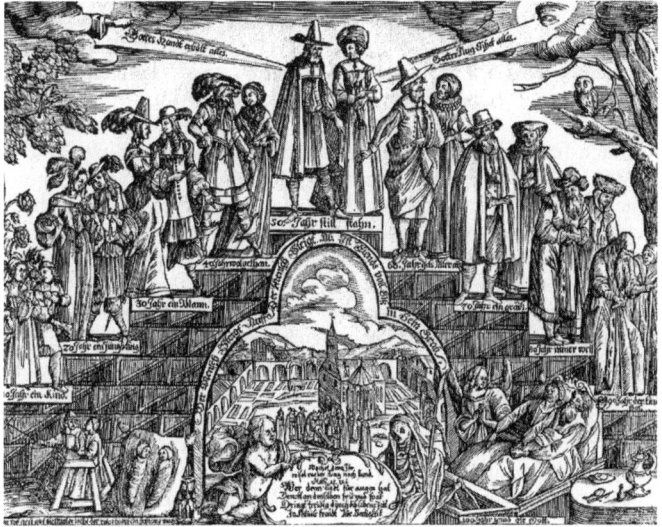

»Mit krachenden Beinen und triefender Nase, kahlköpfig, taub und halb blind schleppt sich der alte Mensch aus dem Mittelalter heraus und kriecht auf Krücken gestützt, unter dem Spott der Jugend, über die Schwelle zur Neuzeit.« (S. 17).

Doch allmählich ging es auch mit dem Alter aufwärts, wobei allerdings – darauf sei an dieser Stelle explizit hingewiesen – soziale Unterschiede eine Rolle spielten. Lag die mittlere Lebenserwartung bei Geburt im ausgehenden 16. Jahrhundert bei 25–30 Jahren, so stellte sich diese beispielsweise bei hessischen Pfarrern der Reformationszeit ganz anders dar: etwa 30% hatten über 60 Jahre, etwa 21% über 70 Jahre, etwa 9% über 80 Jahre und 0,6% sogar über 90 Jahre zu erwarten. Dies war nach Borscheid (1989) »Ausdruck einer überdurchschnittlich guten Ernährung, von gesünderen Wohnverhältnissen, einem relativ sorgenfreieren Leben und einer körperlich wenig anstrengenden Arbeit« (S. 67). Hochaltrige Pfarrer galten also keineswegs als Seltenheit, während die Wahrscheinlichkeit des Erreichens eines solchen Alters für andere Berufsgruppen wie Bauern, Handwerker, Tagelöhner oder Bergarbeiter äußerst gering war.

Im Jahre 1797 erscheint Hufelands (1762–1836 = 74 Jahre) »Die Kunst, das menschliche Leben zu verlängern«. Hufeland unterscheidet darin in einem theoretischen Teil bereits zwischen einer absolut höchsten Lebensspanne und einer relativen Lebensdauer, und er bespricht im praktischen Teil des Werks die damals üblichen Verkürzungs- und Verlängerungsmittel des Lebens; heute würden wir sagen Risiko- und Schutzfaktoren. Vorgeworfen hat man Hufeland allerdings den stark moralischen Unterton seiner Argumentation in Richtung einer Lebensnorm à la »Die goldene Mittelstraße in allen Stücken«.

Einen frühen Meilenstein der Lebenslaufforschung setzte Tetens (1736–1807 = 71 Jahre) im Jahre 1777 mit seinem Werk »Philosophische Versuche über die menschliche Natur und ihre Entwicklung«. Tetens, stark in der Tradition des deutschen Entwicklungsromans verankert (vgl. z.B. Parsival; Grimmelshausens »Simplicius Simplissimus« oder Goethes »Wilhelm Meister«), hob insbesondere die Bedeutung einer Perspektive der lebenslangen Entwicklung hervor, um Lebensgestalten wirklich verstehen zu können, und es ist deshalb kein Wunder, dass Forscher wie Baltes sich auch auf diesen beziehen (z.B. Baltes, 1990).

Hinzuweisen ist ebenfalls auf Johann Wolfgang von Goethe (1749–1832 = 83 Jahre), der in seinen Dichtungen an vielen Stellen auch auf Altern Bezug genommen hat. Er könnte etwa in seiner Aussage, es sei im Alter notwendig, »das neue Rollenfach zu übernehmen«,

als ein weiterer Vordenker der Sozialen Gerontologie gelten (andere
solche Vordenker hatten wir ja bereits weiter oben kennen gelernt).
   Wir schließen mit diesen Hinweisen und nach Durchschreiten einer ausgedehnten Zeitstrecke vom 4. Jahrtausend v. Chr. bis zum
beginnenden 18. Jahrhundert die Phase der »Proto«-Alternswissen-
schaft (Birren & Schroots, 2001) ab.

*Frühphase der eigentlichen Alternsforschung (ca. 1800 n. Chr. bis
zum Ende des Ersten Weltkriegs)*
Einleiten wollen wir diesen Abschnitt mit dem Germanisten Jacob
Grimm und seiner berühmt gewordenen »Rede über das Alter«, die
er im fortgeschrittenen Alter von 75 Jahren am 26.01.1860 in der
Königlichen Akademie der Wissenschaften zu Berlin gehalten hat.
Zu hören ist hier, Menschen wollten alt werden, aber nicht alt sein;
Hochaltrigkeit wird durchaus bereits sehr modern nicht nur als Ge-
winn, sondern auch als Verlust beschrieben:

»(...) solch ein hochbejahrter, den das schicksal aufgespart, dem verwandten
und freunde vorausgestorben sind, nur noch deren nachkommen zur seite
stehen, darf sich dann auch einsam und verlassen fühlen, freude und trauer
mischen.« (zit. nach Nühlen-Graab, 1990, S. 183–184).

Doch nun zu den eigentlichen wissenschaftlichen Anfängen der Alternsforschung, die erst im Laufe des 19. Jahrhunderts zu verzeichnen sind. Zwei Meilensteine sind zunächst zur Entwicklung der *Geriatrie* zu nennen. Zum Ersten handelt es sich um Carl Cannstatt und
seine frühe Abhandlung »Die Krankheiten des hohen Alters und
ihre Heilung« (1839), einem der frühen Schlüsselwerke der medizinischen Alternsforschung (Kondratowitz, 2000). Hier kommt uns
allerdings, nicht untypisch für frühe alternsmedizinische und biologische Werke, ein Bild von Altern entgegen, das sich in seiner Entwicklungsdynamik unaufhaltsam von einer Evolution in eine Involution (Rückbildung) wandelt:

»Das Kreissegment, welches die Wesen in absteigender Richtung durchwan-
dern, ist die Involution des Lebens, wie der andere Theil des Kreises eine
fortwährende Evolution darstellt. In keinem Augenblick steht das Leben stil-
le; immer waltet ein Zug, ein Streben, eine Gravitation vor (...) der Greis
nähert sich mit jeder Minute mehr und mehr dem Grabe und kehrt zur Mutter Erde, zum Staub zurück«. (zitiert nach Kondratowitz, 2000, S. 131).

Zum anderen ist der Franzose Charcot, leitender Arzt an der Pariser
Klinik Salpêtrière, und sein Werk »Leçons cliniques sur les maladies
des vieillards et les maladies chroniques« (1867) anzuführen. Es wurde
als erstes Werk dieses Genres ins Englische übersetzt und konnte
deshalb auch in den angelsächsischen Ländern (vor allem in den
USA) eine nicht unerhebliche Wirkung entfalten (Achenbaum, 1995).

Die Person, welche vielleicht den ersten wirklichen Impuls in Richtung einer empirisch arbeitenden Lebenslauf- und Alternsforschung gegeben hat, war Adolphe Quêtelet (→ biografische Notiz). Zu nennen ist vor allem sein 1835 erschienenes Opus »Sur l'homme et le développement de ses facultés«, in dem in gewisser Weise bereits das Forschungsprogramm einer Alternsforschung bis heute umrissen wurde (dazu auch Hofstätter, 1938):

»Der Mensch wird geboren, wächst heran und stirbt, entsprechend bestimmten Gesetzen, welche bisher noch nie exakt erforscht worden sind, – weder der Gesamtprozeß noch die Veränderungen einzelner Reaktionen.« (zit. nach Lehr, 2003, S. 12)

Biografische Notiz – Adolphe Quêtelet: Der Belgier Adolphe Quêtelet (1796–1874) war erster Promovent der Universität Gent in Mathematik (1819). Er wurde später Direktor der sog. Statistischen Zentralkommission, arbeitete allerdings auch auf den Gebieten der Astronomie, Anthropologie, Psychologie und Soziologie; in der Mathematik vor allem auf dem Gebiet der Statistik. Aus letzterem Interesse rührte wohl auch sein Bestreben, statistische Grundlagen zur Beschreibung des »Durchschnittsmenschen« (L'homme moyen) zu entwickeln. Im Jahre 1869 hat Quêtelet sein Hauptwerk aus dem Jahre 1835 noch einmal unter dem Titel »Physique sociale« herausgegeben, ohne allerdings Neues hinzugefügt zu haben. Ein Schlaganfall im Jahre 1855 hatte daran vermutlich einen wesentlichen Anteil.

Beispiele der Forschungsarbeiten von Quêtelet, die er zu einem Teil als Sekundäranalysen der damals bereits in Ansätzen verfügbaren Sozialstatistiken vornahm, sind Analysen zur Mortalitätsentwicklung (die in der 2. Lebensdekade am geringsten ist), zur Entwicklung von geistigen Leistungen über die Lebensspanne sowie zur Rolle sozialstruktureller Faktoren (z.B. fand er heraus, dass Kinder aus ärmeren Schichten im Durchschnitt auch von kleinerer Körpergröße waren). Quêtelet glaubte auch bewiesen zu haben, dass etwa das Alter von 25 Jahren als ein Alter von starken Emotionen, aber auch höherer Wahrscheinlichkeit für Delinquenz anzusehen ist.

Von Quêtelet beeinflusst war der Universalgelehrte und – wie Birren (1961a,b) schrieb – »Gentleman-Scientist« Sir Francis Galton (→ biografische Notiz), der in erheblicher Weise zur Entwicklung der Alternsforschung wie der Psychologie beitrug. Seinem großen, im Jahre 1883 publizierten Werk »Inquiries into Human Faculties and its Development« folgte anlässlich einer internationalen Gesundheitsausstellung 1884 in London seine Erhebung von anthropo- und psychometrischen Maßen (z.b. Augenmaß, sensorische Maße, Maße zur geistigen Leistungsfähigkeit) in großem Stil an über 9000 Personen im Alter von 5 bis 80 Jahren.

Biografische Notiz – Francis Galton: Der Engländer Sir Francis Galton (1832–1911) hatte zunächst eine breite wissenschaftliche Ausbildung in Birmingham und Cambridge absolviert, vor allem in Medizin und Mathematik. Später unternahm er – finanziell unabhängig und damit auf keine feste akademische Anstellung angewiesen – ausgedehnte Reisen und wurde auf diese Weise auch ein anerkannter Geograph. Schließlich wandelte er sich auch zum Anthropologen und Psychologen. Er entwickelte Methoden zur Messung der Intelligenz; vor allem aber gilt er als Erfinder des Korrelationsmaßes, einem Kennwert zur Bestimmung des Zusammenhangs zwischen zwei Variablen. Sein Engagement für Eugenik hat ihm schließlich einen eher zweifelhaften Ruhm eingetragen. So beriefen sich später die Nationalsozialisten nicht zuletzt auf ihn, um ihren Ideen den Mantel von Wissenschaftlichkeit umzuhängen.

Galton hatte beispielsweise die Fähigkeit der Nutzung des Augenmaßes zu erfassen versucht, und er konnte zeigen, dass diese zumindest in Teilen nicht mit fortschreitendem Alter schlechter wurde. Auch führte er Hörtests durch und konnte zeigen, dass die obere Hörschwelle von Tönen mit zunehmendem Alter absank. Galton war auch ein Verfechter der Längsschnittmethodologie, also der mehrfachen Beobachtung derselben Versuchspersonen. Diese Methodologie gilt bis heute als Goldstandard zur Erforschung des Alterns als eines dynamischen, in dauernder Veränderung befindlichen Prozesses.

Metchnikoff (→ biografische Notiz), wir haben ihn bereits in Kapitel 2 kennen gelernt, gilt als der Schöpfer des Begriffs Gerontologie (1903, »The Nature of Man«), aber auch – was weniger bekannt sein dürfte – als Schöpfer der Thanatologie, also jener Wissenschaft, die sich mit Sterben und Tod beschäftigt. Metchnikoff ist durch wesentliche Beiträge zur Medizin hervorgetreten, was ihm im Jahre 1908 sogar den Nobelpreis für Medizin (zusammen mit Paul Ehrlich) einbrachte. Bereits früh beschäftigte er sich mit Fragen des Alterns und entwickelte in diesem Zusammenhang seine Makrophagen-Theorie des Alterns, d.h. er verstand Altern letztlich als eine Art Infektionskrankheit. Die daraus resultierende Therapie, nämlich der intensive Genuss von Joghurt, hat zur damaligen Zeit nicht alle Gelehrten beeindruckt. Mehr zählt aber wohl, dass Metchnikoffs Arbeiten zum Altern auch in den USA erschienen, wo zu diesem Zeitpunkt eine eigentliche Alternsforschung praktisch noch nicht existierte. Sie gaben dort wohl weniger wegen ihres Inhalts, sondern vor allem wegen ihres engagierten Eintretens für die Notwendigkeit von Alternsforschung überhaupt wichtige Impulse.

Biografische Notiz – Elie Metchnikoff: Elie Metchnikoff (1845–1916), studierter Mediziner, war russischer Abstammung, lebte aber später in Frankreich, wo er zum Nachfolger von Louis Pasteur am gleichnamigen Forschungsinstitut in Paris avancierte. Mit 20 Jahren hatte er bereits seine ersten wissenschaftlichen Abhandlungen publiziert und seine tierexperimentellen Arbeiten standen von Anfang an im Zeichen von Fragen zu Wachstum, Reifung und Alterungsvorgängen. Es folgten wesentliche Entdeckungen, die von Größen wie Virchow oder Pasteur anerkannt wurden. Seine alternsbezogenen Arbeiten kulminierten in seinem 1908 erschienen Buch »The Prolongation of Life«, doch blieben seine Ideen umstritten. Manche beschrieben ihn als einen modernen Ponce de Leon auf der permanenten Suche nach einem Jungbrunnen.

Der Mediziner Nascher (→ biografische Notiz) schließlich gilt als Schöpfer des Begriffs der Geriatrie, einem Begriff, den er bewusst als Kontrast zur Pädiatrie (»Pediatrics«) vorschlug. Mit diesem Vorschlag leistete Nascher auf der einen Seite einen Beitrag zur Anerkennung von Alter als einer eigenständigen Lebensphase, auf der anderen Seite als einer ebenso eigenständigen Phase mit Bedeutung für medizinische Behandlung. Dennoch wollte Nascher seine Überlegungen zu Alter nicht im Sinne von Krankheit verstanden wissen; vielmehr verstand er Altern als einen normalen physiologischen Vorgang. Wenig bekannt ist, dass Nascher in seinen Arbeiten auch soziale Probleme erörterte und somit auch als Vorreiter einer gerontologischen Sozialmedizin gelten kann.

Biografische Notiz – Ignaz Nascher: Ignaz Leo Nascher (1863–1944), österreichischer Abstammung, kam bereits als Kind in die USA, wo er später Pharmazie und Medizin studierte. Nach Jahren primär medizinischen Praktizierens publizierte er im Jahre 1909 in »The New York Medical Journal« einen Artikel betitelt mit »Geriatrics« und inaugurierte auf diese Weise diesen Terminus. Sein 1914 publiziertes Werk »Geriatrics: The Diseases of Old Age and Their Treatment, Including Physiological Old Age, Home

and Institutional Care, and Medico-Legal Relations« unterstrich
sein auch sozialmedizinisches bzw. medizinsoziologisches Interesse. 1915 gründete Nascher die »New York Geriatric Society«,
was ihm den Namen »Vater der Geriater« eintrug. Dennoch bezeichnete sich Nascher noch im Jahre 1926 als einzigen »full-time
geriatrician«. Es sollte noch Jahre dauern, bis die Geriatrie zum
Durchbruch fand.

Wir sehen also, dass das Gerontologie-Projekt etwa am Ende des
Ersten Weltkriegs machtvolle Impulse erfahren hatte. Nach vielen
Vorläufern und vorwissenschaftlichen Beiträgen kam es seit dem ausgehenden 18. Jahrhundert durch Personen wie Tetens, Hufeland,
Quêtelet, Cannstatt, Charcot, Galton, Metchnikoff und Nascher zur
allmählichen Herausbildung einer stärker wissenschaftlich orientierten Altersforschung.
    Das Schicksal von Älteren findet Ende des 19./Anfang des 20. Jahr-
hunderts zum ersten Mal auch politisch-gesellschaftliche Beachtung.
Wie bereits in Kapitel 1 erwähnt, wird mit der Bismarckschen Rentengesetzgebung 1889 zum ersten Mal die Notwendigkeit einer politisch-
institutionalisierten Regelung einer gewissen finanziellen Ausstattung
des Lebens im Alter anerkannt. Die damals festgesetzte Altersgrenze von 70 Jahren wurde 1916 auf 65 Jahre herabgesetzt. Ferner erfolgte bereits im Jahre 1917 in der Schweiz die Gründung von »Pro
Senectute« als private und gemeinnützige Stiftung der Altenarbeit
und Altenhilfe, die bis heute Bestand hat.

3.3.2   Gerontologie nach dem Ende des Ersten Weltkriegs bis zum Ende des Zweiten Weltkriegs

Wir hatten bereits weiter oben gesagt, dass wir vor allem die Geschichte der Gerontologie in Deutschland betrachten, diese aber auch
stets vor dem Hintergrund der Geschichte der Alternsforschung in
Nordamerika sehen wollen. Aus diesem Grunde werden wir in den
folgenden Abschnitten, wo wir zur eigentlichen wissenschaftlichen
Erforschung des Alterns auf breiterer interdisziplinärer Ebene kommen, zunächst die Entwicklungen im deutschsprachigen Raum beschreiben und dann jene in den USA. Birren (1961a,b) hat die Phase,
um die es nun hier gehen soll, als Beginn einer systematischen Alternsforschung bezeichnet. Schauen wir uns einmal an, wie sich diese Systematik allmählich herausgebildet hat.

Geschichte der Gerontologie nach Ende des Ersten Weltkriegs bis
zum Ende des Zweiten Weltkriegs im deutschsprachigen Raum
Von einer eigentlichen Alternsforschung kann zu Beginn der 1920er-
Jahre in Deutschland noch keine Rede sein. Zwar finden sich vereinzelt Abhandlungen zu Fragen des Alterns, jedoch nur wenige empirische Studien. In verhaltenswissenschaftlicher Hinsicht ist vor allem
Gieses (1928) Arbeit »Erlebnisformen des Alterns. Umfrageergebnisse
über Merkmale persönlichen Verfalls« zu erwähnen, die wir bereits
in Kapitel 1 kennen gelernt haben. Sie erscheint als Band V (Heft 2)
der Reihe »Deutsche Psychologie. Arbeiten zur Kulturpsychologie
und Psychologie der Praxis (Psychotechnik)«. Giese will explizit, wie
er damals schrieb, einen empirischen Beitrag zur »Psychologie des
Greisentums« (S. 6) leisten:

»Was das Greisentum betrifft, so verfügen wir über eine gewisse, wenn auch
nicht zu reichliche Literatur. Man gewinnt den Eindruck, dass selbst die Wissenschaft das Thema ungern hat« (S. 6).

Gegenstand der Studie ist die Erforschung der subjektiven Erfahrungen des Alterns. In 50 deutschen Zeitungen bittet Giese um Antworten
auf die Frage »Woran haben Sie zuerst gemerkt, dass Sie alt geworden
sind?« Er berichtet Ergebnisse auf der Basis von 350 eingegangenen
Antworten. Es zeigt sich die Bedeutung von körperlichen Veränderungen zur subjektiven Diagnose des eigenen Alterns, die zu etwa zwei Drit-
teln genannt wurden. Allerdings variierte der Zeitpunkt des ersten
Alternserlebens bei den Untersuchungsteilnehmern zwischen 18 und 82
Jahren, ein für die damalige Zeit sehr bemerkenswerter Befund.
Eine weitere empirische Studie mit Alternsbezügen legte Weiss
(1927) vor. Weiss suchte bei 500 Schaffnern der Deutschen Reichs-
bahn zwischen 20 und 60 Jahren anhand einer für ihren Beruf typischen Testaufgabe (Erstellung der kürzesten Verbindung zwischen
zwei Stationen) nach negativen Alternseffekten – und fand keine!
Heute würden wir vielleicht sagen, dass es sich um eine Studie zur
Alternsabhängigkeit von Expertise gehandelt hat, einem Forschungs-
gebiet zur Pragmatik der geistigen Leistungsfähigkeit, in der auch
nach der neueren Alternsforschung eher wenig Verluste im Zuge des
Alterns beobachtet werden (vgl. z.B. Wahl & Kruse, 1999a).

Die 1930er-Jahre, die in Deutschland von unseligen politischen Veränderungen geprägt waren, können gleichzeitig als Beginn einer nach-
haltigen Gerontologieforschung im deutschsprachigen Raum angesehen werden. Es werden vor allem wichtige Impulse der Altersmedizin
und Altersbiologie vorangetrieben, die allerdings bereits zu Beginn des
20. Jahrhunderts in Deutschland stark entwickelt waren. Deutschland

galt um diese Zeit gar als weltweit führend (Baltes & Baltes, 1992), was manchmal übersehen wird, wenn man nur die nordamerikanischen Entwicklungen im Blick hat. Ferner entstanden sehr wesentliche psychologische Arbeiten zur lebenslangen Entwicklung und zu Altern. Insgesamt erscheint im Rückblick relativ eindeutig, dass die positive, produktive, nicht von der NS-Ideologie beeinflusste Seite der Altersforschung in dieser Zeit überwog, vielleicht auch deswegen, weil diese ein vergleichsweise sicheres Gebiet war (Thomae, 2001, persönliche Kommunikation), das die Nationalsozialisten relativ wenig interessierte. Maßgeblich hierfür war auf der einen Seite der ausgeprägte Jugendkult der NS-Ideologie, auf der anderen Seite das noch stark dominierende Defizitbild des Alters. Nachfolgend wollen wir Blicke auf die guten und weniger guten Seiten dieser Entwicklungen werfen.

Zwei Ereignisse im deutschsprachigen Raum sind wissenschaftlich im Sinne einer Lebensspannenperspektive bzw. der Altersforschung in den 1930er-Jahren besonders herausragend: zum einen die an der Universität Wien verfasste Arbeit von Charlotte Bühler (1933) »Der menschliche Lebenslauf als psychologisches Problem«, zum anderen die im Jahre 1938 erfolgte Gründung der Zeitschrift für Altersforschung, einer der ältesten wissenschaftlichen Fachzeitschriften der Gerontologie.

Die Leistung von Bühler (→ biografische Notiz) zu jener Zeit ist als ziemlich einzigartig zu bezeichnen, auch wenn ihre Studien aus heutiger Sicht klare Grenzen hatten. Bühler baute ihre Analyse vor allem auf extensivem Quellenmaterial in Gestalt von 200 Lebensläufen von Wissenschaftlern, Technikern, Künstlern und Politikern auf. Zusätzlich erhob sie 50 sehr ausführliche Anamnesen von Wiener Altersheimbewohnern, und sie wertete außerdem noch weitere verfügbare statistische Daten aus. Heute kann man sicherlich zu Recht das der Studie zugrunde liegende Modell der menschlichen Entwicklung – den Rekurs auf eine allgemeine biologische Lebenskurve mit fünf Abschnitten: progressives Wachstum bis zum 15. Lebensjahr, generatives Wachstum bis zum 25. Lebensjahr, mittlere Lebensphase, Übergangsperiode vom 45. bis zum 55. Jahr und einer nachfolgenden »Regression« vom 55. bis zum 70. Lebensjahr – als überholt ansehen. Aber das so kreative Bemühen von Bühler, auf der Grundlage von unterschiedlichen empirischen Materialien besser verstehen zu wollen, warum Biografien und Altersverläufe sich einmal so, dann bei anderen Personen wieder ganz anders gestalten, hat bis heute der Lebenslauf- und Altersforschung wichtige Impulse gegeben.

Biografische Notiz – Charlotte Bühler: Charlotte Bühler (1893–1974) wurde in Berlin in einer überwiegend jüdischen Familie geboren, jedoch protestantisch getauft und konfirmiert. Sie studierte später u.a. bei Carl Stumpf und Oswald Külpe Psychologie. 1923 zog sie zusammen mit ihrem Mann Karl Bühler, der dort einen Lehrstuhl für Psychologie erhalten hatte, nach Wien, wurde 1929 selbst Professorin und legte eine reichhaltige Serie von Arbeiten zur kindlichen Entwicklung vor (z.B. den sog. Bühler-Hetzer Kleinkindertest). Nach dem »Anschluss« Österreichs flohen Charlotte und Karl Bühler über Norwegen in die USA. Dort wurde Charlotte Bühler zur Mitbegründerin der humanistischen Psychologie (z.B. zusammen mit Abraham Maslow und Carl Rogers). Nach dem Tod ihres Mannes zog sie zurück nach Deutschland. Sie starb 1974 in Stuttgart.

Das zweite für die Alternsforschung so wesentliche Geschehen: Im Juli 1938 erfolgt die Gründung der »Zeitschrift für Altersforschung« durch Emil Abderhalden (Halle a. d. Saale) und Max Bürger (Leipzig) mit dem Untertitel »Organ für Erforschung der Physiologie und Pathologie der Erscheinungen des Alterns«. Max Bürger (→ biografische Notiz) war Mediziner und Internist und gilt bis heute als Nestor der deutschen Geriatrie. Er führte die Zeitschrift später auch in der ehemaligen DDR weiter und benannte sie im Jahre 1956 mit der folgenden durchaus modern anmutenden Begründung in »Zeitschrift für Alternsforschung« um:

»Das Interesse an der Alternsforschung ist in ständigem Wachsen begriffen. Immer mehr wird eingesehen, dass das Problem des Alterns sich nicht auf medizinische Belange allein beschränkt, sondern auch ein Problem von eminenter sozialer Tragweite ist (...) Um diese dauernden Wandlungen im Alternsprozeß (...) mehr in den Vordergrund zu rücken, nennen wir unsere Zeitschrift von jetzt ab Zeitschrift für Alternsforschung.« (1956, S. 1).

Biografische Notiz – Max Bürger: Max Bürger (1885–1966) trat seit Anfang der 1920er-Jahre mit grundlegenden Forschungsarbeiten zum Altern hervor. Heute kann gar von einer Schule gesprochen werden, die, orientiert an dem von ihm etwa im Jahre 1923 übernommenen Begriff der »Biomorphose«, Altersveränderungen der verschiedenen Organe und Gewebe untersuchte. Daneben legte Bürger allerdings auch eine Reihe von sonstigen Beiträgen zur Inneren Medizin vor. 1937 wurde er zum Direktor der Medizinischen Klinik in Leipzig berufen. In seinem 1947 erschienenen Opus »Altern und Krankheit« zog Bürger die

> Summe seiner Arbeiten. In der späteren DDR engagierte sich
> Bürger in vielfacher Weise für den weiteren Ausbau der Alterns-
> forschung.

Von Anfang an – und dies unterstreicht ihren interdisziplinären Anspruch – sind in der Zeitschrift für Altersforschung auch vereinzelt
psychologisch-psychiatrische Arbeiten erschienen (z.B. v. Bracken,
1939; Gruhle, 1938). Auffallend ist ferner, wie stark bereits damals
das Interesse an der anglo-amerikanischen Alternsforschung war, was
sich beispielsweise an Literaturbesprechungen (z.B. Besprechung des
Aufsatzes von G. Lawton »Mental Abilities at Senescence: A Survey
of Present-Day Research«, erschienen im Journal of Applied
Psychology, 22, 607, 1938, vorgelegt von v. Bracken in Band II, Heft
2, 1940, S. 172) oder an dem Aufsatz des Psychologen v. Bracken
(1939) ablesen lässt. Der Tenor dieser Rezeption, vor allem die U.S.-
amerikanische Alternsforschung habe bereits einen höheren Stand
erreicht, war wohl zutreffend (siehe auch weiter unten). So schreibt
v. Bracken:

»Dagegen ist es wohl an der Zeit, die Bemühungen um die Psychologie des
Erwachsenen und des Greises, die von *fachpsychologischer* (Hervorhebung
durch v. B.) Seite in den letzten Jahrzehnten (besonders in den USA) unternommen worden sind, zusammenzufassen und einige allgemeine Folgerungen daraus zu ziehen« (v. Bracken, 1939, S. 256).

Erschienen sind daneben zahlreiche weitere Beiträge zur Alternsforschung in den 1930er-Jahren, die an dieser Stelle zum größeren Teil
ungenannt bleiben müssen (vgl. auch Wahl, 2003). Explizit hingewiesen sei auf den auch heute noch lesenswerten Aufsatz von
Hofstätter »Tatsachen und Probleme einer Psychologie des Lebenslaufs« (1938), in der argumentiert wird, Quêtelet habe bereits alle
wesentlichen Fragerichtungen einer Lebenslaufpsychologie vorgege-
ben; diese seien nun im Sinne eines Alternsforschungsprogramms
abzuarbeiten.

Rothacker (1939) entwickelte in seiner Arbeit »Altern und Reifen« die Vorstellung, die im Laufe des Lebens nach oben weisende
»Reifungskurve« schneide sich im fortgeschrittenen Alter mit der
abwärts gerichteten »Alterskurve«, würde diese nicht selten dann
sogar dominieren und damit Altersverluste deutlich relativieren.

Genannt sei auch noch Paul Herre mit seinem Buch »Schöpferisches Alter. Geschichtliche Spätaltersleistungen in Überschau und
Deutung« aus dem Jahre 1939, das nicht zuletzt durch den 85. Geburtstag des Reichspräsidenten Paul von Hindenburg im Jahre 1932
angeregt wurde. Bei aller Distanz zu mancher darin enthaltenen Aus-

sage aus heutiger Sicht ist dieses Buch doch ein wichtiger Beitrag zur
Geschichte des Alters geblieben, beschreibt es doch mit hoher Akribie
die »Altersleistungen« von fast tausend über 75-jährigen Herr-
scherpersönlichkeiten, Staatsoberhäuptern, Päpsten, Philosophen, Gelehrten, Dichtern, bildenden Künstlern, Komponisten, Sängern und
Schauspielern und – in einem letzten Kapitel sogar von Frauen (!).

Ferner wäre der zunächst mit Sigmund Freud kooperierende, später eine eigene Schule begründende Psychoanalytiker Carl Gustav
Jung, Burghölzli (Schweiz), zu nennen, der vor allem in einem sehr
bekannt gewordenen Radioaufsatz im Jahre 1930 auch zur lebenslangen Entwicklung und zum Altern Stellung bezogen hatte:

»Der Mensch würde gewiß keine siebzig und achtzig Jahre alt, wenn diese
Langlebigkeit dem Sinn der Spezies nicht entspräche. Deshalb muß auch sein
Lebensnachmittag eigenen Sinn und Zweck besitzen und kann nicht bloß ein
klägliches Anhängsel des Vormittags sein« (zitiert nach der Wiedergabe in
Alt, 1989, S. 159).

Des Weiteren trat der Schweizer Vischer ab Anfang der 1940er-Jahre
mit seinen Werken zum Altern in Erscheinung (Vischer, 1942; vor
allem sein späteres Werk »Seelische Wandlungen beim alternden
Menschen«, 1949). Hans Thomae hat einmal gesagt, diese stark po-
pulärwissenschaftlich geschriebenen Arbeiten von Vischer seien noch
in den 1950er-Jahren eine Art »Bibel« in der deutschsprachigen Alternsforschung gewesen (Thomae, persönliche Kommunikation
2001).

Was nun die Frage betrifft, ob es eine Einflussnahme seitens des
Nationalsozialismus auf Alternsforschung gegeben hat, so war diese
sicherlich wenig zielgerichtet gewesen und nicht mit anderen Fächern
wie der Medizin oder Psychologie zu vergleichen (vgl. dazu z.B. Klee,
2001; Lück, 2002). Dennoch ist auch die Alternsforschung nicht vom
sog. Dritten Reich verschont geblieben und die Thematik Alter hatte
ebenso ihre höchst problematischen Seiten. Die Wurzeln von Alterns-
sichtweisen im Dritten Reich lagen, was für viele andere Phänomene
ebenso gilt, in der Weimarer Republik bzw. in noch älteren Entwicklungen. Vor allem die Psychiatrie jener Zeit, die wahrlich unrühmlichste
Beiträge zu den Euthanasieaktionen des Dritten Reiches leistete, stand
dem Alter traditionell sehr skeptisch gegenüber. Der vorherrschende
Diskurs war jener der »Rückwandlungsjahre« bzw. des »Rückbildungs-
alters« (Kehrer, 1939). Interessant ist bei Kehrer der Gedanke von der
noch vorhandenen »Kompensationsfähigkeit« bei »beginnendem Alter«, dem dann das nicht mehr kompensierbare »Greisentum« folge
(S. 36–37). Allerdings war Kehrer auch ein Verfechter der Förderung
des Alters mittels »Eugerasie«, der Kunst »gut und schön zu altern«
(S. 76). Und weiter heißt es bei ihm:

»Bewundernswert sind die Bemühungen des Dritten Reiches um Volksaufbau durch Verjüngung und durch Bekämpfung der Ursachen der Vergreisung unseres Volkes (...) Noch wächst sogar der Anteil der über 60 Jahre Alten innerhalb der Gesamtbevölkerung, der 1933 11% betrug. – Wir müssen meines Erachtens den Mut haben, den biologisch-kulturellen Widerspruch zu sehen, der darin liegt, dass die Zahl »der Alten« stetig zunimmt, während die allgemeine Einschätzung ihrer Brauchbarkeit und Wertigkeit in ungefähr gleichem Maße gesunken ist« (S. 76).

Kehrer versuchte demnach eine Lanze für gutes Altern zu brechen, das in seiner Sicht der Dinge letztlich allerdings den »Volkskörper« ernsthaft bedroht, wenn es nicht zu einer demografischen Verjüngung und einer »Ausmerzung der psychischen Erbleiden im breiten Maß« (S. 75) kommt.

Der Gedanke der Involution war weitverbreitet, was auch eine Durchsicht der während der Zeit des Nationalsozialismus erschienenen Bände der Zeitschrift für Altersforschung (1938–1943) zeigt. Der Psychiater Hans W. Gruhle, im Übrigen Angehöriger der später während der Euthanasieaktion »T4« mehr als ins Zwielicht geratenen Pflegeanstalt Zwiefalten, schrieb bereits in der ersten Ausgabe der Zeitschrift für Altersforschung »Über das seelische Altern« und war dabei stark geleitet von dem Gedanken der »Rückbildung«, wenngleich diese einmal früh, dann auch wieder spät nachweisbar sei (S. 7). Bereits acht Jahre zuvor hatte Gruhle 50–60-Jährigen die »freiwillige Abdankung« empfohlen (Kondratowitz, 2002). Der zunächst als Erstherausgeber der Zeitschrift für Altersforschung fungierende Prof. Abderhalden (später hat Max Bürger diese Rolle federführend übernommen) hatte sich bereits früh (1921) durch problematische Äußerungen zur »Lebensuntüchtigkeit« hervorgetan (siehe dazu Klee, 1999, S. 29). Lobend hebt Abderhalden in seiner Besprechung von Herres Buch »Schöpferisches Alter« (erschienen 1939) in der Zeitschrift für Altersforschung die »sehr lesenswerten« Schlussbetrachtungen hervor:

»Es kommt weder für die Volksgemeinschaft, noch für die Menschheit darauf an, um jeden Preis alte Menschen zu züchten. Wohl aber besteht ein allgemeines Interesse daran, dass es alte Menschen gibt, die gesund genug sind, um noch schöpferisch wirken zu können« (Abderhalden, 1940, S. 49).

Ferner findet sich beispielsweise eine Besprechung von Heinrich in Band II, Heft 4, 1940, der Zeitschrift für Altersforschung: »Über das Lebenserwartungsalter unheilbarer Geisteskranker in Heil- und Pflegeanstalten«, einem Aufsatz verfasst von Dr. Hermann Pfannmüller. Just jener Dr. Pfannmüller hatte sich in der Anstalt Eglfing-Haar als besonders engagierter Verfechter, Gutachter und Umsetzer der Euthanasie-Aktion hervorgetan (Klee, 1999, S. 52, 88, auch an anderen Stellen).

Die »Vernichtung lebensunwerten Lebens«, die dann in den Euthanasie-Aktionen mit alten Dementen und anderen Alterser-
krankten (z.B. Schlaganfallerkrankten) in schrecklichster Weise auch
das »Alter« erreichte – ein Kapitel im Übrigen, das noch kaum systematisch aufgearbeitet ist (Hahn, 2001; Klee, 2001, persönliche
Kommunikation; Klee, 1999; Kondratowitz, 2000) –, entsprach der
herrschenden NS-Ideologie, wie sie beispielsweise in einem Kommen-
tar zur Präambel des Euthanasiegesetzentwurfs von Prof. Dr. Wal-
ther Schultze aus dem Jahre 1940 zum Ausdruck kommt:

»Von vornehrein muss das klar sein, dass es im Dritten Reich auch in der
Fürsorge für die Alten keine Sentimentalitäten geben wird. Nicht jeder alte
Mensch ist ein wertvoller Mensch. Gerade auch das Alter hat seine Sünden.
Ein weichlicher, aus der Vergreisungsatmosphäre kommender Kult der Alten
ist widernational.» (Schultze, 1940; zitiert nach Kondratowitz, 2000, S. 150).

Den Einbezug der in Deutschland zu dieser Zeit existierenden Al-
ten- und Pflegeheime in die Euthanasie-Aktionen (die zwar 1941 als
beendet erklärt wurden, aber dennoch weiterliefen) und in die spätere »Aktion Brandt« (vgl. Klee, 1999) hat besonders Susanne Hahn
am Beispiel des Alten- und Pflegeheims Köppern in Frankfurt am
Main im Detail untersucht. Hierbei zeigte sich u.a., wie schwierig es
heute aufgrund der verbliebenen Quellenlage ist, Mordaktionen an
Älteren, die wahrscheinlich in logistische Aktivitäten (vor allem die
Suche nach »Ausweichkrankenhäusern« gegen Ende des Krieges) ein-
gebunden waren, eindeutig zu verifizieren (Hahn, 2001; vgl. auch
Hahn & Lilienthal, 1992).

Man kann sich schließlich der Kategorie Alter im nationalsozialistischen Deutschland auch noch auf anderen, ebenso erschrek-
kenden Wegen nähern. So waren, um ein Beispiel herauszugreifen,
die Männer des Reserve-Polizeibataillons mit der berüchtigten Ord-
nungszahl 101 (dazu Browning, 1999) Anfang der 1940er-Jahre
bereits *zu alt*, um noch zur Wehrmacht eingezogen zu werden (die
meisten waren Familienväter mittleren Alters). Sie waren aber nicht
zu alt für sog. »Sonderaufgaben«. Gemeint waren Einsätze zur
Ermordung von Juden in den besetzten Ostgebieten. In einem der
ersten Mordaufträge in großem Stil dieser Art in der polnischen
Ortschaft Józefów im Juli 1942 bot der zugehörige Vorgesetzte,
Major Trapp, den Älteren, die sich dieser Aufgabe nicht gewachsen
fühlten, an, sie könnten beiseite treten. Dieses Angebot wurde nach
einigem Zögern von etwa zehn bis zwölf Soldaten angenommen.
Sie sollten sich für weitere Befehle zur Verfügung halten; es erfolgte keinerlei Bestrafung. Der Auftrag lautete, die 1.800 Juden des
Dorfes »zusammenzufassen« und Frauen, Kinder und alte Leute
an Ort und Stelle zu erschießen. Die arbeitsfähigen männlichen

Juden sollten in ein Arbeitslager deportiert werden. Dann wurde begonnen, die jüdischen Viertel systematisch zu durchkämmen. Alle Bewohner eines jüdischen Altenheims wurden wahrscheinlich mit als erste auf der Stelle erschossen. Nachdem die etwa 300 »Arbeitsjuden« selektiert waren, wurde der verbleibende Teil in einem »Pendelverkehr« in einen nahen Wald transportiert und dort erschossen, insgesamt etwa 1.500 Menschen. Angeblich gab es bei dieser ersten Mordaktion noch Hemmungen, Säuglinge und Kleinkinder zu erschießen (diese Hemmschwelle wurde aber bald abgebaut), nicht aber alte Menschen, Kranke, Schwache und Frauen. Immer wieder kam es in der Folge dazu, dass alte Juden in besonderer Weise gequält oder mit als erste ermordet wurden.

Geschichte der Gerontologie nach Ende des Ersten Weltkriegs bis zum Ende des Zweiten Weltkriegs im anglo-amerikanischen Raum
Die Situation der Alternsforschung stellte sich zu Beginn der 1920er-Jahre in den USA deutlich anders dar als in Deutschland. Vor allem ist bemerkenswert, dass bereits zu diesem frühen Zeitpunkt die verhaltenswissenschaftliche Alternsforschung Fuß zu fassen begann, zunächst allerdings stärker in der damaligen Psychologie als in der stark biologisch-medizinischen Gerontologie. Bedeutsam waren in dieser Hinsicht vor allem die immer stärker zum Einsatz kommenden psychometrischen Testverfahren in der Tradition der Intelligenzuntersuchungen von Stanford-Binet. Diese hatten nicht zuletzt in militärischen Tauglichkeitsstudien Aufschwung genommen, und es war naheliegend, hierbei auch die Rolle des chronologischen Alters in Erwägung zu ziehen. Eine klassische Untersuchung auf diesem Gebiet von Yerkes (1921) fand einen erheblichen Abfall der geistigen Leistungsfähigkeit bei 18–60-jährigen Männern bereits nach dem 21. Lebensjahr.

Bis heute überaus bemerkenswert war dann das 1922 erschienene Buch »Senescence: The Last Half of Life« des Kind- und Jugendforschers und ersten Präsidenten der Amerikanischen Psychologischen Gesellschaft G. Stanley Hall, das dieser im fortgeschrittenen Alter von etwa Mitte 70 verfasste. Diese Monografie war bereits in gewissem Sinne multidisziplinär (historisch, medizinisch, literarisch, biologisch, psychologisch) und multimethodal (systematische Auswertung von Quellen, eigene Fragebogenerhebung) angelegt; vor allem hob sie die Stärken, nicht die Grenzen des Alters hervor, was für die damalige Zeit höchst ungewöhnlich war:

«As a psychologist I am convinced that the psychic states of old people have great significance. Senescence, like adolescence, has its own feeling, thought, and will, as well as its own psychology, and their regimen is important, as well as that of the body. Individual differences here are probably greater than in youth« (Hall, 1922, S. 100).

Ein Plädoyer für eine Alternspsychologie! Und vor allem auch bereits ein deutlicher Hinweis auf das wichtige Argument der Heterogenität des Alters, das wir bereits in Kapitel 2 als ein»Essential« der heutigen Alternsforschung kennen gelernt haben.

Ende der 1920er-Jahre entsteht dann ein weiterer Meilenstein der frühen amerikanischen Alternsforschung in Gestalt der Arbeiten des Psychologen Walter R. Miles, der ab 1928 an der Universität Stanford ein entsprechendes Forschungslabor einrichten konnte und damit zum eigentlichen Begründer der kognitiven Alternsforschung in den USA geworden ist. Miles legte Untersuchungen an 2.500 Personen im Alter von 7 bis 94 Jahren vor und beobachtete einen deutlichen mittleren Altersrückgang geistiger Leistungen, wobei allerdings die Periode höchster Leistungsfähigkeit bzw. die Entwicklungskurve je nach untersuchtem Bereich stark variierte. Während beispielsweise in einem Wert der allgemeinen Intelligenz die besten Leistungen in der Altersperiode 18 bis 49 auftraten, galt dies für psychomotorische Leistungen nur für die Altersperiode 18 bis 29. Mit den Nachteilen solcher»Querschnittstudien«, in denen sich Alterseffekte mit unterschiedlichen Sozialisationserfahrungen (Kohortenerfahrungen) vermischen (dazu mehr im nächsten Kapitel), sind wir heute schnell bei der Hand. Wir sollten darüber nicht die Leistung der damaligen Zeit verkennen, überhaupt Testreihen in Altersabhängigkeit in großem Stil durchzuführen. Denn vielen galt es auch damals noch als ausgemacht, dass sich die geistige Leistungsfähigkeit nach der Jugendphase nicht mehr weiter entwickeln, sondern nur zurückgehen könne. Miles hob demgegenüber – ähnlich wie Hall – auch die prononcierten Unterschiede in den Intelligenzverläufen zwischen den untersuchten Personen hervor, ein Phänomen, das auch in diesen Querschnittstudien deutlich sichtbar wurde und für dessen Erklärung weder Alter noch Kohorte hilfreich sind. Hier entstanden grundlegende Fragen der (kognitiven) Alternsforschung, die bis heute aktuell geblieben sind, auch wenn zwischenzeitlich substantielle Antworten vorliegen (vgl. dazu Kapitel 5):

»Although younger adults tend regularly to score higher in most measurements made and older adults to score lower, it is by no means true that all of the high scores belong to the young, the low ones to the old« (Miles, 1933, S. 117).

Das zentrale Ereignis in der zweiten Hälfte der 1930er-Jahre in den USA war zweifellos das handbuchartige Werk»Problems of Aging«, herausgegeben von Edmund Vincent Cowdry (1939), das bis heute

als Prototyp eines interdisziplinär angelegten Werkes der Gerontologie angesehen werden kann. Die nachhaltige und lang andauernde
Wirkung, die dieses Werk (es erfuhr bereits im Jahre 1942 eine Neu-
auflage) in der Alternsforschung ausübte, war von Cowdry wohl-
kalkuliert (dazu auch Achenbaum, 1995): Die fördernde Institution
im Hintergrund, die 1930 gegründete Macy Foundation, hatte einen
Ausnahme-Präsidenten, Dr. Ludwig Kast, der sich tatsächlich für
Fragen des Alterns interessierte. Man orientierte sich bewusst am
Genre des »Handbuches« mit der Erwartung größter und beständi-
ger Nachhaltigkeit der wissenschaftlichen Wirkung. Man folgte der
Auswahlpriorität der besten Personen, orientiert an der Maxime, dass
nur diese ein relativ neues Wissenschaftsfeld wie die Gerontologie
positiv beeinflussen könnten (z.B. Walter B. Cannon, der mit seinem
Konzept der Homöostase sehr bekannt wurde). Ziel war die Bündelung des verfügbaren Wissens, um die noch stark zersplitterten
Forschungselemente zu einem Wissenschaftsfeld Gerontologie zu
vereinen (»Unified Science«). Und schließlich lud man noch einen
der bekanntesten und einflussreichsten Philosophen jener Zeit, John
Dewey, dazu ein, das Vorwort zu dem Buch zu verfassen. Das war
schon eine geballte Ladung interdisziplinärer Gerontologie der damaligen Zeit! Allerdings, der Untertitel des Buches »Biological and
Medical Aspects« sagt es bereits, mag das Buch aus Sicht der
verhaltens- und sozialwissenschaftlichen Gerontologie enttäuschen:
nur in vier der 32 Kapitel kommt eine verhaltens- und sozialwissenschaftliche Perspektive zum Ausdruck. So begegnet uns beispielsweise wieder Walter Miles mit einem Aufsatz zu »Psychological
Aspects of Aging«, jedoch ist kein einziger Soziologe oder gar
Alternssoziologe Mitglied des überdies rein männlichen Autoren-
kreises. Cowdry allerdings hatte keine blinden Flecke, sondern es gab
schlicht zu jenem Zeitpunkt kaum jemand aus der sozial- und
verhaltenswissenschaftlichen Gerontologie, der seinen (zu Recht)
hochgesteckten Ansprüchen entsprechen konnte. Miles war eine der
rühmlichen Ausnahmen.

Insgesamt war es demnach mit der sozial- und verhaltenswissenschaftlichen Gerontologie Ende der 1930er-Jahre, vor allem mit der
Alternssoziologie, noch nicht besonders gut bestellt. Doch es gab
gewichtige Anfänge, und es entstanden auch in diesem Segment der
Gerontologie allmählich die Schultern, auf denen die Vertreter der
Sozialen Gerontologie bis heute stehen. Eine solche Person war Clark
Tibbitts, 1938 berufen als Direktor an das an der Michigan Universität neu gegründete »Institute for Human Adjustment«. So formulierte Tibbitts etwa in jener Zeit eine zentrale Aufgabe der Alternssoziologie, nämlich dafür zu sorgen, dass wichtige Erkenntnisse der

(medizinisch-biologischen) Alternsforschung auch einer möglichst großen Zahl von alternden Durchschnittsmenschen zugute kommen:

»(...) it is mandatory that research, which has been so successful in prolonging life, be now directed to the objective of showing how the later years can be employed to the greatest satisfaction of all concerned (...).« (zitiert nach Achenbaum, 1995, S. 161).

Überaus bedeutsam war ferner die etwas später im Jahre 1940 an der Universität Chicago getroffene Entscheidung, das damals bereits seit 10 Jahren existierende »Committee on Child Development«, ein besonderer Kristallisationspunkt multidisziplinärer Entwicklungsforschung, in ein »Committee of Human Development« umzuwandeln und ihm damit eine lebensumspannende Arbeits- und Forschungsdimension zu geben. Am CHD beteiligte Wissenschaftler und Wissenschaftlerinnen waren beispielsweise: Robert J. Havighurst, Bruno Bettelheim, Helen Koch, David Riesman, Carl Rogers und Bernice L. Neugarten. Vor allem mit Personen wie Havighurst und Neugarten war damit die erste Generation der amerikanischen Sozialgerontologen und Sozialgerontologinnen noch während bzw. schon kurz nach dem Zweiten Weltkrieg entstanden.

Trotz des Kriegseintritts der USA im Jahre 1941 gab es weitere Fortschritte. Auf der Basis diverser Komitees und sonstiger Initiativen und Netzwerke zur Alternsforschung wurde bereits 11 Tage nach Kriegsende 1945 die »Gerontological Society«, die später in »Gerontological Society of America« umbenannt wurde, gegründet. Die Amerikanische Geriatrische Gesellschaft (American Geriatrics Society) war bereits 1942 aus der Taufe gehoben worden. Kurz darauf, im Jahre 1946, wurde das bis heute als »Flaggschiff« der internationalen Altersfachzeitschriften geltende »Journal of Gerontology« auf den Weg gebracht.

All diese Begebenheiten unterstreichen, dass die Gerontologie in den USA in der Zeit um das Ende des Zweiten Weltkriegs herum bereits weit entwickelt, in allen wesentlichen interdisziplinären Bahnen angelegt und ein gutes Stück institutionalisiert dastand. In Europa und vor allem auch in Deutschland sah es anders aus.

3.3.3 Gerontologie nach dem Zweiten Weltkrieg bis Anfang der 1960er-Jahre

Birren (1961a,b) hat im Hinblick auf die hier angesprochene Zeitperiode, vielleicht mit einem stärkeren Blick auf die nordamerikanische Situation, von der Expansionsphase der Alternsforschung gesprochen. Dass eine solche Expansion nach Ende des Zweiten

Weltkriegs zunächst in Deutschland nur schwer vorstellbar war, liegt auf der Hand. Ein Land hatte gerade Millionen von jungen Männern verloren bzw. diese waren noch in Kriegsgefangenschaft – für die später Geborenen ein unvorstellbares Ereignis. Dennoch sollte die Kategorie Alter bald wieder eine Rolle spielen. Beginnen wir wieder mit dem deutschsprachigen Raum und stellen diesem dann die Entwicklungen im anglo-amerikanischen Raum gegenüber.

Gerontologie nach dem Zweiten Weltkrieg bis Anfang der 1960er Jahre im deutschsprachigen Raum
Hans Thomae (→ biografische Notiz) berichtet in seiner Autobiografie (2000), er habe nach dem Krieg zunächst in Bayern in einem Heim für in Folge des Krieges heimat- und elternlos gewordene Jungen gearbeitet und anhand von deren erfindungsreichen Versuchen zur Bewältigung des Alltags bereits viel von dem beobachtet, was er später auch mit Blick auf ältere Menschen als »Daseinstechniken« bzw. »Reaktionsformen« bezeichnete und was ihn sein weiteres Leben lang wissenschaftlich intensiv beschäftigt hat (Thomae 1968a, 1996). Beispiele für solche Überlebensstrategien waren etwa, sich mit der Lage von anderen zu vergleichen (und dabei häufig besser abzuschneiden), aus dem Felde zu gehen, wenn es brenzlig wird, sich an gegebene Situationen anzupassen oder soziale Kontakte zu knüpfen, um schwierige Situationen besser zu überstehen. Die Sorge für die (vaterlose) junge Generation, in nicht unerheblichem Maße auch Flüchtlingskinder, besaß sicherlich nach dem schrecklichen Ereignis des Zweiten Weltkriegs eine hohe Priorität. Nicht zuletzt vor diesem Hintergrund kam es ab 1952 zu einer der ersten (wenn nicht der ersten) Längsschnittstudie in Deutschland nach dem Krieg, dem Projekt »Deutsche Nachkriegskinder«, an dem Thomae maßgeblich beteiligt war und das aus Mitteln des Marshall-Planes finanziert wurde.

Biografische Notiz – Hans Thomae. Hans Thomae (1915–2001) studierte ab Mitte der 30er Jahre Psychologie und Philosophie in Berlin. Schon als junger Mann, kurz vor seinem 21. Lebensjahr, begann eine Serie von Magenblutungen, deren Ursache unklar blieb. Auf der einen Seite war dies eine schwere Startbedingung, auf der anderen Seite vielleicht lebensrettend, denn Hans Thomae wurde nicht als Soldat eingezogen. Bereits 1951, mit 36 Jahren, hatte Thomae neben Aufsätzen ein herausragendes Buch publiziert: »Persönlichkeit: eine dynamische Interpretation«. Thomae, alles andere als nur ein Altersforscher, bekleidete seit den 1950er-Jahren mehrere Professuren an unterschiedlichen Orten, zuletzt ab 1960 an der Universität Bonn. Seine Leistungen in der Entwicklungspsychologie wie in der Psychologie überhaupt wurden noch kurz vor seinem Tod im November 2001 mit der Lebenswerkmedaille der Deutschen Gesellschaft für Psychologie geehrt.

Neben der jungen Generation stand auch die mittlere Generation im Mittelpunkt des Interesses, denn aufgrund der im Krieg gebliebenen jungen Männer lastete nun nicht zuletzt auf der mittleren Generation die Aufgabe, die Wirtschaft wieder in Schwung zu bringen. Nicht von ungefähr entstand in diesem Duktus Mitte der 1950er-Jahre eine Studie mit unteren und mittleren Angestellten der Altersgruppe 35–55 Jahre, die bereits mit einer kleinen Sachbeihilfe der Deutschen Forschungsgemeinschaft (DFG) unterstützt und mit freien Mitarbeitern wie beispielsweise Ursula Lehr (→ biografische Notiz) durchgeführt wurde. Erhoben wurde vor allem der biografische Werdegang dieser Personen, und sie konnten sogar eine Zeitlang längsschnittlich weiterverfolgt werden.

Biografische Notiz – Ursula Maria Lehr. Ursula Lehr (geb. 1930) studierte an der Universität Bonn Psychologie und kam bereits früh mit dem Universitätslehrer Hans Thomae zusammen. Sie begann etwa seit Mitte der 1950er-Jahre in seinen Forschungsprojekten mitzuarbeiten. Schon 1961 erschien ihr Buch »Die Daseinsthematik der Frau«, sie trieb zusammen mit Hans Thomae bereits ab 1965 die Bonner Gerontologische Längsschnittstudie voran und propagierte spätestens seit den 1970er-Jahren ein Kompetenzbild des Alterns. 1986 übernahm sie den an der Universität Heidelberg neu geschaffenen Lehrstuhl für Gerontologie und etablierte wenig später einen der ersten deutschen Studiengänge mit Ziel »Diplom-Gerontologie«. Von 1988 bis 1990 war sie gar die erste Bundesministerin (auch) für Senioren. Schließlich wurde sie 1995 zur Gründungsdirektorin des Deutschen Zentrums für Alternsforschung an der Universität Heidelberg berufen. Sie emeritierte im Jahre 1998.

Dennoch waren Beginn und Neubeginn in der Alternsforschung zu Anfang der 1950er-Jahre schwer und von wenig förderlichen Rahmenbedingungen begleitet. So waren es im Deutschland dieser Zeit (und das galt für West- und Ostdeutschland) nur ganz wenige Personen, die an Lebenslauf- und Alternsfragen interessiert waren, und institutionelle Strukturen in Richtung Gerontologie existierten praktisch noch überhaupt nicht. In der damaligen DDR waren es, wir hatten bereits darauf hingewiesen, an erster Stelle Max Bürger und seine Forschungsgruppe, welche eine stark biologisch-medizinische Altersforschung vorantrieben. Die Zeitschrift für Altersforschung wurde ab 1956 mit der Namensveränderung »Zeitschrift für Alternsforschung« in der DDR weitergeführt und später zum offiziellen Organ der in den 1960er-Jahren gegründeten »Gesellschaft für Gerontologie der DDR« (damals noch »Gesellschaft für Alternsforschung« genannt).

Interessant ist auch, was diese Zeitperiode betrifft, dass bereits im Jahre 1953 die Schweizerische Gesellschaft für Gerontologie (SGG) gegründet wurde. Dieser wichtige Institutionalisierungsschritt konnte allerdings erst deutlich später auch Impulse in Richtung Alternsforschung in der Schweiz entfalten (vgl. zur Geschichte der Gerontologie in der Schweiz auch Höpflinger, 1999) und war zunächst ebenfalls stark von biologisch-medizinischen Arbeiten bestimmt. Frühe geriatrische Arbeiten sind vor allem mit der Person von Steinmann etwa seit Mitte der 1950er-Jahre in der Schweiz zu beobachten. Ähnlich stellte sich das Bild in Österreich dar, wo Doberauer bereits 1955 die Österreichische Gesellschaft für Geriatrie gründete und mit den Fortbildungstagungen in Bad Hofgastein eine bis heute existierende gerontologische Konferenzserie etablierte (vgl. zur Geschichte der Gerontologie in Österreich auch Amann & Wiegele, 1999).

Im Jahre 1958 initiiert Thomae die Gründung einer an der Lebensspannenperspektive orientierten wissenschaftlichen Zeitschrift, »Vita Humana«, die 1966 in »Human Development« umbenannt wurde und bis heute existiert. Von Anfang an erscheinen in dieser Zeitschrift bemerkenswerte gerontopsychologische Beiträge, so eine Zusammenschau der bereits erwähnten »Angestellten-Studie« (Lehr & Thomae, 1958) und eine umfassende Darlegung der zum damaligen Zeitpunkt verfügbaren Literatur zur psychologischen Gerontologie, in der über 400 Arbeiten besprochen wurden (Riegel, 1958 a-c, 1959). 1959 wird Thomae zum Initiator und Mitherausgeber des ersten »Handbuchs der Psychologie« und diskutiert in seiner darin erschienenen Arbeit »Entwicklungsbegriff und Entwicklungstheorie« einen an der Lebensspanne orientierten Entwicklungsbegriff.

Neben der Gruppe um Hans Thomae, der von 1954 bis 1959 an der Universität Erlangen lehrte und forschte, sind in Deutschland in jener Zeit nur wenige weitere Personen mit Interesse auf dem Gebiet der Alternsforschung auszumachen. Ein zweiter diesbezüglicher »Schauplatz« war die Universität Hamburg, wo Bondy eine deutsche Standardisierung des bekannten Wechsler-Intelligenz-Tests (sog. Hamburg-Wechsler-Intelligenztest für Erwachsene, HAWIE) einschließlich einer Normstichprobe von älteren Menschen vornahm. Einer seiner Mitarbeiter, der bereits erwähnte Riegel (gestorben im Jahre 1977), führte erste Studien zur Rigidität durch; diese sog. »Riegel-Skalen« fanden dann später auch im Rahmen der Bonner Gerontologischen Längsschnittstudie Anwendung. Riegel ging später in die USA, wo er noch mit vielen Beiträgen zur Alternsforschung sowie mit seinen Überlegungen zur Dialektik menschlicher Entwicklung in Erscheinung trat (vgl. auch seine Arbeit zur Geschichte der Psychogerontologie, 1977, die wir bereits weiter oben in diesem Kapitel kennen gelernt haben).

Ende der 1950er-/Anfang der 1960er-Jahre ist schließlich bemerkenswert, dass in Deutschland allmählich auch eine Soziale Gerontologie deutlichere Konturen annimmt. Vor allem ist es Otto Blume (Köln), der sich nun mit den sozioökonomischen Bedingungen und sozial-strukturellen Ungleichheiten von Altern auseinander zu setzen beginnt. Es entstehen frühe Arbeiten etwa zu Unterschieden zwischen Altern auf dem Lande versus in städtischen Regionen und zu Altersarmut (z.B. Blume, 1962). Hervorhebenswert ist weiterhin die 1961 publizierte Arbeit des (früh verstorbenen) Rudolf Tartler »Das Alter in der modernen Gesellschaft«, die wiederum von dem bekannten Soziologen Schelsky angeregt wurde. Die Arbeit setzt sich vor allem mit der Bedeutung der beiden großen Felder Familie und Arbeit/Beruf für Altern auseinander und basiert wesentlich auf dem Ansatz der Aktivitätstheorie. Ausgangspunkt ist die Überlegung, dass die Erhaltung eines relativen Höchstmaßes an Aktivität essentiell zu gutem Altern beiträgt. Tartler beschreibt in seiner Studie auch bereits das aus seiner Sicht für eine gute Familiendynamik hilfreiche Bedürfnis von älteren Menschen, möglichst nicht mit ihren Kindern zusammenzuwohnen (»Innere Nähe durch äußere Distanz«, S. 79), ein Phänomen, das der österreichische Alternssoziologe Rosenmayr einige Jahre später als »Intimität auf Abstand« bezeichnen wird (Rosenmayr & Köckeis, 1965). Zu nennen wäre ebenso das bereits 1960 erschienene Werk des Soziologen F. X. Kaufmann »Die Überalterung – Ursachen, Verlauf, wirtschaftliche und soziale Auswirkungen des demographischen Alterungsprozesses«, das uns heute in besonderer Weise vor Augen führt, wie lange an sich das »Problem der Überalterung« in unserer Gesellschaft schon bekannt ist!

Gerontologie nach dem Zweiten Weltkrieg bis Anfang der 1960er-Jahre im anglo-amerikanischen Raum
Ganz im Gegensatz zur Situation im deutschsprachigen Raum führte zu Beginn der 1950er-Jahre die in den USA bereits weit fortge-

schrittene Etablierung der Alternsforschung relativ rasch zu großen empirischen Studien, sog. »landmark publications«, Lehrstühlen, Forschungszentren und allmählich auch zu einem ausgedehnten Feld an akademischen Ausbildungsaktivitäten in Gerontologie. Seit Anfang der 1940er-Jahre war es insbesondere eine Person, die bis heute prototypisch für frühe und nachhaltige Verdienste um die Entwicklung einer interdisziplinären Gerontologie in den USA steht: Nathan Shock (→ biografische Notiz). Shocks hauptsächliche Aufgabe bestand darin, als Regierungsbeamter des »Gerontology Research Center (GRC)« in Baltimore Alternsforschung zu stimulieren und zu fördern. Diese Aufgabe erfüllte er nach einhelliger Meinung mit Bravour.

Biografische Notiz – Nathan W. Shock. Der Amerikaner Nathan Shock (1906–1989) studierte Ende der 1920er-Jahre Chemie und später Psychologie bei Thurstone, genauer Physiologische Psychologie. Nach frühen Forschungsarbeiten mit Jugendlichen bildete sich sein Interesse für die Alternsforschung vollends aus. Anfang der 1940er-Jahre wurde Shock zum Leiter des »Gerontology Research Center« der National Institutes of Health berufen und entfaltete in dieser Funktion, die er bis 1976 inne hatte, ein vielgefächertes und äußerst reichhaltiges Engagement für die Gerontologie. Seine eigenen Arbeiten waren zwar stark biologisch bestimmt, jedoch war sein Impetus klar interdisziplinär. Eine seiner großen Leistungen war die Mitbegründung der »Baltimore Longitudinal Study on Aging« (BLSA), einer der ersten großen Längsschnittstudien zum Altern. Shocks Prestige kann man etwa daran erkennen, dass er es zu führenden Funktionen in so diversen wissenschaftlichen Gesellschaften wie der »American Psychological Association«, der »American Heart Association« und der »Society for Experimental Biology and Medicine« brachte.

Sehr wesentlich war – wie bereits in Kapitel 2 erwähnt – die im Jahre 1950 erfolgte Gründung der »International Association of Gerontology« (IAG), an der Shock maßgeblich beteiligt war, und deren zweiter Kongress bereits ein Jahr später in St. Louis, USA, stattfand. Etwa zwei Drittel der Kongressteilnehmer kamen aus den USA, vor allem aus den Bereichen Medizin und Biologie (Cowdry, der Herausgeber von »Problems of Aging« war Kongresspräsident), aber auch Personen wie James E. Birren (→ biografische Notiz) und K. Warner Schaie (→ biografische Notiz) trugen aktiv zum Programm bei. Diese Namen seien hier als Beispiele der maßgeblichen Personen der amerikanischen

Gerontologie seit den 1950er-Jahren genannt; viele andere für die Entwicklung der Gerontologie bedeutsame Personen können an dieser Stelle aus Raumgründen nicht genannt werden (siehe Achenbaum, 1995; Achenbaum & Albert, 1995; Birren & Schroots, 2000).

> *Biografische Notiz – James E. Birren.* James Birren (geb. 1918) – er überschrieb seine Autobiogafie (2000) mit dem bezeichnenden Titel »I have to do it myself« – studierte von 1941 an Psychologie an der Northwestern University. Er arbeitete zunächst in einer Forschungsstelle der amerikanischen Marine und kam dann Ende der 1940er-Jahre in Kontakt mit Nathan Shock. Zwischen 1947 und 1950 war er an dessen »Gerontology Research Center« (GRC) in Baltimore beschäftigt, dann drei Jahre an der »University of Chicago«, wo er mit den Arbeiten von Havighurst und Neugarten vertraut wurde. Anschließend arbeitete er drei Jahre an der »Section on Aging« des »National Institute of Mental Health« und schließlich ab 1964 als Professor an der »University of Southern California«, die dank einer vertraglich abgesicherten Unterstützung der Roosmoor Foundation auch Alternsforschung betreiben wollte. 1968 wurde mit Unterstützung der »American Association of Retired Persons« (AARP) an derselben Universität das »Andrus Gerontology Center« mit Birren als Direktor gegründet, das weltweit als eines der ersten interdisziplinär orientierten Gerontologieforschungszentren gelten kann.

Birren, Psychologe und heute im Rückblick mit Sicherheit ein weiterer »Giant of Gerontology«, bestach von Anfang an vor allem durch eine recht einzigartige Kombination von Tiefe *und* Breite seiner Forschungsarbeiten. Birrens Forschungsinteresse war vorrangig darauf gerichtet zu erkennen, wie »biological and environmental factors modulated behavioral expressions of physiological mechanisms« (zitiert nach Achenbaum, 1995, S. 109). Diese stark biologisch-physiologische Orientierung war sicherlich auch wesentlich dafür, dass Birrens Arbeiten sehr früh in der gesamten gerontologischen Gemeinde (also auch von Biologen und Medizinern) anerkannt wurden. Daneben arbeitete Birren u.a. auch zu Fragen der biografischen Forschung in der Gerontologie und zu diversen meta-gerontologischen Fragen (inkl. der permanenten Suche und Revision von Definitionen des Wissenschaftsfelds Gerontologie; siehe auch Kapitel 2). Seine großen gerontologischen Publikationsprojekte begannen mit dem 1959 von ihm herausgegebenen »Handbook of Aging and the Individual«.

Schaie, heute ebenso klar ein »Giant of Gerontology«, schafft ab 1956 mit seiner Dissertation die Keimzelle der sog. »Seattle Longitudinal Study«, jener Längsschnittstudie mit dem bis heute längsten Beobachtungszeitraum zur Entwicklung der Intelligenz im Erwachsenenalter (Schaie & Hofer, 2001). Das besondere methodische Markenzeichen dieser Studie, der stetige Neueinbezug von Personen gleichen Alters zu späteren Messzeitpunkten und der damit gegebenen Möglichkeit von Kohortenvergleichen (vgl. dazu auch Kapitel 4), hat Standards in der gerontologischen Methodologie gesetzt. Schaie und Birren werden sich später verbünden und zusammen mit exponierten Vertretern anderer Disziplinen ab Ende der 1970er-Jahre die wohl bis heute bedeutsamste Handbuchserie zur Gerontologie herausgeben (siehe weiter unten).

Biografische Notiz – K. Warner Schaie. Warner Schaie (geb. 1928) wuchs in Stettin als Sohn einer jüdischen Familie auf. Nach der sog. Reichskristallnacht, in der auch das elterliche Geschäft zerstört wurde, wurde die Flucht unausweichlich. Diese führte zuerst über Triest nach Shanghai. 1947 erfolgte dann zusammen mit der Mutter die Übersiedlung in die USA, nachdem der Vater kurz zuvor an einem Schlaganfall gestorben war. Nach einer Zeit diverser Jobs ergab sich ab Anfang der 1950er-Jahre die Möglichkeit, in Berkeley Psychologie zu studieren. Durch Zufall erfuhr Schaie über seinen Hausarzt, Dr. Perlman, der sich für Geriatrie interessierte und bei dem er die Möglichkeit hatte, »richtige Ältere« zu testen, vom bevorstehenden Kongress der »International Association of Gerontology« in St. Louis. Perlman schlug Schaie – damals noch Vordiplom-Student – vor, seine ersten Daten mit ihm zusammen bei diesem Kongress einzureichen – und dieses wurde akzeptiert. So begann eine Bilderbuchkarriere in der Gerontologie.

Zwei weitere »landmark studies« in den USA laufen ebenfalls bereits in den 1950er-Jahren an: Zum ersten beginnen im Jahre 1955 die »Duke Longitudinal Studies«, primär initiiert von Ewald W. Busse (Busse & Maddox, 1985). Später zur Studie bzw. zum Gerontologiezentrum in Duke hinzu kommende Personen werden eine herausragende Rolle in der Gerontologie übernehmen: Dan Blazer, Linda George, George Maddox, Edman Palmore. Eine weitere große Längsschnittstudie, die »Baltimore Longitudinal Study on Aging« (BLSA), startet 1958 primär unter der Ägide von Shock mit etwas über 1.000 männlichen Studienteilnehmern zwischen 17 und 96 Jahren (Shock et al., 1984), was übrigens zum damaligen Zeitpunkt keineswegs als methodisches Defizit betrachtet wurde (erst 1978 kamen Frauen hinzu). Ferner gehen (neben einer Reihe anderer Impulse) aus der BLSA die für die Persönlichkeitsforschung wichtigen Arbeiten von Costa und McCrae hervor (Costa & Mc Crae, 1980).

Hinsichtlich der Entwicklung der sozialwissenschaftlichen und psychosozialen Gerontologie in den USA nach dem Zweiten Weltkrieg spielte das bereits erwähnte »Committee of Human Development« an der Universität von Chicago (gegründet 1940) eine herausragende Rolle. Insbesondere Robert Havighurst (→ biografische Notiz) und Bernice Neugarten (→ biografische Notiz) haben die Alternsforschung mit ihren reichhaltigen theoretischen Überlegungen wie empirischen Studien deutlich vorangebracht.

Havighurst ist vor allem mit seinem Konzept der Entwicklungsaufgaben (Developmental Tasks) sehr bekannt geworden, das den Dreh- und Angelpunkt seiner 1948 zum ersten Mal publizierten Lebenslaufkonzeption darstellt (Havighurst, 1948 / 1972). Dazu Havighurst selbst:

» (...) eine Aufgabe, die in einer bestimmten Lebensperiode des Individuums hervortritt und deren erfolgreiche Bewältigung zu seinem Wohlbefinden und zum Gelingen späterer Aufgaben führt, während ein Misslingen zu Unzufriedenheit im Individuum, zu Missbilligung durch die Gesellschaft und zu Schwierigkeiten bei späteren Aufgaben beiträgt« (S. 2).

Typische Beispiele für das Kleinkindalter sind das Gehenlernen oder die Aneignung der selbständigen Nahrungsaufnahme, typische Aufgaben des mittleren Erwachsenenalters sind die Erziehung der Kinder und die Entwicklung einer Berufskarriere, typische Aufgaben des Alters sind die Anpassung an die Pensionierung oder an nachlassende Körperkräfte (vgl. auch Faltermaier, Mayring, Saup & Strehmel, 2002). Noch heute greifen Vertreter der Entwicklungspsychologie, gleich mit welcher Lebensphase sie sich vor allem beschäftigen, gerne auf die Konzeption von Havighurst zurück, auch wenn solchen am chronologischen Alter orientierten Lebenslaufeinteilungen häufig etwas stark Normatives anhaftet (vgl. Kapitel 2, **Vertiefung 2.3**).

Biografische Notiz – Robert J. Havighurst. Robert Havighurst (1900–1993) war zunächst meilenweit von der Alternsforschung entfernt. Er studierte Chemie, worin er auch promovierte, und wandte sich später auch der Physik zu. Erst in den 1930er-Jahren wuchs sein Interesse an erziehungswissenschaftlichen Fragen und dann an Themen wie Wachstum und Altern. Erst mit der Übernahme der Leitung des »Committee of Human Devlopment« an der Universität von Chicago Anfang der 1940er-Jahre war die (auch) gerontologische Karriere vorgezeichnet. Havighursts Forschungsambitionen waren dezidiert interdisziplinär angelegt, wobei Fragen der Anpassung an das Altern und seine Herausforderungen (z.B. Pensionierung) stets eine herausragende Rolle spielten. Havighurst wurde in den 1950er-Jahren zum Mitbegründer der »Kansas City Studies of Adult Life« und in den 1960er-Jahren zu einem der engagiertesten Gegner der »Disengagement-Theorie des Alterns«.

Zentraler Ausgangspunkt der frühen Sozialen Gerontologie in den USA war die Herausstellung der Bedeutung materieller Bedingungen für den Verlauf des Alterns: »(...) the first stage of social gerontology involved recognition of economic needs of older people and attempts to meet these needs« (Havighurst, 1958, S. 3). Erst danach sind laut Havighurst (1958) Aspekte wie Wohnen, soziale Einbindung und Bedürfnisse nach gesellschaftlicher Anerkennung und Integration alter Menschen zu Fragestellungen der sozialen Gerontologie geworden. Havighurst und andere, nicht zuletzt Bernice Neugarten, machten sich bereits Ende der 1940er-Jahre ebenfalls verdient im Sinne der Entwicklung von Curricula zur Sozialen Gerontologie. Bereits zu dieser Zeit existierte »A Syllabus and Annotated Bibliography on an Interdisciplinary Course in Social Gerontology«, der vor allem soziologische und psychologische Alternsaspekte thematisierte (Achenbaum, 1995, S. 105).

Biografische Notiz – Bernice L. Neugarten. Bernice Neugarten (1916–2001) war wohl zu Beginn ihrer akademischen Laufbahn ebenso wie Havighurst sehr weit von der Alternsforschung entfernt. Sie studierte an der Universität von Chicago englische und französische Literaturwissenschaft, u.a. bei Thornton Wilder. Mehr zufällig kam Neugarten später in Kontakt mit dem »Committee of Human Development« und Robert Havighurst. Sie fertigte schließlich als erste Person im Rahmen dieses Komitees eine Doktorarbeit an. Die Kombination ihrer vielfach als brillant bezeichneten Intellektualität mit ihrem schnell wachsenden Interesse an Fragen des Alterns führten zu einer ungewöhnlichen Reichhaltigkeit an Arbeiten. Diese umfassten sowohl stark psychologisch getönte Arbeiten zu individuellem Altern wie soziologische Aspekte von Altern und schließlich immer stärker auch Fragen einer guten Altenpolitik. Heute besteht Einigkeit darüber, dass

Neugarten im Hinblick auf vielerlei Themenstellungen anderen stets weit voraus war, so z.B. bezüglich ihrer Arbeiten zu frauen-spezifischen Fragen.

Zusammen mit Havighurst und anderen warb Neugarten erfolgreich Mittel zur Durchführung der »Kansas City Study of Adult Life« ein, die als Längsschnittstudie bis Ende der 1950er-Jahre primär zu The-men wie Sozialkontakte und Lebenszufriedenheit im Alter durch-geführt wurde. Wie Achenbaum (1995, S.106) schreibt, fungierte diese Studie bis zum Ende der 1950er-Jahre für eine Reihe von Personen des »Committee of Human Development« als »social science laboratory«. Auf Neugartens heute klassischen Vorschlag, zwischen einer (größe-ren) Gruppe von »Young-old« und einer (kleineren) Gruppe von »Old-old« zu unterscheiden, sowie auf weitere ihrer wissenschaftlichen Bei-träge sind wir bereits in Kapitel 2 eingegangen.

Aus dem Chicago-Kreis geht dann vor dem Hintergrund der Da-ten der »Kansas City Study« das wahrscheinlich bis heute am stärks-ten beachtete und meist zitierte Werk der Gerontologie überhaupt hervor, nämlich Cumming und Henrys Buch »Growing Old. The Process of Disengagement« (1961). Die dort propagierte »Disenga-gement-Theorie des Alterns« werden wir im nächsten Kapitel noch genauer unter die Lupe nehmen.

Bemerkenswert ist, dass andere Autoren aus dem Chicago-Kreis mit Beteiligung an der Kansas-Studie, vor allem Havighurst und Neugarten, den von Cumming und Henry (1961) als für gutes Al-tern hilfreich beschriebenen Prozess des »Disengagement« in Frage stellten und statt dessen für eine *aktivitätsorientierte* Theorie von Altern plädierten (z.B. Havighurst, Munnichs, Neugarten & Thomae, 1969; Neugarten, 1968; vgl. auch Lehr, 1972).

Wie immer man heute zu dieser »alten« Theorie stehen mag: Im Rückblick ist es höchst bemerkenswert, welche Kraft im Sinne der Diskussions- und Forschungsanregung von der Disengagement-Theorie ausgegangen ist und dies angesichts des frühen »Disengage-ment« von Cumming und Henry von der wissenschaftlichen Bühne nach ihrer Buchpublikation. Nach einigen Einlassungen auf geäu-ßerte Kritik in den folgenden Jahren gaben beide selber praktisch keine Stellungnahme mehr! Dennoch ist es so gewesen, dass durch die Disengagement-Theorie die bislang einzige große Kontroverse in der Gerontologie ausgelöst wurde, die mindestens in zweierlei Hin-sicht ihre Dynamik entfaltete: Einerseits wurde darüber gestritten, ob es sinnvoll und berechtigt sei, alterskorrelierten biologischen Ab-bauprozessen in Termini »sozialen Abbaus« gewissermaßen auch eine sozialgerontologische Fundierung zu verleihen (Neugarten, 1968). Andererseits hinterfragten insbesondere Alternspsychologen die angebliche Gleichförmigkeit von Disengagement-Prozessen im Zuge des Alterns und betonten die Notwendigkeit interindividueller Differenzierungen (Lehr & Minnemann, 1987). Insofern stimulierte die Disengagement-Theorie auch die erste substantielle Bezugnahme einer eher soziologischen auf eine eher psychologische Perspektive von Altern (und vice versa), wenngleich stärker in der Kontroverse als in der Komplementarität.

Nicht vergessen werden sollte über alledem, dass es zur Zeit von »Growing Old« und dem Beginn der Disengagement-Aktivitäts-Kontroverse weitere bedeutsame sozialgerontologische Werke und Forschungsprogramme gegeben hat. Tibbitts gibt 1960 das erste Handbuch der sozialen Gerontologie heraus (»Handbook on Social Gerontology: Societal Aspects of Aging«) und aus dem Committee of Human Development gehen für die weitere Entwicklung der sozial- und verhaltenswissenschaftlichen Gerontologie bis heute so entscheidende Personen hervor wie beispielsweise Vern Bengtson, David Chiriboga, Paul Costa, Nancy Datan, David Gutmann, Margaret Huyck, Eva Kahana, Sheldon Tobin und Lillian Troll. Damit dürfte das CHD die produktivste Kaderschmiede vor allem der sozialen Gerontologie in den USA darstellen, die allerdings heute nicht mehr existiert. Nicht unerwähnt bleiben sollte schließlich, dass gewichtige Vertreter der verhaltens- und sozialwissenschaftlichen Gerontologie wie George Maddox und Bernice Neugarten auch zu den Gründungsmitgliedern des »National Advisory Board« des im Jahre 1974 gegründeten »National Institute on Aging« in Bethesda, USA, gehörten.

Neben theoretischen und vor allem auch empirischen Beiträgen zur sozialen und verhaltenswissenschaftlichen Alternsforschung sei noch eine weitere intellektuelle und klinisch-praktische Strömung dieser Zeit auch mit Bedeutung für die Gerontologie erwähnt, die im Rückblick vor allem mit dem Psychoanalytiker und Lebenslaufforscher Erikson (→ biografische Notiz) verknüpft ist. Erikson hat – vor allem mit seinem 1950 zuerst erschienenen Buch »Kindheit und Gesellschaft« – den traditionell ganz auf die Kindheitsphase zugeschnittenen psychoanalytischen Ansatz durch eine Art »psychoanalytisches Durchbuchstabieren« des Lebenslaufs in Richtung einer lebensumspannenden Perspektive erweitert (dazu auch Conzen, 1996; Faltermaier et al., 2002). Er argumentiert dazu in Termini von *psychosozialen Krisen*, die über den gesamten Lebenslauf in unterschiedlicher Thematik verteilt sind, und die bewältigt werden müssen, um »erfolgreich« zu altern. Die typische Herausforderung des mittleren Erwachsenenalters ist aus seiner Sicht *Generativität*. Diese meint nicht nur die Sorge für die eigenen Kinder, sondern auch in einem allgemeineren Sinne die Sorge für nachfolgende Generationen. Im höheren Lebensalter besteht die Herausforderung, so Erikson, darin, *Ich-Integrität*, d.h. einen Zustand tiefer Befriedigung mit dem stattgefundenen Leben und seiner nun im Alter in der Regel nicht mehr deutlich veränderbaren Lebensgestalt zu finden. Man erkennt gerade am Beispiel der Ich-Integrität besonders eindrücklich auch den Kliniker Erikson, denn die Suche nach einem solchen Zustand kann durchaus misslingen und zu schweren psychischen Krisenerfahrungen im Alter führen (Erikson spricht von *Verzweiflung*). Mit seinen im psychoanalytischen Sinne unorthodoxen Gedanken hat es Erikson – wahrscheinlich nicht zuletzt auf Grund der ihm eigenen Brillianz des Erzählens wie seiner unkonventionellen Lebensweise – geschafft, auch von der Gemeinde der Lebenslauf- und Alternsforscher viel Anerkennung zu erfahren, was man an seiner Zitationshäufigkeit bis heute erkennen kann. Nicht selten geschieht dies im Tandem mit dem bereits erwähnten Psychoanalytiker Carl Gustav Jung, der ebenfalls eine Lebenslaufperspektive favorisierte (z.B. Baltes, 1990).

Biografische Notiz – Erik Homburger Erikson. Erik Eriksons (1902–1994) professioneller Werdegang war zunächst dadurch gekennzeichnet, dass er keinerlei akademischen Abschluss erzielte. Die »berufliche Laufbahn« begann er als durch Europa ziehender Künstler, der allerdings dann im Wien der 1930er-Jahre mit der Psychoanalyse Freuds in enge und prägende Berührung kam. Aufgrund seiner jüdischen Herkunft floh er 1933 in die USA, wo er – auch ohne Abschluss – eine Traumkarriere bis hin zu einer Harvard-Professur absolvierte. Doch immer wieder trieb es ihn zu neuen Ufern. So widmete er mehrere Monate völkerkundlichen Studien mit Indianern, er bereiste Indien auf den Spuren Gandhis, oder er zog sich ganz in das Studium historischer Quellen zurück, um Martin Luther nachzuspüren. Im Kranz seiner vielen Beiträge zur menschlichen Entwicklung war es vor allem das Konzept der Identität, das im Hinblick auf Entwicklung im Jugendalter in bahnbrechender Weise bearbeitet und öffentlich bekannt wurde.

3.3.4   Gerontologie von den 1960er-Jahren bis heute

Betrachten wir also nun – wiederum getrennt für den deutschsprachigen und den angloamerikanischen Raum – noch einige wesentliche Stationen jener Zeit, die wir heute wohl als eine Periode der *Konsolidierung* der Alternsforschung bezeichnen können. Sie reicht bis in die »Jetzt-Zeit« hinein.

Gerontologie von den 1960er-Jahren bis heute
im deutschsprachigen Raum
Etwa zu Beginn der 1960er-Jahre verdichten sich an der Universität Bonn unter der Ägide von Hans Thomae diverse alternspsychologische Arbeiten, an denen vor allem auch Ursula Lehr Anteil hat, zu einem Klima, das die intellektuellen und materiellen Voraussetzungen dafür schafft, die erste größere gerontologische Längsschnittstudie in Deutschland zu initiieren. Die »Bonner Längsschnittstudie über das Altern« (BOLSA) beginnt im Jahre 1965 mit Förderung durch die DFG, und sie wird bis 1980/81 insgesamt sieben Messzeitpunkte realisieren, wenngleich die Förderbedingungen im Laufe der Jahre immer schwieriger werden und zu Einschränkungen im Erhebungsprogramm führen (Lehr, persönliche Kommunikation, 2001; Thomae, 2001, persönliche Kommunikation; Lehr & Thomae, 1987). Mit der BOLSA geht die psychologische Gerontologie im deutschsprachigen Raum etwa Mitte der 1960er-Jahre, also etwa zehn Jahre später als in den USA, einen entscheidenden inhaltlichen und methodischen Schritt in Richtung einer Profilierung – inhaltlich mit einer interdisziplinär (vor allem Psychologie und Medizin) und methodisch mit einer von Beginn an längsschnittlich angelegten Studie. Wer Näheres über die BOLSA wissen möchte, der lese **Vertiefung 3.1**.

> **Vertiefung 3.1:** Die Bonner Längsschnittstudie über das Altern (BOLSA) – Ein Steckbrief
>
> Eine grundlegende Zielstellung der Bonner Längsschnittstudie über das Altern war es, sog. »einfache Leute«, die altern, über einen möglichst langen Zeitraum hinweg immer wieder zu untersuchen. Eine weitere methodische Zielsetzung ging dahin, keine Hypothesen testen, sondern möglichst offen und explorativ bleiben zu wollen. Eine dritte allgemeine Zielrichtung bestand darin, die über die Zeit hinweg beobachtbaren Veränderungen vor allem vor dem Hintergrund der individuellen Biografien und der diesbezüglichen Unterschiede verstehen zu wollen. Eine vierte me-

thodische Zielrichtung nahm schließlich ihren Ausgangspunkt darin, stark interdisziplinär vorzugehen, d.h. somatische, psychische und soziale Aspekte von Altern zu erfassen.

Einbezogen wurden, wie Lehr und Thomae (1987) in ihrer Zusammenstellung der wesentlichen Befunde der Studie berichten, zu Beginn der Studie im Jahre 1965 222 Männer und Frauen der Geburtsjahrgänge 1900–1905 und 1890-1895. Dabei war vor allem die Überlegung maßgeblich, dass die einen den Übergang in den Ruhestand noch vor sich, die anderen dies bereits einige Jahre hinter sich hatten. Die Stichprobe, die sich zwangsläufig im Laufe der Zeit durch Ausfälle wie Verweigerung, Krankheit und Tod verringerte, konnte im Wesentlichen sieben Mal über einen Zeitraum von 15 Jahren hinweg untersucht werden (1965/66–1980/81). Zum siebten Messzeitpunkt waren noch 52 Personen Teil der Untersuchung (1983 wurden sogar noch einmal Daten an den noch verbliebenen 43 Personen erhoben).

Bis heute methodisch interessant an der BOLSA ist die Art der Datenerhebung. Zu diesem Zweck kamen die Teilnehmerinnen und Teilnehmer nämlich für etwa eine Woche nach Bonn und absolvierten in dieser Zeit ein umfangreiches Erhebungsprogramm, das neben der ausführlichen Exploration der Biografie auch standardisierte Instrumente (z.B. zur geistigen Leistungsfähigkeit) und eine umfassende körperliche Untersuchung beinhaltete. Zusätzlich nutzte man die »erholsamen« Teile der Woche (z.B. eine Schifffahrt auf dem Rhein) dazu, das Verhalten der Teilnehmer zu beobachten (z.B. hinsichtlich ihres sozialen Kontaktverhaltens). Die Explorationen wurden auf Band aufgezeichnet und sowohl für die Auswertung wie allgemein für die »Nachwelt« konserviert.

Wer die BOLSA in einen größeren Kontext der derzeit existierenden gerontologischen Längsschnittstudien einordnen möchte, dem sei die Lektüre von Schaie und Hofer (2001) empfohlen.

Eine weitere, für die Entwicklung der internationalen Alternsforschung sehr bedeutsame Person beginnt ebenfalls in den 1960er-Jahren ihren Werdegang: Paul B. Baltes (→ biografische Notiz).

Biografische Notiz – Paul B. Baltes. Paul Baltes (geb. 1939) ging bereits 1963 nach Abschluss seines Psychologiestudiums an der Universität Saarbrücken erstmals in die USA (Universität von Nebraska). Seine 1968 in der Zeitschrift »Human Development« erschienene und ein Jahr zuvor an der Universität von Saarbrücken abgeschlossene Dissertation zu methodischen Fragen der Trennbarkeit von Alters-, Kohorten- und Zeitperiodeneffekten ist heute ein Klassiker der psychologischen Alterns- bzw. Lebensspannenliteratur. Baltes ging 1968 erneut in die USA, wo er bis 1979 zuerst an der West Virginia Universität, dann an der Pennsylvania State Universität lehrte und forschte. Dann kehrte er nach Deutschland zurück und trat ab 1981 die Position als Direktor der Abteilung für Humanentwicklung des Max-Planck-Instituts für Bildungsforschung in Berlin an. Baltes legte ein umfangreiches Werk von theoretischen Arbeiten (etwa zur Notwendigkeit einer lebensumspannenden Sichtweise von Entwicklung, zu erfolgreichem Altern) und empirischen Studien vor, vor allem zu vielfältigen Fragen des kognitiven Alterns. Er war Ende der 1980er-Jahre Mitbegründer der Berliner Altersstudie.

Die wesentlichen weiteren Agenten der Entwicklung der Alternsforschung im deutschsprachigen Raum seit den 1960er-Jahren können an dieser Stelle nicht vollständig aufgezählt werden. An erster Stelle ist ein weiteres Mal Ursula Lehr zu nennen, die vor allem durch eine einzigartige Kombination von wissenschaftlicher Produktivität als Hochschullehrerin in Köln, Bonn und ab 1986 in Heidelberg (emeritiert 1998) *und* äußerst öffentlichkeitswirksamem und unermüdlichem Engagement als Kommunikatorin von alternspsychologischen Befunden sowohl die akademische Welt wie auch die Gesellschaft und das dort existierende Altersbild positiv beeinflusst hat. Ihre 1972 erstmals erschienene und seitdem regelmäßig aktualisierte »Psychologie des Alterns« (Lehr, 1972, 2003) ist heute ein Klassiker der gerontologischen Literatur überhaupt, was auch zahlreiche Übersetzungen in andere Sprachen unterstreichen.

Aus dem »BOLSA-Setting« ist ein substantieller Teil der kritischen Masse der Alternspsychologinnen und -psychologen im deutschsprachigen Raum hervorgegangen. Genannt seien an dieser Stelle Insa Fooken, Erhard Olbrich und Reinhard Schmitz-Scherzer, wobei sich letzterer mit der Übernahme einer Professur in Kassel im Jahre 1982 stark der Sozialen Gerontologie zuwandte. Auch Hans-Dieter Schneider kommt aus diesem Setting und übernimmt Anfang der 1980er-Jahre eine Professur an der Universität Fribourg in der Schweiz. Nicht

dem Bonner »Stall« entstammt W. D. Oswald, Universität Erlan-
gen-Nürnberg, der seit Ende der 1970er-Jahre wesentliche alterns-
diagnostische Arbeiten publizierte (»Nürnberger Altersinventar«,
NAI, Oswald & Fleischmann, 1995) und 1983 ein vor allem für die
Ausbildung in Gerontologie wichtiges Buch »Gerontopsychologie«
vorlegte (Oswald & Fleischmann, 1983).

Starke Impulse für die psychologische Gerontologie sind ferner
von der früh (1999) verstorbenen Margret M. Baltes ausgegangen.
Margret Baltes ist Anfang der 1980er-Jahre zusammen mit ihrem
Mann Paul B. Baltes nach Deutschland an die Freie Universität Berlin gekommen. International besonders intensiv gewürdigt wurden
ihre empirischen Beiträge zu unselbständigem Verhalten alter Menschen in Heimen, aber auch in anderen »Settings«, in denen sie die
kritische Rolle der sozialen Umwelt und von Lernprozessen (im
Kontrast zu einer reinen Krankheitsperspektive zur Erklärung von
Unselbständigkeit) untermauern konnte (M. Baltes, 1996). Weitere
Themen ihrer vielfältigen gerontologischen Forschungsarbeiten bezogen sich auf Alltagskompetenz, erfolgreiches Altern, geschlechtsspezifische Alternsfragen und Arbeiten zur Diagnose von Demenzerkrankungen.

Die Entwicklung der sozialwissenschaftlichen Gerontologie im
deutschsprachigen Raum gewinnt etwa ab Anfang der 1960er-Jahre
an Wachstumsdynamik. Aus dem Umfeld des Sozialwissenschaftlers
Otto Blume in Köln gehen Personen wie Margret Dieck, ab 1974 bis
zu ihrem Tod im Jahre 1996 Leiterin des »Deutschen Zentrums für
Altersfragen« in Berlin, und Gerhard Naegele, seit 1990 Direktor der
Forschungsgesellschaft für Gerontologie bzw. des Instituts für Gerontologie in Dortmund, hervor, die heute als Wegbereiter der Sozialen
Gerontologie in Deutschland gelten können. 1971 erscheint, sicherlich auch ein Meilenstein, die von Hans Peter Tews verfasste »Soziologie des Alters« (Tews, 1971). Im Jahre 1967 erfolgt in der Bundesrepublik die Gründung der Deutschen Gesellschaft für Gerontologie (heute:
Deutsche Gesellschaft für Gerontologie und Geriatrie), durch die insgesamt die Interdisziplinarität der deutschen Gerontologie eine wesentliche Stärkung erfährt.

In Österreich ist es Leopold Rosenmayr (→ biografische Notiz),
der seit Ende der 1950er-Jahre mit Arbeiten zu den unterschiedlichsten Themen der sozialen Gerontologie in Erscheinung tritt, beispielsweise zu Fragen der Rolle der Älteren im familiären Kontext (vgl.
z.B. Rosenmayr & Köckeis, 1965). Später sind es vor allem auch
Amann, Hörl, Majce und Kolland, welche die soziale Gerontologie
in Österreich vertreten, wo sich interessanterweise bis heute keine
breiter angelegte Alternspsychologie etablieren konnte. In der Schweiz

werden etwa seit den 1970er-Jahren auch sozialgerontologische und demografische Fragestellungen mit zunehmender Intensität bearbeitet, so von Personen wie Gross, Hagberg, Höpflinger, Lalive d'Epinay und Schweizer.

> *Biografische Notiz – Leopold Rosenmayr.* Leopold Rosenmayr (geb. 1925) hatte nach dem Zweiten Weltkrieg u.a. Soziologie, Philosophie und Literaturwissenschaft an den Universitäten Wien, Paris und New York studiert. Ende der 1950er-/Anfang der 1960er-Jahre dürfte sein sozialgerontologisches Interesse erwacht sein. Eine erste Arbeit, die bereits sehr bekannt wurde, war das Buch »Umwelt und Familie« (zusammen mit E. Köckeis), das im Jahre 1965 erschien. Seit dieser Zeit hat Rosenmayr einen weiten Kranz von sozialgerontologischen Themen entfaltet und zu nahezu allen Grundfragen der Alternsforschung Stellung bezogen. So existieren von Rosenmayr beispielsweise Arbeiten zur Familie, zu Altersbildern, zum Wohnen, zur Sexualität, zur Pensionierung und zu den Potentialen eines »neuen« Alters. Hinzu kommen ethnologisch orientierte Forschungsarbeiten in Afrika und asiatischen Kulturen. Rosenmayr hat sich zudem immer wieder für Fragen der Praxis des Alterns interessiert. Er war Ende der 1980er-Jahre auch Mitglied der internationalen Kommission zur Aufklärung der Tötungsfälle im Wiener Hospital Lainz.

Etwa seit Ende der 1960er-Jahre erfährt die geriatrische und gerontopsychiatrische Forschung einschließlich der geriatrischen Rehabilitationsforschung insgesamt im deutschsprachigen Raum einen großen Aufschwung. Wegbereitende Personen in dieser Beziehung sind u.a. Falck, Füsgen, Häfner, Junod, Lauter, Meier-Baumgartner, Schubert, Schütz und Stähelin. Wegbereitende Personen der altersbiologischen Forschung im deutschsprachigen Raum sind u.a. Platt und Schachtschabel.

In den 1970er- und 1980er-Jahren ist auch im deutschsprachigen Raum der Prozess der Etablierung und Institutionalisierung der Alternsforschung in allen wesentlichen Disziplinen weit vorangeschritten. Zunehmend stärker kommen nun auch hier die vor allem aus den USA stammenden Impulse in Richtung einer Geroprophylaxe bzw. einer Interventionsgerontologie zum Tragen (Lehr, 1979; siehe auch weiter unten). In den 1980er- und vor allem in den 1990er-Jahren entstehen größere Studien und Forschungsprogramme mit öffentlichen Fördermitteln, insbesondere:

- ein Förderschwerpunkt des damaligen Bundesministeriums für Forschung und Technologie (BMFT) »Psychische Gesundheit im Alter« (Häfner, 1986);
- eine umfangreiche Repräsentativerhebung zur Pflegebedürftigkeit älterer Menschen mit Namen »Möglichkeiten und Grenzen selbständiger Lebensführung (MUG)« (vgl. Wahl & Wetzler, 1998);
- eine interdisziplinär angelegte Studie zum mittleren und höheren Erwachsenenalter nach der deutschen Wiedervereinigung mit Erhebungen in West- und Ostdeutschland mit Namen »Interdisziplinäre Längsschnittstudie des Erwachsenenalters (ILSE)« (vgl. Martin et al., 2000);
- eine stark sozialwissenschaftlich orientierte Studie zu Menschen in der zweiten Lebenshälfte mit Namen »Alterssurvey – die zweite Lebenshälfte« (Kohli & Künemund, 2000);
- eine interdisziplinär angelegte Studie zu Hochaltrigen mit Namen »Berliner Altersstudie (BASE)« (Mayer & Baltes, 1996);
- eine längsschnittlich angelegte Interventionsstudie mit Namen »Selbständigkeit im Alter (SIMA)« (Oswald, Rupprecht & Gunzelmann, 1998);
- die Durchführung des Nationalen Forschungsprogramms »Alter« (NFP 32) in der Schweiz.

Nähere Beschreibungen von einigen dieser Studien finden sich bei Karl (2003). Wesentliche Befunde der Alternsforschung im deutschsprachigen Raum in den 1990er-Jahren enthalten die Überblicksaufsätze von Kruse und Wahl in der »Zeitschrift für Gerontologie und Geriatrie« (Kruse & Wahl, 1999a,b; Wahl & Kruse, 1999a,b). Lehr und Brandenburg (1993) berichten über wesentliche Stationen der Entwicklung der Gerontologie in der ehemaligen DDR seit den 1980er-Jahren und die dort vorgelegte Altersliteratur im Vergleich mit westdeutschen Arbeiten.

Gerontologie von den 1960er-Jahren bis heute
im anglo-amerikanischen Raum
Hier hatte die Gerontologie zu Beginn der 1960er-Jahre einen relativ hohen Grad an Etablierung und beginnender Anerkennung im Kanon der Wissenschaften erreicht. Wesentliche Teilgebiete der Alternsforschung, wie etwa Beiträge zur Entwicklung der geistigen Leistungsfähigkeit, zu Lernen und Gedächtnis oder zur Entwicklung der Persönlichkeit innerhalb der psychologischen Gerontologie, die bereits in den 1950er-Jahren viel Forschungsaufmerksamkeit auf sich gezogen hatten, wurden mit noch größerer Intensität weitergeführt (vgl. zu den großen Wissenschaftlerinnen und Wissenschaftlern in der

neueren Alternsforschung auch Achenbaum & Albert, 1995, sowie Birren & Schroots, 2000). Zu derartigen Fragestellungen konnten in der Folge nicht zuletzt aufgrund der in den 1950er-Jahren begonnenen Längsschnittstudien (immer wieder) die Früchte geerntet werden (z.b. Costa & McCrae, 1980; Palmore, Busse, Maddox, Nowlin & Siegler, 1985; Schaie, 1983). Ebenso gingen nun Fragestellungen der sozialwissenschaftlichen Alternsforschung immer häufiger in beginnenden systematischen Forschungsprogrammen wie theoretischen Entwürfen auf (z.b. Bengtson & Dowd, 1981; Estes, 1979; Kuypers & Bengtson, 1973; Riley, Johnson & Foner, 1972).

Vormals noch wenig beachtete Fragestellungen, die ab den 1960er-Jahren hinzu kamen, waren beispielsweise solche, die sich mit der Rolle der räumlich-dinglichen Umwelt für Altern beschäftigten (Ökologische Gerontologie). Zu nennen ist vor allem Lawtons und Simons (1968) sog. Umweltfügsamkeits-Hypothese, in der angenommen wird, dass Altern auch durch eine immer höhere Sensibilität für Umweltdruck, etwa in Gestalt von barrierehaften Wohnbedingungen, gekennzeichnet ist. Sehr bekannt geworden ist ferner die Umzugsstudie von Francis Carp (1966), in der sie im Längsschnitt untersuchte, welche Auswirkungen Umzüge von Älteren im Hinblick auf Lebenszufriedenheit und Sozialkontakte besitzen.

Ohne Zweifel nahmen seit den 1960er-Jahren auch Fragestellungen der Biologie des Alterns wie der Altersmedizin und Alterspsychiatrie einen rasanten Aufschwung. Zu nennen wären etwa aus der Fülle der alternsbiologischen Befunde die Forschungsarbeiten von Leonard Hayflick zur begrenzten Teilungsfähigkeit von menschlichen Zellen (sog. »Hayflick-Theorem«; Hayflick, 1974). Einen immensen Aufschwung seit den 1960er-Jahren nahmen in den USA auch die geriatrische Forschung wie die Rehabilitationsforschung mit Älteren in Kombination mit dem, was heute üblicherweise als »Geriatrisches Assessment« bezeichnet wird. Hiermit ist die fachgerechte und umfassende (multidisziplinäre) Einschätzung der Fähigkeiten und Kompetenzen von Älteren gemeint, die sich für deren weitere Behandlung und die Prognose von Alterskrankheiten als sehr wichtig erwiesen hat (Rubenstein, Stuck, Siu & Wieland, 1991; vgl. auch Kapitel 6). Ebenso fanden Fragen der Alterspsychiatrie in den USA ein breites Forschungsecho, was sich beispielsweise in dem 1980 in erster Auflage erschienenen »Handbook of Mental Health and Aging« (herausgegeben von Birren & Sloane, 1980) manifestierte. Kurz zuvor waren bereits weitere wahre »landmark publications« in Form des »Handbook of Aging and the Social Sciences« (herausgegeben von Binstock & George, 1976), des »Handbook of the Biology of Aging« (herausgegeben von C. E. Finch, 1977) und des »Handbook of the Psychology of Aging« (herausgegeben von Birren & Schaie, 1977) erschienen. Diese sind zwischenzeitlich mehrmals in teilweise deutlich veränderten Auflagen publiziert worden; sie gehören bis heute zur Pflichtlektüre aller, die sich ernsthaft mit Alternsforschung beschäftigen.

Wesentlich – gerade auch in der Entwicklung der amerikanischen Alternsforschung seit Beginn der 1960er-Jahre – waren Paradigmen-Wechsel im Sinne dessen, was man im Alter für möglich hielt. Eine solche bis heute nachhallende Trendwende war die in den 1970er-Jahren nicht zuletzt durch den Einfluss der modernen Lernforschung beförderte Sichtweise einer hohen Plastizität und Veränderbarkeit des Alterns, die Baltes bereits 1973 im Rahmen eines Symposiums auf dem damaligen Kongress der »Gerontological Society of America« propagiert hatte. In der Folge kam es, wie es manchmal hieß, zu einem regelrechten Kult des Interventionismus mit Bezug auf das höhere Lebensalter. Aus heutiger Sicht kann wohl kaum hoch genug eingeschätzt werden, was eine solche Perspektive zur damaligen Zeit bedeutete, die doch noch sehr stark von einem Defizitbild des Alters bestimmt war. Vor allem die Ende der 1970er-Jahre angelaufene Forschung zur Trainierbarkeit der geistigen Leistungsfähigkeit im höheren Lebensalter (z.B. Baltes & Willis, 1982) hat zwischenzeitlich eine Fülle von Befunden zur Stützung der These von der kognitiven Plastizität alter Menschen erbracht (dazu mehr in Kapitel 6). Nicht zuletzt diese Forschungen waren es, die dann auch in Deutschland zur Entwicklung einer »Interventionsgerontologie« (Lehr, 1979) und weiteren Forschungen bis in die Gegenwart hinein geführt haben. Auch die bislang größte kontrollierte Studie zur Wirkung von kognitiven Trainingsprogrammen, die in den USA durchgeführt wurde, steht letztlich in dieser Forschungstradition (Forschungsprojekt »ACTIVE«; z.B. Ball et al., 2002).

3.4   Zusammenfassung und Kontrollfragen

Grundlage dieses Kapitels war die Überzeugung, dass es Sinn macht, sich ausführlich mit der Geschichte der Gerontologie zu beschäftigen. Wir hatten zunächst einen großen Bogen von den frühesten Anfängen der »Alternsforschung« etwa im vierten vorchristlichen Jahrtausend bis zum Ersten Weltkrieg gespannt und insbesondere die Periode seit Anfang des 19. Jahrhunderts als die Frühphase der Gerontologie bezeichnet (vgl. **Abbildung 3.6**).

Abbildung 3.6: Eine grobe Chronologie der Auseinandersetzung mit Alter und Alternsforschung vom Altertum bis heute

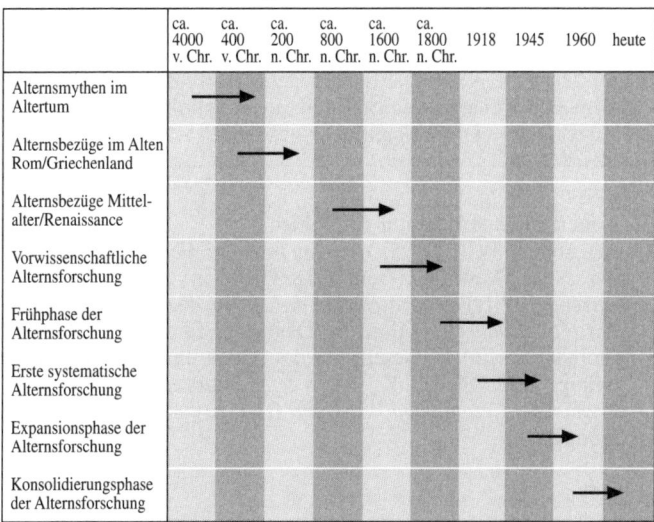

	ca. 4000 v. Chr.	ca. 400 v. Chr.	ca. 200 n. Chr.	ca. 800 n. Chr.	ca. 1600 n. Chr.	ca. 1800 n. Chr.	1918	1945	1960	heute
Alternsmythen im Altertum	→									
Alternsbezüge im Alten Rom/Griechenland		→								
Alternsbezüge Mittel-alter/Renaissance				→						
Vorwissenschaftliche Alternsforschung					→					
Frühphase der Alternsforschung						→				
Erste systematische Alternsforschung							→			
Expansionsphase der Alternsforschung								→		
Konsolidierungsphase der Alternsforschung									→	

Zwischen den beiden Weltkriegen ist es dann, vor allem in den USA, zu einem substantiellen Ausbau des Alternsforschung und damit zum eigentlichen Beginn einer systematischen Gerontologie gekommen. Die besonderen »wissenschaftlichen« und gesellschaftspolitischen Strömungen im nationalsozialistischen Deutschland sollten nicht vergessen werden. Nach dem Zweiten Weltkrieg kam es zu einer regelrechten Expansion der Alternsforschung auf allen Ebenen und in den unterschiedlichsten Disziplinen, wenngleich mit deutlicher Verzögerung im deutschsprachigen Raum gegenüber der Situation in den USA. Die Konsolidierung der Gerontologie kann man schließlich seit den 1960er-Jahren sowohl im weiteren Ausbau der Forschung wie anhand ihrer zunehmenden Institutionalisierung erkennen.

Fünf Kontrollfragen zu Kapitel 3:

1. Warum ist es sinnvoll, sich mit der Geschichte der Gerontologie zu beschäftigen?
2. Was kann man aus quantitativen Befunden zur Geschichte der Gerontologie lernen?

3. Wie hat sich »Alter« in unterschiedlichen historischen Epochen dargestellt?
4. Was sind wesentliche Trends in der Entwicklung der Gerontologie?
5. Welche Unterschiede zwischen dem deutschsprachigen und dem anglo-amerikanischen Raum sind im Hinblick auf die Geschichte der Gerontologie zu verzeichnen?

Als weiterführende Literatur empfohlen:
1. Achenbaum, W. A. (1995). *Crossing frontiers: Gerontology emerges as a science.* New York: Cambridge University Press.
2. Borscheid, P. (*1989*). *Geschichte des Alters. Vom Spätmittelalter zum 18. Jahrhundert.* München: Deutscher Taschenbuch Verlag.
3. Thomae, H. (1994). Geschichte des Alters und der Alternsforschung. In E. Olbrich, K. Sames & A. Schramm (Hrsg.), *Kompendium der Gerontologie, Abschnitt III-1* (S. 1–19). Lagerlechfeld: Ecomed.

4 Forschungslogik, Theorien und Methoden in der Gerontologie

> »We feel it is better to be explicit than to deny conceptualization as a screen to empirical interpretation. Traditionally, methods and theory have been viewed as distinct enterprises; it is our contention that they are, in fact, inextricably linked.«
> (Bengtson, Burgess & Parrott, 1997, S. S72)

4.1 Einführung

Nach der ausführlichen Betrachtung der *historischen* Entwicklung der Alternsforschung im letzten Kapitel wollen wir im Folgenden ihre *systematische* Erörterung weiterführen. Ziel des Kapitels ist die Einführung in die Forschungslogik der Gerontologie sowie die Darstellung der Funktion und Bandbreite von Theorien und Methoden. Wir hatten bereits in Kapitel 2 festgestellt, dass Wissenschaften stets nach bestimmten Regelwerken arbeiten und so gilt es im Folgenden, wichtige Räder dieses Regelwerks und ihr Ineinandergreifen in Bezug auf die Gerontologie kennen zu lernen. Wir werden allerdings nicht bei dieser eher formalen Seite stehen bleiben, sondern auch nach Inhalten fragen, also nach der, um im Bilde zu bleiben, Art der spezifischen Räder in der Gerontologie.

Im ersten Schritt werden wir uns wissenschaftlichem Tun in grundsätzlicher Weise nähern und dabei auch wissenschaftstheoretische Überlegungen einbeziehen. Im Mittelpunkt steht dabei die Frage, welche Ziele und Erkenntnisinteressen gerontologische Forschung an sich verfolgt und welche grundlegenden Anforderungen an die konzeptuellen Werkzeuge, derer sie sich hierzu bedient (das sind vor allem Theorien und Hypothesen), zu stellen sind. Am Beispiel der »Disengagement-Theorie des Alterns« wollen wir diese Überlegungen dann weiter veranschaulichen und diskutieren.

Im zweiten Schritt führen wir zunächst ein Klassifikationsschema für Theorien der Alternsforschung ein und ordnen diesem die aus unserer Sicht derzeit wichtigsten Theorien zu, wobei wiederum ein interdisziplinärer Duktus wesentlich ist. Im Weiteren werden diese Theorien vertieft, jedoch ohne zu sehr ins Detail zu gehen (es wird in anderen Bänden der Reihe »Grundriss Gerontologie« noch einmal genauer darauf Bezug genommen werden).

Im einem dritten Teil des Kapitels sollen die Methoden der Alternsforschung genauer betrachtet werden, wobei wir von einem ty-

pischen Ablauf des Forschungsprozesses ausgehen. Es sei bereits an
dieser Stelle hervorgehoben, dass dieser Teil des Kapitels nicht den
Anspruch hat, eine Methodeneinführung im eigentlichen Sinn anzubieten. Vielmehr soll es darum gehen, einen ersten Eindruck der
Reichhaltigkeit und Anwendungsoptionen von Methoden zu vermitteln. Dieses sollte Sie ermutigen, sich die jeweiligen Methoden im
Detail mit Hilfe entsprechender Ausbildungsangebote und Bücher
(dazu werden wir in dem entsprechenden Kapitelteil einige Hinweise
und Empfehlungen geben) anzueignen.

Mit diesen Zielsetzungen besitzt das vorliegende Kapitel auch die
Funktion, eine Basis für die in Kapitel 5 und Kapitel 6 darzustellen-
den Befunde der gerontologischen Forschung (Kapitel 5: grundlegend; Kapitel 6: anwendungsbezogen) bereitzustellen.

4.2   Alternsforschung als Wissenschaft –
Überlegungen zu ihrer Forschungslogik

Nicht selten wird in der Öffentlichkeit allem, was sich den Mantel
der Wissenschaftlichkeit umgehängt hat, mit Ehrfurcht, Respekt und
großer Kritiklosigkeit begegnet. Wissenschaft ist aber alles andere
als ein unfehlbares Unterfangen, sondern ein System von Regeln,
das es in erster Linie möglich machen soll, all dies, was als Wissenschaft angepriesen wird, nachprüfbar und absolut transparent für
jeden anderen zu machen, der dieses Regelwerk kompetent be-
herrscht. Dieser Anspruch, man könnte auch von Kontrolle sprechen, hat im Laufe der Geschichte der Wissenschaften zu hoher und
höchster Qualität von Ergebnissen, aber bis in die jüngste Zeit hinein auch immer wieder zu Scharlatanerie und Fälschung von Befunden – aus welchen Motiven auch immer – geführt. Aus diesem Grunde
ist es sehr wichtig, als angehender Gerontologe/als angehende Gerontologin etwas von der Forschungslogik der Gerontologie zu verstehen. Gerontologie ist diesbezüglich sicher noch stärker als andere
Wissenschaftsdisziplinen und -felder gefordert, denn das Gebiet ist
noch jung und die grundlegende Qualität seines weiteren Ausbaus
wird erheblich über seine Zukunft und seine zukünftige Anerkennung und Positionierung im Kanon anderer Wissenschaften mitbestimmen (siehe Kapitel 3 zur geschichtlichen Entwicklung der Gerontologie).

4.2.1 Theorien als Netze, um Altern einzufangen

Alternsforschung verfolgt letztlich die Zielsetzung, Grundlagen für eine gute Deskription, Erklärung und Prognose von Alternsprozessen und damit auch für evidenz-basierte Interventionen bereitzustellen (vgl. zu diesen grundlegenden Begriffen Kapitel 2). Gerontologie nähert sich dazu der Wirklichkeit des Alterns vor allem mit der Zielsetzung, Zusammenhänge zwischen Phänomenen aufzudecken, und zwar einmal im schwachen Sinne der Feststellung von Kovariationen (Was geht mit was einher?), zum anderen im starken Sinne der Feststellung von Kausalzusammenhängen (Was bewirkt was?). Damit wird bereits deutlich, dass die Gerontologie weitgehend ein *erfahrungswissenschaftliches* Wissensfeld ist, d.h. die Vorgehensweise ist primär eine empirische mit dem Ziel, der Natur ihre Alternsgeheimnisse »abzulauschen«. Allerdings besteht heute Einigkeit darüber, dass dieses ein uferloses Unterfangen werden würde, wenn wir nicht Hilfsmittel an die Hand bekämen, die uns helfen, die Suchscheinwerfer sinnvoll auszurichten: Theorien und Hypothesen sind dabei entscheidend. Hier ist vor allem die Erkenntnis wesentlich, dass es naiv wäre zu glauben, man könne dieses Ablauschen von Geheimnissen der Natur einfach so, auf empirische Pirsch gehend, bewerkstelligen. Wir filtern und interpretieren nämlich, und dies ist eine Grunderkenntnis der modernen Wahrnehmungsforschung, immer bereits das, was an Außenreizen auf uns einströmt, und wir müssen häufig zuerst etwas wissen, bevor wir es sehen können (denken Sie an Reisen in fremde Länder ohne bzw. mit einem Reiseführer). Deshalb ist es wichtig, solche Arten des Sehens in Gestalt von Theorien und Hypothesen vor sich selbst, aber auch vor anderen Forschern explizit zu machen, denn erst dadurch werden unsere wissenschaftlichen Arten des Sehens kritikfähig und korrigierbar.

Die Natur, auch jener universale Aspekt von Natur, den wir als Altern bezeichnen, ist an sich schweigsam; sie (die »Natur des Alterns«) drängt sich uns keinesfalls unmittelbar auf. Es ist eine außerordentliche Kulturleistung der Spezies Mensch, dieses Schweigen mit Fragen durchbrechen zu wollen und zu können. Was sind solch grundlegende Fragen der Alternsforschung? Hier einige Beispiele mit Bezug auf den Humanbereich (solche Fragen sind aber prinzipiell universeller Natur, d.h. sie gelten für die gesamte belebte *und* unbelebte Materie):

- Wie kommt es, dass wir uns im Laufe des Lebens verändern und altern?
- Wie kommt es, dass sich dieser Prozess nach einer gewissen Stabilität im frühen und mittleren Erwachsenenalter in späteren Lebensphasen beschleunigt, in eine Phase mehr oder weniger ausgeprägter Instabilität eintritt, die dann zum Tode führt?
- Was macht Altern im Kern überhaupt aus? Was gehört dazu, was gehört nicht dazu?
- Welche grundlegenden Unterschiede im Alternsgang zwischen Menschen sind zu beobachten und welche Faktoren sind hierfür maßgeblich?
- Sind Alternsverläufe veränderbar? Wo liegen die Grenzen dieser Veränderbarkeit?

Es ist unmittelbar einleuchtend, dass sich hinter diesen, vielleicht könnte man von Fragen erster Ordnung sprechen, unendlich viele Detailfragen befinden, die erst noch formuliert und näher untersucht werden müssen. Gesucht sind Werkzeuge, die solche Fragen erster Ordnung mit ausgearbeiteten Aussagesysteme so verknüpfen, dass sie zu neuen und konkreten Fragezusammenhängen führen. Diese wiederum sollten dann auch empirisch prüfbar sein. Dies ist im Wesentlichen das, was Theorien leisten sollen.

Der Philosoph und Wissenschaftstheoretiker Sir Karl Popper (1934, S. 31) hat in seinem frühen Hauptwerk »Logik der Forschung« einmal davon gesprochen, Theorien seien die Netze, die wir auswerfen, um die Welt einzufangen, d.h. sie uns rational zugänglich zu machen, zu erklären und dann letztlich auch zu beherrschen. Aufgabe von Wissenschaft sei es, so Popper weiter, daran zu arbeiten, dass die Maschen des Netzes immer enger werden. Auch Alternsforscher werfen also, wie dies nach Popper ganz allgemein gilt, ihre diversen Netze aus, die sich etwa nach so grundlegenden Fragen wie den oben gestellten sortieren; sie versuchen auf diese Weise, der Natur des Alterns näher zu kommen. Im Laufe der Entwicklung der Alternsforschung, wie wir sie im vorangegangenen Kapitel kennen gelernt haben, sind wohl auch in der Gerontologie die Maschen der verschiedenen Netze, bei manchen mehr, bei anderen weniger, immer enger geworden, und es sind natürlich auch viele neue Netze hinzugekommen. Eines der bekanntesten und frühesten Netze der Gerontologie ist die »Disengagement-Theorie des Alterns«, und wir werden weiter unten sehen, dass sie trotz aller Kritik in mancher Hinsicht, um im Bild zu bleiben, alles andere als ein löcheriges Netz darstellt.

Auch in der Gerontologie müssen wir demnach Theorien entwerfen, um Altern einzufangen. Wie geht dieser Prozess im Einzelnen vonstatten, und welche Netze sind eher als andere geeignet, die besten Erkenntnisse zum Altern einzufangen? Der Alternssoziologe Victor Marshall, der sich intensiv mit der Rolle von Theorien in der Gerontologie befasst hat, zitiert dazu den französischen Mathematiker Poincaré (1854–1912):

»Science is built of facts the way a house is built of bricks; but an accumulation of facts is nor more science than a pile of bricks is a house« (zitiert nach Marshall, 1996, S. 12).

Primäres Ziel von Theorien ist es, für konkrete Ausschnitte der Natur (eine Welttheorie wird es wohl bis auf Weiteres nicht geben) Beschreibungen, vor allem aber Erklärungen zu liefern. Bekanntlich sind solche Theorien in jenen klassischen Disziplinen wie der Physik oder Chemie häufig formalisiert und in mathematische Formen und Formeln gekleidet. Es gibt heute eine allgemeine Übereinkunft dahingehend, dass dieses auf den Bereich der Sozial- und Verhaltenswissenschaften, aber auch auf weite Teile der Medizin und Biologie, nicht so ohne weiteres übertragen werden sollte. Welche Ansprüche sollten wir also an gute Theorien ganz generell und deshalb auch in der Gerontologie stellen, wenn nicht mathematisch-formale?

4.2.2 Allgemeine Kriterien für gute Theorien

Die vier folgenden Kriterien werden immer wieder ins Feld geführt (dazu auch Achenbaum & Bengtson, 1994):

a) Logische Adäquatheit
Theorien sollten klar formuliert sein, sie sollten das Gebot der Sparsamkeit beachten, sollten in sich konsistent und widerspruchsfrei sein und einen hohen Informationsgehalt besitzen. Ein Beispiel aus dem Bereich der Alternsforschung: Wenn eine Theorieaussage etwa lauten würde: »Gegenstand dieser Theorie sind Zusammenhänge zwischen Altern und Sozialbeziehungen« und die einer anderen »Gegenstand dieser Theorie sind Einflüsse der Pensionierung auf die familiären Beziehungen«, dann wäre die zweite wohl als besser eingegrenzt und klarer formuliert zu bezeichnen. Würde die eine empirisch gut bestätigte Theorie mit nur wenigen Annahmen auskommen (z.B. »Die familiären Beziehungen nach der Pensionierung werden enger«), während eine andere viele Zusatzannahmen hinsichtlich jener Faktoren enthielte, die einmal zu engen, dann wieder zu weniger engen Beziehungen nach der Pensionierung führen, dann wäre die erste wohl als die sparsamere zu bezeichnen. Würde eine Theorie an der einen Stelle

behaupten, dass familiäre Beziehungen nach der Pensionierung *stets*
enger würden, an anderer Stelle hingegen, dass dies nicht für untere
Angestellte und Arbeiter gelte, dann wäre dies offensichtlich eine logische Inkonsistenz. Würde eine Theorie schließlich darauf abzielen, nur
Aussagen zur Beziehung von Älteren nach der Pensionierung zu be-
rufstätigen Kindern zu treffen, so besäße diese gegenüber einer anderen Theorie, die von familiären Beziehungen ganz allgemein spricht,
einen geringeren Informationsgehalt. Wir sehen an diesen Beispielen
allerdings auch, dass es nicht einfach ist, alle diese Kriterien gleichzeitig zu optimieren. So kann eine Theorie z.B. äußerst klar, sparsam
und logisch konsistent sein, aber nur einen sehr kleinen Realitäts-
ausschnitt anvisieren.

b) Operationale Adäquatheit

Theorien sollten nach Möglichkeit operationale Definitionen enthalten. Damit ist gemeint, dass es für die »richtige« Anwendung der
Theorie möglich sein sollte, die in ihr enthaltenen Begriffe relativ
stringent und allgemein akzeptiert einer empirischen Prüfung zuzu-
führen. Theorien sollten ferner die Ableitung von *Hypothesen* erlauben, d.h. von in den Maschen des Theorienetzes gut verankerbaren
und daraus herleitbaren Teilaussagen, die einer *überschaubaren* empirischen Prüfung zugeführt werden können. Ein Beispiel aus dem
Bereich der Alternsforschung: Wenn in einer Theorie etwa behauptet wird, die Kompetenz Älterer mit höherem sozio-ökonomischem
Status sei höher als jene von Älteren mit niedrigerem sozio-ökonomischem Status, dann ist noch nicht geklärt, wie die Konzepte »Kompetenz«, »sozio-ökonmischer Status« und »höherer versus niedrigerer sozio-ökonomischer Status« empirisch eindeutig erfasst werden
können. Würden sich nun die Nutzer der Theorie in diesen Operationalisierungen völlig unterscheiden, dann wäre es am Ende unmög-
lich, dahingehend zu differenzieren, ob empirische Befunde tatsächlich die Theorie unterstützen bzw. widerlegen oder lediglich die
verschiedenartigen Operationalisierungen der in ihr enthaltenen Begriffe widerspiegeln. Wenn die Theorie nun besagt, dass unter Kompetenz zwar die Fähigkeit zur Gestaltung des Alltagslebens, nicht
aber Intelligenz zu verstehen ist, dann sind wir zwar einen Schritt
weiter, aber wohl immer noch nicht zufrieden. Sagt die Theorie, dass
sie unter Kompetenz die Durchführung einer bestimmten Klasse von
Aktivitäten (z.B. kulturell orientierte Freizeitaktivitäten wie Thea-
ter- und Konzertbesuche) versteht, dann nähern wir uns allmählich
stärker einer *intersubjektiv nachvollziehbaren* Messung von »Kompetenz« gemäß dieser Theorie an. Ähnlich könnte die Theorie sagen,
dass sie für ihre Belange vor allem Bildung als Indikator für den

sozio-ökonomischen Status heranziehen will und dass niedrigerer sozio-ökonomischer Status mit Volksschule, höherer sozio-ökonomischer Status mit mittlerer Reife und Abitur gleichzusetzen wäre. Was immer die Vertreter dieser Theorie für einen solchen Vorschlag an überzeugenden Argumenten ins Feld führen; er wäre auf jeden Fall hinsichtlich der operationalen Adäquatheit der Theorie einer diesbezüglich unscharfen Theorievariante vorzuziehen. Die Ableitungsmöglichkeit von Hypothesen könnte in unseren Beispielen etwa darin bestehen, Voraussagen über Zusammenhänge (oder Unterschiede) in Wirklichkeitsausschnitten zu treffen, in denen die theoretisch relevanten *Konstrukte* bedeutsam sind. So könnte man beispielsweise die Theorie anhand einer entsprechenden Hypothese auf eine bestimmte Verhaltensweise (z.b. regelmäßige Theaterbesuche) hin zuspitzen oder auch voraussagen, dass sie in Bezug auf andere, nicht der Klasse der kulturell orientierten Aktivitäten zugehörige Verhaltensweisen (z.b. Spazieren gehen) nicht gelten sollte.

c) Empirische Adäquatheit
Gute Theorien sollten nicht nur gut und originell formuliert und »handhabbar« im Sinne der eben genannten Kriterien sein, sie sollten sich auch empirisch bewährt haben und immer wieder aufs Neue bewähren. Das letztere Teilkriterium der *Replizierbarkeit* ist wichtig, denn wir dürfen wohl kaum erwarten, dass ein einziger Test der Theorie bereits ihre hinreichende Bestätigung und *Generalisierungsfähigkeit* unterstützt. Aus der Beobachtung eines einzigen weißen Schwans (um ein in solchen Zusammenhängen beliebtes Beispiel aufzugreifen) bereits abzuleiten, alle Schwäne seien weiß, wäre prinzipiell nicht statthaft. Wer sagt uns, dass uns nicht bereits morgen nach 100 beobachteten weißen Schwänen ein schwarzer Schwan begegnet? Dann wäre die Theorie mit der Aussage »Alle Schwäne sind weiß« endgültig *falsifiziert* und ungültig. Es ist aber auch durchaus denkbar, dass Theorien sehr überzeugend formuliert sind und einen hohen Grad an Plausibilität besitzen, jedoch wenig mit der Realität zu tun haben bzw. einer empirischen Bestätigung nur bedingt standhalten. Ein Beispiel aus dem Bereich der Alternsforschung: Eine Theorie, die vorhersagt, dass aufgrund der offensichtlichen Verlusterfahrungen, welche das Alter mit sich bringt, das allgemeine Wohlbefinden vom mittleren Erwachsenenalter ins Alter steil nach unten geht, hätte als Entwurf sicherlich einiges für sich. Wir würden aber einen verhängnisvollen Fehler begehen, wenn wir eine solche Theorie unbesehen, d.h. ohne sie an der Realität zu prüfen, für bare Münze nähmen. Die Datenlage sieht nämlich eher so aus, dass das Wohlbefinden insgesamt vom mittleren ins höhere Alter relativ konstant

bleibt. Erst im sehr hohen Alter scheint es zu einem moderaten Abfall zu kommen. Die Gründe hierfür sind vielfältig: So treten auch im mittleren Erwachsenenalter typische Belastungen mit Auswirkungen auf Wohlbefinden auf (z.B. Scheidung, Arbeitslosigkeit). Hinzu kommen Anpassungsmechanismen bei Älteren, welche die potentiellen Belastungen durch altersassoziierte Verlusterfahrungen abzuschwächen in der Lage sind (z.B. Herunterschrauben von Zielen; Vergleich mit anderen, denen es schlechter geht; sich auf die verbliebenen guten Seiten des Lebens besinnen). Man könnte deshalb sogar sagen, eigentlich originell sei eher eine Alternstheorie, die eine weitgehende *Stabilität* von Wohlbefinden vom mittleren ins höhere Alter voraussagt und dieses mit Überlegungen wie den eben angestellten begründet.

d) Pragmatische Adäquatheit
Der bekannte Psychologe Kurt Lewin wird immer wieder gerne zitiert mit seiner Aussage, dass nichts so praktisch sei wie eine gute Theorie. Und er hat recht gehabt! Wenn wir etwas in der Realität verändern wollen, ganz gleich ob auf individueller oder auf gesellschaftlicher Ebene, fühlen wir uns (emotional) wohler, (kognitiv) stärker und (ethisch) überzeugender, wenn wir unsere Vorschläge in einem gut begründeten (siehe die obigen Kriterien) System von Aussagen, eben in einer Theorie, verankern können. In den technischen Wissenschaften ist es besonders evident, dass solche Theorieanwendungen viel mit Praxis zu tun haben. Die Tragfähigkeit einer Brücke oder den Auftrieb eines neuen Tragflügelsystems für einen Jet in einer vernünftigen Spannbreite anzunehmender Belastungen und Grenzbelastungen theoretisch differenziert vorherzusagen und entsprechend auszulegen, kann im Bedarfsfalle lebensrettend sein. Auch wenn es in der Alternsforschung weniger dramatisch zugehen mag, das grundsätzliche Argument gilt auch hier. Zu diesem Gedanken ebenfalls ein Beispiel: Wenn wir eine Theorie zur Verfügung hätten, die uns wohlbegründet und empirisch gut bestätigt zu der Voraussage bringen würde, ein umfassendes Training der Beweglichkeit und der geistigen Leistungsfähigkeit bereits mit 20–25 Jahren, also bevor altersbedingte Abbauerscheinungen überhaupt aufzutreten beginnen, würde dementielle Erkrankungen im höheren Lebensalter verhindern, so würde deren Anwendung vielleicht erhebliche Pflegekosten einsparen helfen. Der Nachteil: Selbst wenn die Theorie stimmte, wäre ihre empirische Bestätigung aufwändig, denn Politiker, welche für solche flächendeckenden Trainings viel Geld bewilligen müssten, würden wahrscheinlich nach Längsschnittstudien fragen – und diese würden hier sehr lange dauern!

Was uns auch sagt: Vielleicht gibt es richtige Theorien, die deshalb der Wissenschaft verloren gehen, weil ihre Prüfung zwar durchaus möglich, aber gleichzeitig mit einem unvertretbar hohen Aufwand verbunden ist. Das System Wissenschaft mit seinen theoretischen Errungenschaften ist also stets relativ, und auch die Prüfung und Bewährung von Theorien ist etwas Relatives.

Wiederum war es Popper, der hierzu grundlegende Überlegungen eingebracht hat. Nach seiner Auffassung können sich Theorien empirisch vor allem dadurch mehr oder weniger gut bewähren, dass sie immer wieder Härtetests ausgesetzt werden mit dem Ziel, sie zu falsifizieren. Hat eine Theorie viele solche Falsifikationsversuche gut überstanden, kann sie als bewährt gelten. Diese Logik bedeutet allerdings auch, dass niemals eine endgültige Verifizierung möglich ist. Um noch einmal im obigen Bild zu bleiben: Es kann nie ausgeschlossen werden, dass uns schon am nächsten Tag ein schwarzer Schwan begegnet, jedoch wird dieses wohl allgemein als eher unwahrscheinlich angenommen, wenn viele Personen nach einer längeren, aktiven Schwansuche stets nur weiße Schwäne entdeckt haben.

Und wir sollten bei alledem nicht vergessen, dass auch Wissenschaft eine soziale und psychologische Komponente besitzt. In der Regel begegnen Wissenschaftler Falsifikationen ihrer Theorien nicht mit der Menüoption »Papierkorb«, sondern sie reformulieren, verändern und passen ihre Theorien den neuen Gegebenheiten an. Wissenschaftstheoretiker wie Imre Lakatos (1970) haben gar davon gesprochen, dass absichtlich Schutzgürtel (protective belt) um den Kern von Theorien gelegt werden, um möglichst viele Falsifikationsversuche abzuwehren (z.B. »Das hatte ich ganz anders gemeint«). Eine andere Möglichkeit besteht darin, dass Theoretiker die Aussagen ihrer Theorien so allgemein halten (z.B. »Im Alter verändern sich Sozialbeziehungen«), dass sie völlig immun gegen Falsifikationsangriffe werden. Sie verletzten damit allerdings grundlegende Kriterien guter Theorien, wie wir sie weiter oben kennen gelernt haben.

Vor allem der Wissenschaftsforscher Thomas Kuhn hat Wissenschaft auch als *soziales* System eingehend untersucht (Kuhn, 1976). Er ist dabei zu der Auffassung gelangt, dass – ähnlich wie in sozialen Gruppen – im Wissenschaftskontext zu bestimmten Zeiten und aufgrund der Meinungen von besonders anerkannten Forschern vorherrschende Auffassungen (»Paradigmen«) existieren, die vor allem mit diesen vereinbare theoretische Auffassungen und Forschungsaktivitäten befördern (stärker formuliert: zulassen). Dies bedeutet allerdings in der Konsequenz, dass bisweilen Theorien nicht deshalb sterben, weil sie viele Falsifizierungen nicht überstanden haben, sondern ganz einfach deswegen, weil ihre Vertreterinnen und Vertreter

sterben oder sich anderen Prioritäten zugewandt haben. Diese Zweifel an der Rationalität wissenschaftlichen Handelns hat der Wissenschaftstheoretiker Paul Feyerabend (1983) in seinem Buch »Wider
den Methodenzwang« dahingehend radikalisiert, letztlich sei keine
verlässliche Grenze zwischen wissenschaftlichem und nicht-wissen-
schaftlichem Tun zu ziehen. Wir wollen dieses Argument keinesfalls
unterstützen, es aber erneut zum Anlass nehmen, um Sie zu ermutigen, sich auch mit dem Wissenschaftssystem Alternsforschung kritisch auseinander zu setzen. Dies ist allemal besser, als unbesehen an
die Alternsforschung zu glauben und Befunde unkritisch zu übernehmen.

4.2.3   Zum Theoriestand in der Alternsforschung

Zwei Dinge müssen unterschieden werden. Zum einen kann kriti-
siert werden, dass ein Wissenschaftsgebiet theoretische Überlegungen in nicht ausreichendem Maße aufweist. Ein solches Argument
ist in der Tat auch immer wieder mit Bezug auf die Gerontologie
gemacht worden. Insbesondere James Birren, einer der bislang anerkanntesten Alternsforscher überhaupt (vgl. Kapitel 3), hat in den
letzten Jahren davon gesprochen, die Alternsforschung sei »data-rich
and theory-poor« bzw. »data-rich and explanation-poor« (z.B. 1999).
Birren meint damit, dass wir zwischenzeitlich in der Gerontologie
über unzählige Studien mit unzähligen Datenbergen (manchmal wird
auch von Datenfriedhöfen gesprochen) verfügen, jedoch zu wenig
verstehen, ob und wie sich Zusammenhänge zwischen den verschiedenen Phänomenen, die in diesen Daten repräsentiert sind, darstellen, ganz zu schweigen von relativ eindeutigen Kausalketten. Genau
dieses aber können Daten nicht aus sich heraus leisten, sondern eben
nur Systeme mit dem Ziel, solche Erklärungen anzubieten, eben
Theorien. Nicht zuletzt solche Kritik hat wohl auch dazu geführt,
dass in den letzten Jahren in der Alternsforschung der Theoriewind
wieder stärker zu wehen begonnen hat, und es relativ viele Bestrebungen gegeben hat, die kritische Masse an verfügbaren Theorien
systematisch und über Disziplingrenzen hinweg zusammenzustellen.
Zu nennen ist hier vor allem das amerikanische Werk »Handbook
of Theories of Aging« (Bengtson & Schaie, 1999).
    Zum anderen ist es wichtig, die verfügbaren Theorien auch tat-
sächlich anzuwenden bzw. sich in empirischen Arbeiten explizit darauf zu beziehen. Dies ist wahrscheinlich je nach Domäne der Alternsforschung unterschiedlich. In einer Analyse von 645 Arbeiten
aus dem Bereich der sozialwissenschaftlichen Alternsforschung aus

den Jahren 1990–1994, die in acht einschlägigen und allgemein hoch-
geschätzten Fachzeitschriften erschienen sind, bezogen sich nur 28%
explizit auf theoretische Entwürfe (Bengtson, Burgess & Parrott,
1997). Dies ist in zweierlei Hinsicht ein misslicher Sachverhalt. Erstens sind, wie wir bereits weiter oben festgestellt haben, theoriefreie
Beobachtungen der Realität, auch der »Alternsrealität«, nicht möglich und so ist es besser, die ohnehin unvermeidbare implizite theoretische Richtschnur, die Forschungsarbeiten zugrunde liegt, deutlich
für jeden Leser und jede Leserin zu explizieren. Zweitens ist es fraglich, und hier können wir den Bogen zu Birrens Überlegungen
ziehen, ob der in gewissem Umfang zu beobachtende Trend zu Mini-
Hypothesen, d.h. kleinen und kleinsten, wohlparzellierten Fragestellungen ohne tiefere Verankerung in größeren theoretischen
Zusammenhängen, letztlich unsere Bemühungen nach einem umfassenden Verstehen von Alternsprozessen wirklich unterstützt. Wir
glauben, dass dies nicht der Fall ist und die Gefahr von unsystemati-
schem und nicht vernetztem Partialwissen über Alter und Altern
besteht.

4.2.4 Beispielhafte Untersuchung der
»Disengagement-Theorie des Alterns«

Wir wollen nun unsere zuvor angestellten Überlegungen an einem
uns schon aus dem vorangegangenen Kapitel gut bekannten Beispiel durchbuchstabieren, eben der »Disengagement-Theorie des
Alterns« (Cumming & Henry, 1961). Wir haben diese Theorie nicht
nur wegen ihrer so starken Resonanz in der Gerontologie seit den
1960er-Jahren ausgewählt, sondern auch deshalb, weil sie meistens
über die gerontologische Sekundär- und Tertiärliteratur rezipiert wird,
was bisweilen zu Ungenauigkeiten, Verkürzungen und überzogenen
Vereinfachungen führt. Manchmal wird argumentiert, die Disengagement-Theorie des Alterns sei von Anfang an falsch gewesen, oder
sie sei zwischenzeitlich ohnehin längst widerlegt worden. Da brau-
che man sich nicht mehr darum zu bemühen, sich mit ihr im Detail
auseinander zu setzen. Wir sind hier anderer Ansicht und denken,
zusammen mit Achenbaum und Bengtson (1994), dass auch heute
noch vieles aus dieser Theorie und ihrem Werdegang zu lernen ist –
vor allem für angehende Gerontologinnen und Gerontologen. Notwendig ist eine ausgewogene Beurteilung der Disengagement-Theorie mit Hilfe von allgemein akzeptierten Kriterien, wie wir sie weiter
oben eingeführt haben, um allzu pauschale und von welchen Interessen und Altersbildern auch immer bestimmte Einschätzungen zu

vermeiden. Und nach dem »Impact«, den die Disengagement-Theorie hatte, dürfte es eher unwahrscheinlich sein, dass die Theorie in allen weiter oben formulierten Kriterien schlecht abschneidet. Schließlich hatten wir gesehen, dass es neben einer möglichst rationalen Auseinandersetzung und Beurteilung einer Theorie auch noch andere Einflüsse gibt, die über ihr Schicksal mitbestimmen. Auch dieses sollte gerade bei einer so nachhaltig wirksamen Theorie wie der Disengagement-Theorie, bei der wir heute zudem den Vorteil der relativen historischen Distanz besitzen, im Auge behalten werden. So sollen uns drei Fragen in Bezug auf die Disengagement-Theorie in besonderer Weise beschäftigen: Handelt es sich überhaupt um eine Theorie? War die Disengagement-Theorie eine gute Theorie? Ist sie heute endgültig falsifiziert? Wir orientieren uns bei der Bearbeitung dieser Fragen vor allem an Achenbaum und Bengtson (1994), Backes und Clemens (1998) sowie an Lehr (2003).

Zunächst sei gefragt: Was meint eigentlich der Begriff Disengagement? Er meint vor allem einen mit Altern verknüpften Rückzug, insbesondere den Rückzug aus sozialen Kontakten bzw. sozialen Rollen. Ausgangspunkt zur Formulierung der Disengagement-Theorie waren Daten und Befunde der bereits in Kapitel 3 erwähnten »Kansas City Studies of Adult Life«, einer heute nur noch wenig bekannten Studie mit 40–70-Jährigen sowie einer Gruppe von 40–85-Jährigen, die Anfang der 1950er-Jahre anlief und in deren Rahmen bis 1958 alle zwei Jahre weitere Erhebungen durchgeführt wurden. Cumming und Henry (1961) versuchten nun mit Hilfe ihres Buches »Growing Old: The Process of Disengagement«, dessen Publikation übrigens immer wieder als vorzeitig bzw. übereilt beschrieben wurde, Erklärungen für ihre Befunde anzubieten. Dazu stellten sie neun Postulate vor, die den Kern ihrer Theorie ausmachen:

1. Obwohl sich Personen voneinander unterscheiden ist die Erwartung des Todes universell und der Verlust von Fähigkeiten wahrscheinlich. Aus diesem Grunde werden die Beziehungen zwischen einem alternden Menschen und anderen wechselseitig abgebrochen (mutual severing).
2. Weil soziale Interaktionen auch Normen kreieren und aufrechterhalten, führt die Reduktion von Interaktionen zu einer zunehmenden Freiheit im Alltagsverhalten von alten Menschen. Deshalb wohnt dem Prozess des Disengagement, wenn er einmal begonnen hat, eine zirkuläre, sich selbst aufrechterhaltende (self-perpetuating) Komponente inne.

3. Weil die zentrale Rolle von Männern in Amerika instrumentell, jene von Frauen sozio-emotional ist, wird sich der Prozess des Disengagement zwischen Männern und Frauen unterscheiden.

4. Der Lebenslauf (life cycle) wird von Ich-Veränderungen begleitet, die im Alter vor allem daher rühren, dass Kenntnisse und Fähigkeiten zurückgehen. Gleichzeitig sind es diese Kenntnisse und Fähigkeiten, die in Gesellschaften (Amerika) hoch angesehen sind. Altersgrenzen wie die Pensionierung sind auch dazu da, Ältere aus gesellschaftlichen Rollen zu entlassen, denen sie aufgrund von altersbezogenen Fähigkeitsrückgängen nicht mehr gewachsen sind. Disengagement wird vom Individuum selbst oder von der Gesellschaft oder von beiden ausgelöst.

5. Wenn sowohl die Gesellschaft wie das einzelne alternde Individuum zum Disengagement bereit sind, ist der Prozess des Disengagement vollendet. Wenn keine der beiden Seiten bereit dazu ist, läuft der Prozess weiter. Wenn das alternde Individuum zum Disengagement bereit ist, nicht aber die Gesellschaft, entsteht eine Diskrepanz (disjunction) von Erwartungen, die normalerweise dazu führt, dass das Engagement der betreffenden Person weiterläuft. Wenn hingegen die Gesellschaft Disengagement erwartet, die alternde Person aber nicht dazu bereit ist, führt diese Diskrepanz letztlich zu Disengagement.

6. Weil die Aufgabe (abandonment) zentraler Rollen – Arbeit bei den Männern, Ehe und Familie bei den Frauen – in einem deutlich reduzierten sozialen Lebensraum (social life space) resultiert, wird dies zu krisenhaften Erfahrungen und einem Verlust an Lebenszufriedenheit führen, solange keine dem Zustand des Disengagement entsprechenden Rollen gefunden werden.

7. Wenn alternde Individuen sich deutlich (sharply) der Kürze des Lebens und der Knappheit der noch verbleibenden Zeit bewusst werden, wenn sie ihre sozialen Lebensräume als schrumpfend und ihre Ich-Energie (ego energy) als verringert erleben, dann beginnt die Bereitschaft zum Disengagement.

8. Als Folge der Reduktion sozialer Interaktionen und des Verlusts zentraler Rollen ergibt sich eine Verschiebung in der Qualität der verbleibenden Rollen. Die Wahlmöglichkeiten zur Erlangung von positiven Beziehungserfahrungen werden breiter, und es gibt einen Wechsel von vertikaler zu horizontaler Solidarität.

9. Disengagement ist ein kulturfreies (kulturübergreifendes) Konzept, auch wenn die jeweilige Form kulturgebunden ist.

Bevor wir auf einige der nicht immer leicht zu verstehenden Formulierungen der Disengagement-Theorie eingehen, sollten wir uns den
historischen Kontext etwas genauer aussehen. So war Elaine Cumming, aus Harvard kommend, zur Zeit der Publikation des Buches
noch nicht lange Mitglied des »Committee on Human Development«
(siehe dazu Kapitel 3). In Harvard hatte sie bei einem der wichtigsten Soziologen jener Zeit, Talcott Parsons, Soziologie studiert. Und
in der Tat hatte auch Talcott Parsons das Vorwort zu »Growing Old«
verfasst, und es als »important book« gelobt (siehe noch einmal
Kapitel 3). Der Ansatz selbst ist von daher nicht zufällig eingebettet
in das funktionalistische Konzept von Parsons, in dem gesellschafts-,
handlungs- und persönlichkeitsspezifische Elemente eine Rolle spielen. Hier liegt wahrscheinlich eine der Wurzeln des grundlegenden
Ansatzes der Disengagement-Theorie, nämlich ihr Versuch, die
Mikroebene des persönlichen Erlebens und Verhaltens im Alter mit
gesellschaftlichen Aspekten zu verknüpfen. Gesellschaftliche und
individuelle (handlungs- und persönlichkeitsspezifische) Aspekte
spielen, so Parsons weiter, in funktionierenden Gesellschaften so
zusammen, dass es zu optimalen Anpassungen zwischen den Bedürfnissen der Gesellschaft und den Bedürfnissen ihrer Gesellschafts-
mitglieder kommt, ein Zusammenspiel, das eben »funktional« ist.
Nichts anderes hatten wohl auch Cumming und Henry im Sinn; sie
haben diese allgemeinen Überlegungen von Parsons zum ersten Mal
in aller Konsequenz und aus ihrer Sicht auf eine zu jenem Zeitpunkt
in der Soziologie noch wenig beachtete Lebensphase angewandt,
nämlich die Altersphase.

Die Theorie behauptet, dass es sich bei Disengagement um einen
unvermeidlichen Prozess des Alterns handelt, aber eben auch um einen, der funktional im Sinne einer Passung zwischen individuellen und
gesellschaftlichen Bedürfnissen wirkt. Der Disengagement-Prozess hat
sogar, so die Autoren, etwas sich selbst andauernd Verstärkendes, wenn
er erst einmal begonnen hat. Das Wechselspiel zwischen individuellen, alternsbezogenen Veränderungen und gesellschaftlichen Erwartungen im Sinne von »Altersgradienten«, d.h. von unterschiedlichen
Erwartungen an unterschiedliche Altersgruppen, wird in der Theorie
in seinen individuell-sozialen Mechanismen eingehend zu begründen
bzw. zu erklären versucht. Auch wird der Versuch unternommen, Ursachen und Wirkungen in ihrem komplexen Wechselspiel zu thematisieren. So wird etwa behauptet, dass Sozialbeziehungen im Alter
zunehmend mehr von horizontaler Solidarität, also von der gegensei-
tigen Hilfe und Unterstützung von Älteren untereinander, und zunehmend weniger von vertikaler Solidarität, der Hilfe und Unterstützung
zwischen Generationen, bestimmt werden.

Die in der Theorie getroffene Differenzierung nach Männern und Frauen mutet heute sicherlich überholt an. Aus der historischen Zeit heraus ist sie jedoch verständlich, wobei Cumming und Henry nur behaupten, dass Unterschiede in der Ausgestaltung des Disengagement-Prozesses zwischen alternden Männern und Frauen zu erwarten sind, nicht im Prozess selbst, denn dieser wird als universell und kulturübergreifend betrachtet. Auch andere theoretische Ansätze jener Zeit weisen im Übrigen, wie wir heute sagen würden, einen »gender bias« auf. Dabei muss man sehen, dass die damalige sozialstrukturelle Situation der Geschlechter tatsächlich noch deutlich verschiedener war als heute. So konnte man etwa in Havighursts Ansatz der »Entwicklungsaufgaben« (1948/1972), den wir bereits in Kapitel 3 kennen gelernt haben, lesen, dass die Entwicklungsaufgabe des »Empty Nest« (das letzte Kind verlässt das Elternhaus) vor allem für den weiblichen Elternteil eine Herausforderung darstellt, die Entwicklungsaufgabe der Pensionierung hingegen vor allem für Männer.

Insgesamt kommen wir demnach zu der Einschätzung, dass es bei der Disengagement-Theorie um ein in sich geschlossenes Aussagesystem mit hohem intellektuellem Anspruch handelt. Der Anspruch bestand insbesondere darin, die Mikroebene (Ebene des individuellen Alterns) mit der Makroebene (dem Umgang der Gesellschaft mit ihren älteren Mitgliedern) zu verknüpfen, ein Anspruch, der bis heute als ein wichtiger und in den meisten Theorien der Gerontologie nicht eingelöster betrachtet wird (z.B. Marshall, 1996). Man könnte auch sagen, es ging darum, psychologische mit sozialwissenschaftlichen Aspekten des Alterns im Sinne einer multidisziplinären Perspektive zu verbinden. Aber nicht nur das! Cumming und Henry hatten auch im Sinn, die mit dem Altern einhergehenden biologischen Verluste als Teil ihres Systems zu sehen; auch diese sollten mit dem sozial-psychologischen Prozess des Disengagement im Sinne einer Anpassung an Altern gewissermaßen neutralisiert werden. Cumming und Henry bieten Erklärungen dafür an, wie diese Prozesse zusammenhängen und zu welchen Konsequenzen sie führen. Und schließlich gehören sie mit zu den ersten Gerontologen, welche Altern als eine eigene Lebensphase mit eigenen Sinngehalten thematisieren. Konkret versuchen sie zu erklären, warum gerade der im Prozess des Disengagement inhärente Sinngehalt, letztlich eine Vorwegnahme des Todes, im Alter den höchsten funktionalen Wert besitzt. Wir können demnach auf jeden Fall resümieren, dass es sich bei den Überlegungen von Cumming und Henry tatsächlich um eine Theorie und gemessen an der Aussageweite manch anderer Alternstheorie sogar um eine »große« Theorie mit umfassendem Erklärungsanspruch (grand theory, Achenbaum & Bengtson, 1994) handelt. Ist sie auch eine gute Theorie? Zur näheren Untersuchung dieser Frage haben wir nach dem weiter oben Gesagten vier Kriterien an der Hand:

a) Logische Adäquatheit
Hier kommen wir wohl schnell zu dem Schluss, dass die Disengagement-Theorie klar und sparsam formuliert ist. Letzteres ist deshalb bemerkenswert, weil ihr Anspruch, wie wir gezeigt haben, ein sehr hoher ist. Sie findet letztlich in neun knapp formulierten Postulaten ihre Gestalt. Diese sind zudem in sich und in ihrem Bezug aufeinander logisch konsistent. Allerdings kann man kritisieren, dass der Schluss von der universellen Gegebenheit des zu erwartenden Todes auf den Abbruch der Beziehungen zwischen dem alternden Individuum und der Gesellschaft, wie in Postulat 1 der Theorie behauptet, sicherlich nicht zwingend ist. Insgesamt allerdings erfüllt die Disengagement-Theorie das Kriterium der logischen Adäquatheit bzw. der zugehörigen Subkriterien recht gut.

b) Operationale Adäquatheit
Hier ist – über die oben beschriebenen Postulate hinaus und häufig übersehen – zu sagen, dass »Growing Old«, das Buch zur Theorie, auch eine starke empirische Dimension hat. So wurden standardisierte Messinstrumente etwa in Richtung Lebenszufriedenheit (»morale index«) nicht nur eingesetzt, sondern es wurden in Anhang 3 des Buches auch Angaben zu den Gütekriterien der verwendeten Maße (Reliabilität und Validität; dazu mehr im Weiteren dieses Kapitels) präsentiert, was zu jener Zeit und wohl auch noch bis in die 1970er-Jahre hinein in der empirischen Alternsforschung durchaus keine Selbstverständlichkeit war. Zu fragen ist allerdings, wie Anpassung an Altern als (in der Theorie behauptete) Folge des Disengagement-Prozesses überhaupt zu messen ist. Darüber hinaus ist fraglich, ob das in der Theorie behauptete komplexe Wechselspiel zwischen der Mikro- und Makroebene mit empirischen Methoden gut erfasst werden kann. Der Gesamteindruck hinsichtlich des Kriteriums der operationalen Adäquatheit bleibt demnach durchwachsen: Auf der einen Seite enthält die Arbeit für die Zeit ungewöhnlich saubere methodische Vorgehensweisen, auf der anderen Seite ist zu fragen, ob sich nicht gewichtige Teile der Theorie einer empirischen Testung systematisch entziehen. Damit wäre die Theorie zumindest partiell immunisiert.

c) Empirische Adäquatheit

Hier ist zunächst darauf hinzuweisen, dass Cumming und Henry überhaupt den Versuch machen, ihre Theorie auch empirisch zu stützen. Das war zu jener Zeit in der Alternsforschung, vor allem der sozialwissenschaftlichen Gerontologie, an sich ein wesentlicher Aspekt im Sinne ihrer Verwissenschaftlichung. Allerdings: Cumming und Henry ziehen zur Stützung ihrer Annahmen nur Querschnittsdaten der »Kansas City Studies of Adult Life« heran, was problematisch ist. Denn sie sprechen ja selbst von einem Prozess des Disengagement und ein solcher kann per definitionem nur im Rahmen einer Längsschnittstudie beobachtet werden (einmal ganz davon abgesehen, inwieweit Annahmen der Disengagement-Theorie überhaupt empirisch erfasst werden können; siehe noch einmal das Kriterium der »operationalen Adäquatheit«). Zudem sollten sich Theorien, wie wir gesehen haben, vor allem auch durch Replikation bewähren. Hier ist nun wissenschaftssoziologisch interessant, dass bereits Wissenschaftler aus derselben Arbeitsgruppe, eben dem »Committee of Human Devlopment«, und mit Beteiligung an derselben Serie von Studien, eben der »Kansas City Studies of Adult Life«, in ihren Analysen von Daten aus diesen Studien *nicht* zu Bestätigungen der Theorie kamen. Neugarten und Kollegen vertreten etwa in ihrem 1964 publizierten Werk die Auffassung, dass es vielfältige Formen des Alterns gibt, von denen Disengagement nur eine ist. Ähnliche Befunde, auch im Hinblick auf ein zwar teilweise vorhandenes, aber vorübergehendes Disengagement, etwa nach der Pensionierung, erbrachte die Bonner Längsschnittstudie des Alterns (zusammenfassend dazu: Lehr, 2003). Auch kulturübergreifende Studien, so eine Studie zum Pensionierungsgeschehen in sechs Ländern (Deutschland, England, Italien, Österreich, Polen, USA; Havighurst, Munnichs, Neugarten & Thomae, 1969), fanden keine Bestätigung für die Annahmen der Disengagement-Theorie. Die Ergebnisse bestätigten vielmehr die *Aktivitätstheorie des Alterns*, nach der eine höhere Lebenszufriedenheit im Alter mit einer möglichst intensiven Aufrechterhaltung von früheren Aktivitäten einhergeht. Die Disengagement-Theorie hat sich damit insgesamt empirisch eher nicht bestätigt.

d) Pragmatische Adäquatheit

Die sich aus der Disengagement-Theorie ergebende Konsequenz, nämlich Älteren möglichst keine Aktivitätsprogramme und ähnliches anzubieten, um den im Alter notwendigen Anpassungsprozess nicht zu »stören«, erscheint aus heutiger Sicht absurd. Hier muss man allerdings sehen, dass eine solche Anwendung der Theorie so gut wie von niemandem ernsthaft verfolgt wurde, zumal die empirische Evidenz zur Begründung eines solchen Tuns (wie eben gezeigt) nicht gegeben war.

Ist die Disengagement-Theorie damit, trotz ihrer Verdienste, heute eine endgültig falsifizierte Theorie? Hier kommen nun noch einmal Popper, Lakatos und Kuhn ins Spiel, auch wenn sie sich in ihren Arbeiten nie auf die Altersforschung bezogen haben. Popper würde sagen, dass grundsätzlich eine Theorie nie endgültig bestätigt werden kann, was demnach für die Disengagement-Theorie, aber auch für alle anderen Alternstheorien gilt. Allerdings scheint es so zu sein, dass sich die Disengagement-Theorie über die Jahre hinweg empirisch nicht besonders gut bestätigt hat, d.h. es liegen relativ viele Falsifikationen vor. Einschränkend muss man allerdings sagen, dass dieses immer nur für Teilaspekte der Theorie gilt, denn, wie wir gesehen haben, sind wesentliche Elemente nur schwer zu operationalisieren. Dies allerdings würde Popper als unzulässige Immunisierung gegenüber Kritik und damit als nicht akzeptabel betrachten. Doch auch die Vertreter der Disengagement-Theorie haben sich dem Gegenwind nicht einfach hingegeben, sondern versucht, den Schutzgürtel (protective belt, Lakatos, 1970) zur Rettung der Theorie auszubauen. So hat Henry (1964) nach diesbezüglicher Kritik versucht, die ursprüngliche Theorieannahme einer *Universalität* von Disengagement zu relativieren, indem er die Möglichkeit eines »intrinsic disengagement« einführte. Er nahm also in Abwandlung der ursprünglichen Theorie an, dass Disengagement nicht universell sei, sondern auch etwas mit dem alternden Individuum und nicht so sehr mit der Gesellschaft zu tun habe. Ferner nahm er an, dass sich Disengagement vor allem in der Loslösung von Umweltbezügen zeige (disengagement with environment), und dies gleichzeitig mit einem höheren Engagement mit dem Selbst (engagement with self) einhergehe, d.h. er versuchte auch, die negative Tönung der Theorie zu relativieren.

Im Rückblick ist es, durch die wissenschaftssoziologische Brille von Kuhn gesehen, interessant, dass die beiden Hauptvertreter der Disengagement-Theorie, eben Cumming und Henry, auffallend schnell – bereits Mitte der 1960er-Jahre – von der gerontologischen Diskussionsbühne abgetreten sind und danach keinen substantiellen Versuch mehr unternommen haben, ihre Theorie zu retten. Im Nachhinein könnte man fast zu der Auffassung kommen, dass jene Theorie, welche die bislang größte Kontroverse in der Gerontologie ausgelöst hat, eigentlich sehr rasch von fast niemandem mehr verteidigt, geschweige denn angewendet wurde, und in der Folge eher eine Art Don Quichottescher Windmühlenkampf gegen sie geführt wurde. Die tieferen Ursachen hierfür liegen vielleicht darin begründet, dass in der Alternsforschung in den 1960er-Jahren ein neues, differenzierteres und mit positiven Elementen versehenes Altersbild zu entstehen begann. Dieses konnte man möglicherweise zunächst vor allem dadurch festigen, dass man sich von der Defizit-Perspektive der Disengagement-Theorie abgrenzte. Zugleich bot ein solches positiv getöntes und an Kompetenz ausgerichtetes Altersbild die Chance, die Bedeutung der psychosozialen und sozialwissenschaftlichen Alternsforschung im Kanon der an dem »gerontologischen Projekt« beteiligten Wissenschaften zu untermauern und damit vor allem gegenüber der biologischen und medizinischen Alternsforschung (die stark an einem Alter = Verlust-Denken orientiert war) zu stärken. Man könnte vielleicht mit Kuhn auch sagen, dass sich in den 1960er-Jahren ein diesbezüglicher *Paradigmenwechsel* ergeben hatte, zu dessen Entstehung die Disengagement-Theorie beitrug, indem sie immer mehr, wie Kuhn sagen würde, Anomalien (also Diskrepanzen zwischen theoretischen Erwartungen und empirischen Befunden) produzierte. Auch wenn solche wissenschaftssoziologischen Überlegungen durchaus plausibel erscheinen, sollten wir mit derartigen Interpretationen dennoch vorsichtig sein. Kuhn selbst hatte seine Vorstellungen vor allem auf klassische Disziplinen wie die Physik bezogen, und er würde wohl sagen, dass die Alternsforschung noch längst nicht jenen Entwicklungsstand erreicht hat, der eine sinnvolle Anwendung seiner Überlegungen überhaupt erst rechtfertigen würde.

Abschließend wäre zu fragen, wie das Ergebnis aussähe, wenn der Versuch unternommen würde, alle wesentlichen Theorien der Gerontologie in ähnlicher Weise, wie wir dies eben für die Disengagement-Theorie getan haben, einem Härtetest zu unterziehen. Interessanterweise hat dies bisher niemand mit einer gewissen Rigorosität getan, und es ist klar, dass auch wir im Rahmen dieses Einführungsbuches solches nicht leisten können. Vielleicht wollen Sie selbst den einen oder anderen Schritt in diese Richtung gehen? Sie werden auf jeden Fall davon profitieren, denn, das sollte an dieser Stelle unsere Botschaft sein, die Beschäftigung mit Theorien ist auch für die Alternsforschung äußerst wichtig. Wir möchten Ihnen im nächsten Schritt des Kapitels weiteren Stoff für die Auseinandersetzung mit Theorien zur Verfügung stellen, aber den Schwerpunkt unserer Herangehensweise verlagern: Weg von der Kritik (so wichtig sie auch ist) und hin zu dem Versuch, Theorien in ihren Aussagegehalten im Hinblick auf Altern in einem interdisziplinären Duktus zu systematisieren.

4.3 Theorien in der Gerontologie – Versuch eines systematischen Überblicks

Die Disengagement-Theorie des Alterns ist wahrscheinlich die bis heute bekannteste Theorie, welche die Alternsforschung hervorgebracht hat. Wir hatten gesehen, dass sie mit Fug und Recht als eine Theorie bezeichnet werden darf. Das lässt sich von so manch anderem Ansatz in der Gerontologie, der heute als Theorie bezeichnet wird, unter Zugrundelegung der vorgeschlagenen Kriterien nicht unbedingt sagen. Im Folgenden wollen wir allerdings nicht päpstlicher als der Papst sein. Ziel unserer Darstellung ist es, mit einem liberalen Verständnis dessen, was als Theorie bezeichnet werden kann, die derzeit wesentlichen theoretischen Ansätze in der Gerontologie zusammenzutragen und einer uns hilfreich erscheinenden Systematik zu unterwerfen. Damit möchten wir auch zu einer ganzheitlicheren Sicht von Altern als dies üblicherweise der Fall ist, beitragen, weil sich Arbeiten in der Gerontologie doch häufig schwerpunktmäßig nur mit psychologischen, soziologischen, medizinischen oder biologischen Alternstheorien beschäftigen. Unser Vorgehen wird so sein, dass wir zunächst unser Klassifikationsschema einführen, dann ein größeres Set von theoretischen Ansätzen einordnen und schließlich noch etwas näher charakterisieren. Begleiten Sie uns also auf einem kleinen theoretischen Höhenflug.

4.3.1 Ein Schema zur Klassifikation von Theorien

Im Sommersemester 1994 hatte der Erstautor dieses Werkes Gelegenheit, am Institut für Gerontologie der Universität Heidelberg eine Vorlesung von Hans Thomae zu Theorien der Alternsforschung zu hören. Thomae hatte dabei einen Vorschlag zur Klassifikation von Theorien der Gerontologie unterbreitet, der an zwei der vielleicht grundlegendsten Fragen der Gerontologie bzw. der Lebenslaufforschung ansetzt:

a) Was verändert sich mit dem Alter?
b) Was bleibt eher konstant (Kontinuität)?

Ziel seiner Ausführungen war es, wesentliche Alternstheorien nach diesen beiden Grundfragen zu ordnen. Zusätzlich führte er eine dritte Klasse von Theorien ein, die er als »differentielle Theorien« bezeichnete. Wir wollen diese Idee von Thomae aufgreifen, aber noch ein Stück weiterführen (vgl. **Abbildung 4.1**).

Abbildung 4.1: Ein Schema zur Ordnung von Theorien
der Gerontologie

	Betonung universeller Elemente	Betonung differentieller Elemente
Veränderungs-theorien	Hier sind Theorien bzw. Konzepte angesprochen, welche alterns-bezogene *Veränderungen* thematisieren. Ferner kommt einer Perspektive der *Universalität* solcher Veränderungen gegenüber einer Sichtweise der Verschiedenheit solcher Veränderungen zwischen Personen Priorität zu.	Hier sind Theorien bzw. Konzepte angesprochen, welche alterns-bezogene *Veränderungen* thematisieren. Ferner kommt einer Perspektive der *Verschiedenheit solcher Veränderungen zwischen Personen* gegenüber einer Sichtweise der Universalität solcher Veränderungen Priorität zu.
Kontinuitäts-theorien	Hier sind Theorien bzw. Konzepte angesprochen, welche alterns-bezogene *Kontinuität* thematisieren. Ferner kommt einer Perspektive der *Universalität* solcher Kontinuität gegenüber einer Sichtweise der Verschiedenheit solcher Kontinuität zwischen Personen Priorität zu.	Hier sind Theorien bzw. Konzepte angesprochen, welche alterns-bezogene *Kontinuität* thematisieren. Ferner kommt einer Perspektive der *Verschiedenheit solcher Kontinuität zwischen Personen* gegenüber einer Sichtweise der Universalität solcher Kontinuität Priorität zu.

In einem Vierfelderschema schlagen wir vor, die beiden Felder
»Veränderungstheorien« und »Kontinuitätstheorien« zu kreuzen mit
einer in ihnen enthaltenen Akzentsetzung, nämlich der Betonung
einer eher universellen gegenüber einer eher differentiellen Sichtweise.
Eine Betonung universeller Elemente bedeutet die Zugrundelegung
der Annahme, dass die in der jeweiligen Theorie beschriebene und
erklärte Veränderung oder Kontinuität für alle alternden Individu-
en in weitgehend ähnlicher Weise zu beobachten ist. Unterschiede
zwischen Personen werden nicht ausgeschlossen (in keinem Bereich
der Natur, auch nicht in Fauna und Flora, gibt es eine solche absolute Übereinstimmung), jedoch werden diese gegenüber den strukturellen Gemeinsamkeiten als weitgehend vernachlässigbar betrachtet. Eine Betonung differentieller Elemente bedeutet hingegen die
Zugrundelegung der Annahme, dass die in der jeweiligen Theorie

beschriebene und erklärte Veränderung oder Kontinuität für alternde Individuen in deutlich verschiedener Weise zu beobachten ist.
Gemeinsamkeiten zwischen Personen werden nicht ausgeschlossen,
jedoch wird behauptet, dass es letztlich entscheidender ist, die große
Verschiedenheit der konkreten Alternsgestalten zu fokussieren.

Sicher bleiben solche Systematiken, das soll hier nicht verschwie-
gen werden, stets Hilfskonstruktionen, und die Zuordnung von einzelnen Theorieansätzen, die ja häufig in sich eine hohe Komplexität
und semantische Offenheit besitzen, wird einmal besser, dann wieder weniger gut gelingen. Verstehen Sie deshalb unsere weitere
Klassifikationsarbeit im Sinne von Akzentsetzungen, denen mit Sicherheit nichts Absolutes oder Endgültiges innewohnt. Wir bieten
Ihnen, um ein Bild zu nehmen, nicht mehr als einige Orientierungs-
tafeln auf einem schwierig zu begehenden Weg, und es sind andere
solche Tafeln an anderen Stellen denkbar, die dann vielleicht die
Begehung des Weges weiter optimieren. Zudem ist es so, dass Theorieansätze bisweilen sowohl zu Veränderung als auch zu Kontinuität
Aussagen treffen. In diesen Fällen haben wir sie beiden Sichtweisen,
den Veränderungs- wie den Kontinuitätstheorien, zugeordnet.

Hervorgehoben werden sollte ferner, und dies schließt an unsere
Eingangsbemerkung an, dass die einbezogenen Theorieansätze – wir
erinnern uns an die genannten vier Kriterien zur Beurteilung der Güte
von Theorien – diesbezüglich sicherlich nicht gleichermaßen gut
abschnitten, würden wir eine solche Prüfung in stringenter Weise vornehmen. Vor allem Beurteilungen hinsichtlich des Kriteriums der empirischen Adäquatheit würden im Vergleich der Theorien wahrscheinlich sehr unterschiedlich ausfallen. Dies alles wollen wir im Folgenden
mit einer Schwerpunktsetzung auf die *Inhalte* der Theorien, also auf
jene Teilaussagen, mit denen sie bestimmte Alternsbereiche und
-phänomene einzufangen versuchen, vernachlässigen.

Dies führt uns nun zu einer weiteren Binnendifferenzierung innerhalb des Vierfelderschemas, nämlich zu jener zwischen *thematisch
orientierten* Theorieansätzen und Ansätzen, welche eher eine *Meta-
Perspektive* verfolgen. Während die ersten den Schwerpunkt auf konkrete Alternsbereiche, z.B. die Entwicklung der Intelligenz oder von
sozialen Beziehungen legen, bieten meta-theoretische Ansätze über-
greifende Beschreibungs- und Erklärungsmuster und Möglichkeiten
der Orchestrierung von einzelnen Entwicklungsbereichen an, etwa
zum (möglichen) Zusammenspiel von Intelligenzentwicklung und der
Entwicklung von sozialen Beziehungen im Kontext von Lebenslauf-
prozessen. Allerdings handelt es sich auch hier wiederum um eine
Akzentsetzung, und im Einzelfall kann es schwierig sein und strittig
bleiben, eine solche Trennung von Theorieansätzen vorzunehmen.

Schließlich sei noch angemerkt, dass uns naturgemäß die Überlegung, Veränderungs- und Kontinuitätstheorien zu unterscheiden, vor allem zu Theorien führt, die auf der Mikroebene einer Betrachtung von Altern angesiedelt sind. Gemeint sind stark am alternden Individuum und seiner Nahumwelt ausgerichtete Theorien. Daneben existieren Theorien auf der Makroebene, die von einem solchen Klassifikationsschema nicht so gut erfasst werden. Ein Beispiel wären Ansätze zu einer politischen Theorie des Alterns, in denen etwa die Rolle unterschiedlicher gesellschaftlicher bzw. politischer Systeme (z.B. unterschiedliche Wohlfahrtsstaatssysteme) für Altern thematisiert wird (vgl. dazu die diesbezüglich sehr systematische Zusammenstellung von Bengtson et al., 1997). Darauf werden wir am Ende dieses Kapitelteils noch schlaglichtartig eingehen.

Nun sind wir gerüstet, um unsere Überlegungen anzuwenden. Das Ergebnis finden Sie in **Abbildung 4.2**, in der wir wesentliche Theorieansätze der Alternsforschung von gestern und heute entsprechend zugeordnet haben. Es ist klar, dass an dieser Stelle für viele unserer Leserinnen und Leser wahrscheinlich noch nicht ganz zu verstehen ist, um was es in den einzelnen Ansätzen geht – darauf werden wir gleich zurückkommen!

Allerdings springen in unserer Klassifikation von Anfang an einige Dinge ins Auge: Zunächst scheint es so zu sein, dass die heutige Alternsforschung durchaus über ein substantielles und breit gefächertes Arsenal an Theorieansätzen verfügt. Das sind angesichts der Bedeutung, die theoretischen Ansätzen in einer Erfahrungswissenschaft wie der Gerontologie zukommt, mit Sicherheit »good news«.

Abbildung 4.2: Einordnung von Theorien der Gerontologie

	Betonung universeller Elemente	Betonung differentieller Elemente
Verän-derungs-theorien	**Eher thematisch orientiert** • Biologische Alterns-theorien • Prozesse der Behinderungs-entwicklung/ »Disablement Process« • Disengagement-Theorie • »Social Breakdown«-Ansatz • Altersstratifizierungs-modell • Lebenslaufmodelle • Intelligenztheorien; speziell in Bezug auf die »mechani-schen« Komponenten der Intelligenz • Theorie der kognitiven Verlangsamung • Theorie der universellen Alternsveränderung kognitiv-motorisch-sensorischer Systeme/ »Common Cause« • Modell des »Social Convoy« • Sozioemotionale Selektivitätstheorie • Veränderung der Zeit-perspektive • »Späte Freiheit« • Gero-Transzendenz **Meta-Perspektive** • Gewinn-Verlust-Entwicklungsmodell • SOK-Modell – zunehmende Notwendigkeit von Selektion (S), um weiterhin Gewinne (Optimierungen, O) zu erzielen; Notwendig-keit stärkerer Kompensation (K) • Kontrolltheorien – Zunahme sekundärer Kontrollstrategien	**Eher thematisch orientiert** • Genetische Alternstheorien • Prozesse der Behinderungs-entwicklung/ »Disablement Process« – Betonung differentieller Einflüsse • Lebenslagekonzepte und Altern • Ökologische Theorien des Alterns • Lebensstilveränderung als Anpassung an Altern • Kognitive Theorie der Anpassung an das Alter • Bewältigungsansätze, Reaktionsformen, Anpassung an Altern • Androgynisierung des Alterns **Meta-Perspektive** • Biografische Determinan-ten des Alterns – veränderungsauslösend im höheren Lebensalter/ Altersformen • Interindividuelle Variation von intraindividueller Entwicklung über die Lebensspanne

	Betonung universeller Elemente	Betonung differentieller Elemente
Konti-nuitäts-theorien	**Eher thematisch orientiert** • Intelligenztheorien; speziell in Bezug auf die »pragma-tischen« Komponenten der Intelligenz • Aktivitätstheorien • Kontinuitätstheorie • Trait-orientierte Persönlichkeitstheorien • Selbst und Selbstbild **Meta-Perspektive** • Kontrolltheorien – Bewahrung primärer Kontrolle auch im höheren Lebensalter • SOK-Modell – Bewahrung von »Enwicklung« und Optimierung auch im höheren Lebensalter	**Eher thematisch orientiert** • Kontinuität von erworbe-nen Lebensstile • Lebenszufriedenheits-konzeptionen und psychische Resilienz • Bewältigungsansätze, Reaktionsformen, Bewahrung von Kompe-tenz **Meta-Perspektive** • Biografische Determinan-ten des Alterns – kontinuitätsstützend • Kontinuität im Wandel

Noch etwas fällt auf: Es scheint mehr Theorieansätze zu geben, die von Altern als einem Veränderungsprozess ausgehen. Und dies trifft sich ja auch mit unserem naiven Wissen über Altern: Mit zunehmendem Altern wird vieles anders – aber nicht alles! So ist es ebenso bedeutsam, dass auch Theorieansätze existieren, die dezidiert auf unterschiedliche Alternsbereiche abheben, in denen eher Kontinuität zu herrschen scheint bzw. in denen Kontinuität als bedeutsam für gutes Altern angenommen wird. Bemerkenswert ist hier ferner, dass biologische Theorien bei den Kontinuitätsansätzen nicht auftauchen. Auch dieses entspricht Erkenntnissen und Beobachtungen, die wir bereits an verschiedenen Stellen dieses Buches beschrieben haben, dass nämlich die biologisch-medizinische Sichtweise in stärkerer Weise als die psychologisch-sozialwissenschaftlich-kulturelle Sichtweise Altern primär als einen Verlustprozess konstruiert. Wir möchten den Terminus »Konstruktion« in besonderer Weise betonen, denn, wie wir bereits gesehen haben, dienen Theorien dazu, die Welt, in unserem Falle die Welt des Alterns, einzufangen. Und je nach Netz, das wir dazu verwenden, fischen wir nach unterschiedlichen Elementen von Altern, ziehen beispielsweise eher die Sonnenseiten oder eher die Schattenseiten von Altern an Land. Auch in dieser Hinsicht kommt demnach den orchestrierenden theoretischen Ansätzen gro-ße Bedeutung in der Alternsforschung zu, denn diese versuchen vielfach ein ausgewogenes Bild des Alterns zu zeichnen, in dem Gewinne und Verluste in ein sich wandelndes Wechselspiel treten.

4.3.2   Kurzbeschreibung von wesentlichen Theorien

Was steckt nun hinter den einzelnen, in **Abbildung 4.2** enthaltenen Theorieansätzen? Es sei an dieser Stelle darauf hingewiesen, dass eine detaillierte Abhandlung dieser Ansätze in einem Einführungsbuch wie dem vorliegenden nicht in einer umfassenden Weise geleistet werden kann. Wir verweisen auf Backes und Clemens (1998), Bengtson et al. (1997), Bengtson und Schaie (1999), Birren & Schroots (2001), Lehr (2003) und Jansen et al. (1999), um Kenntnisse in Theorien der Alternsforschung weiter zu vertiefen. Auch sei darauf hingewiesen, dass in den kommenden Bänden der Reihe »Grundriss Gerontologie« dazu viel enthalten sein wird. Wir wollen Ihnen statt dessen für jeden theoretischen Ansatz des Vierfelderschemas lediglich eine Art Steckbrief anbieten. Wir halten es dabei zwar für wichtig, die prominentesten Vertreter und Vertreterinnen der jeweiligen Ansätze zu nennen (es ist durchaus wünschenswert, wenn man als angehender Gerontologe/als angehende Gerontologin auch bald über ein solches Repertoire wichtiger Namen verfügt); jedoch wollen wir die Literaturliste des vorliegenden Buches nicht damit überfrachten, dass wir jedes Mal auch noch eine oder gar mehrere Literaturstellen zu den Theorien angeben. Diese finden sie in den oben genannten Überblickswerken.

Veränderungstheorien des Alterns mit starker Betonung universeller Elemente
Hinsichtlich der *thematisch orientierten* Veränderungstheorien mit starker Betonung universeller Elemente sind zunächst die sog. *biologischen Alternstheorien* zu nennen. Hier geht es um Theorieansätze, welche die mit Altern verbundenen Veränderungen auf Molekular- und Zellebene bzw. auf Organ- und Organismusebene thematisieren. Es handelt sich um ein ganzes Set von Theorien, die von Personen wie Beyreuther, Cannon, Cristofalo, Finch, Hayflick, G. Martin, Platt, Schachtschabel, Selye, Shock und Yates vorgeschlagen wurden bzw. vertreten werden. Wichtige Ansätze auf Molekular- und Zellniveau sind die Fehlerkatastrophentheorie, die Theorie der freien Radikale, die Theorie des intrinsischen Alterns und die Mutationstheorie. Es geht hier darum, verschiedene bio-chemische und erbbiologische (und weitere) Prozesse zu fokussieren, welche Altern in seinem biologischen Kern ausmachen. Wichtige Ansätze auf Or-

gan- und Organismusniveau sind die Theorie der Alterung von Organen und Organsystemen, die »Wear and tear«-Theorie des Alterns (»Use it and lose it.«) sowie Aufbrauchtheorien des Alterns. Hier besteht eine grundlegende Annahme darin, dass der jahrzehntelange Gebrauch von Organen und Organsystemen zu Nutzungsgrenzen und allmählichen Funktionsbeeinträchtigungen führt, die zunehmend schlechter kompensierbar sind und auf diesem Wege zu jenen Systemausfällen führen, die wir als Altern und letztlich auch als Sterben und Tod bezeichnen.

Im Kontext eher *medizinischer Alternstheorien*, vor allem solcher, welche den Übergang in krankhaftes Altern und Altern mit schwerwiegenden Funktions- und Selbständigkeitsverlusten thematisieren, hat die Theorie der Behinderungsentwicklung (»Disablement Process«), die von Verbrugge und Jette vorgeschlagen wurde, viel Aufmerksamkeit erfahren. Wesentlich ist hier vor allem, von einem Spektrum an Prozessen zwischen Eintritt von Erkrankungen und Funktionseinbußen auf der Alltagsebene auszugehen, das je nach Einflussfaktoren in vielfacher Weise gebrochen werden kann. Bestehende Risikofaktoren im Sinne von Vorerkrankungen können dabei ebenso wesentlich werden wie Gesundheits-/Krankheitsverhaltensweisen und Persönlichkeitsaspekte im Umgang mit eingetretenen Erkrankungen.

Zu den *sozialwissenschaftlich orientierten Veränderungstheorien des Alterns* zählt in erster Linie die uns bereits hinreichend bekannte *Disengagement-Theorie* von Cumming und Henry. Der Ansatz des »*Social Breakdown*« von Kuypers und Bengtson steht in der Tradition des sog. symbolischen Interaktionismus, bei dem davon ausgegangen wird, dass der Austausch mit der sozialen Umwelt für die Entwicklung und Aufrechterhaltung des Selbst zentral ist. Kuypers und Bengtson nehmen in dieser Tradition an, dass alte Menschen für äußere Zuschreibungen (die oft an einem Negativbild von Altern orientiert sind) besonders empfänglich sind, sie häufig übernehmen und dieses u.U. zu einer sich-selbst-erfüllenden Prophezeiung werden kann, indem sie sich nach solchen Zuschreibungen verhalten (oft unnötigerweise passiv werden) und damit Gefahr laufen, eigentlich noch vorhandene Kompetenzen zu verlieren. Im *Altersstratifizierungsmodell*, vertreten vor allem von Mathilda Riley und Martin Kohli, wird davon ausgegangen, dass wichtige soziale Rollen (z.B. die Berufsrolle) an bestimmte Lebensabschnitte gekoppelt, ja sogar normativ sind. Solche Normen sind für die Lebensplanung sehr entscheidend, denn sie bestimmen in gewichtiger Weise darüber, wann welche Rollen opportun sind oder nicht. Alte Menschen können in besonderer Weise Opfer solcher Altersstratifizierungen werden, indem eigentlich noch verfügbare Handlungs- und Rollenkompetenzen gesellschaftlich nicht (genügend) unterstützt werden.

Lebenslauftheorien gehen vor allem von der Annahme aus, dass es sinnvoll ist, einzelne Lebensphasen in Lebensverläufen voneinander zu unterscheiden. Sie erwarten ferner eine Gesetzmäßigkeit dahingehend, dass grundsätzlich jede Person solche Phasen durchlaufen müsse. Sie unterscheiden sich hinsichtlich der Art der jeweils angenommenen Phasen und der jeweils unterstellten Durchgangsdynamik. Die bekanntesten Vertreterinnen und Vertreter solcher Lebenslauftheorien sind Bühler, Erikson und Havighurst, die wir bereits in Kapitel 3 kennen gelernt haben. Eine Zusammenstellung ihrer wesentlichen Gemeinsamkeiten und Unterschiede bietet der Band von Faltermaier et al. (2002) innerhalb der Reihe »Grundriss Psychologie«, worauf wir an dieser Stelle gerne verweisen wollen.

Hinsichtlich von *Theorien zur Entwicklung der menschlichen Intelligenz* spielt vor allem die *Zweikomponententheorie der geistigen Leistungen* von Cattell und Horn eine herausragende Rolle. Diese Autoren haben vorgeschlagen, ein Bündel fluider Fähigkeiten von einem Bündel kristalliner Fähigkeiten zu unterscheiden. Man spricht auch von mechanischen und pragmatischen Leistungen (P. Baltes). Während es sich bei den ersteren um grundlegende Prozesse der Informationsverarbeitung wie schlussfolgerndes Denken, Schnelligkeit der visu-motorischen Koordination oder räumliches Vorstellungsvermögen handelt, sind bei den zweiten stark erfahrungs- und kulturabhängige Kompetenzen wie allgemeines Wissen oder sprachliche Fähigkeiten angesprochen. Cattell und Horn nehmen weiter an, dass fluide Fähigkeiten im Lebenslauf und vor allem im höheren Lebensalter deutlich zurückgehen, während die kristallinen Fähigkeiten eher erhalten bleiben. Salthouse hat in seiner noch weiter generalisierten *Theorie von der kognitiven Verlangsamung* die Annahme formuliert, dass es zu den grundlegenden Charakteristika der kognitiven Architektur gehört, dass Prozessabläufe im Zuge des Alterns immer langsamer werden, was sich nicht nur auf kognitive, sondern auch auf behaviorale Leistungen auswirken sollte. Beispielsweise sollte es deshalb im Alter immer schwieriger werden, sog. Doppelaufgaben, z.B. gleichzeitig zu sprechen und zu kochen, auszuführen. In diesem Zusammenhang wird auch häufig argumentiert, dass Altern mit grundlegenden Veränderungen der zentralen Informationsverarbeitung verbunden ist, die dann die gemeinsame Ursache (»common cause«) für ganz unterschiedliche Defizite wie ein schlechteres Gedächtnis, ein schlechteres Sehen oder einen schlechteren Gleichgewichtssinn darstellen.

Veränderungstheorien im Bereich der *sozialen Beziehungen* sind eng mit dem Namen Toni Antonucci verbunden. In ihrem Ansatz des *Social Convoy* geht sie davon aus, dass Menschen im Zuge ihrer Entwicklung soziale Netzwerke an sich binden, die im höheren Alter vor allem bei Verlusterlebnissen eine »support bank« bilden, auf die zurückgegriffen werden kann. Eine zweite Theorie, die viel Forschungsaufmerksamkeit auf sich gezogen hat, ist die *Sozioemotionale Selektivitätstheorie des Alterns*, die von Laura Carstensen vorgeschlagen wurde. Ein zentraler Gedanke dieses Ansatzes besteht in der Annahme, dass sich die primäre Motivation für soziale Beziehungen im Laufe des Lebens deutlich verändert. Dies wird begründet durch die sich verändernde (sich reduzierende) Zeitperspektive. Während in Phasen des jungen und mittleren Erwachsenenalters in starkem Maße auch Informationsfunktionen sozialer Beziehungen bedeutsam sind (man will z.B. etwas von einer anderen Person erfahren), werden im höheren Alter Intimitäts- und Vertrauensfunktionen immer wichtiger.

Konzepte zur *Zeitperspektive* heben vor allem darauf ab, dass Menschen antizipative Wesen sind, welche dazu neigen, in ihren Handlungen Zukunftserwartungen zu generieren und ihr Handeln nicht zuletzt an (erst in der Zukunft liegenden) Zielen auszurichten. Theorien zur alternsbezogenen Veränderung der Zeitperspektive, wie sie etwa von Kastenbaum, Nuttin und Thomae vorgeschlagen wurden, nehmen an, dass diese Zeitperspektive sich im Laufe des Lebens wesentlich verkürzt und im hohen Alter auf wenige Tage oder gar Stunden schrumpfen kann.

Wie wir gesehen haben, heben Veränderungstheorien vielfach auf negative Veränderungen und altersassoziierte Verluste ab, jedoch gibt es auch Ausnahmen von dieser Regel. Der österreichische Soziologe Leopold Rosenmayr nimmt mit seinem Konzept der *Späten Freiheit* Bezug darauf, dass die Potentiale des hohen Alters auch darin liegen können, die relative »Rollenfreiheit« und die in Teilen nicht mehr vorhandenen Verpflichtungen im Sinne einer positiven Erfahrung auszukosten. Der dänische Gerontologe Tornstam hebt ebenfalls auf solche positiven Seiten des Alterns ab, wenn er mit dem Konzept der *Gero-Transzendenz* davon ausgeht, dass Altern mit neuen und vertiefenden Sichtweisen des Lebens verbunden sein könnte, welche nur in dieser Lebensphase möglich sind.

Hinsichtlich der Familie von Veränderungstheorien, die vor allem auf der *Meta-Ebene* operieren, wäre zunächst ein Ansatz zu nennen, der ein übergreifendes und ausbalanciertes Verständnis von menschlicher Entwicklung beinhaltet, das an einem *Entwicklungsbegriff von Gewinn und Verlust* ausgerichtet ist. Paul Baltes etwa geht davon aus, dass Entwicklung über die gesamte Lebensspanne hinweg möglich ist, dass jederzeit Gewinne erfahrbar sind, jedoch im höheren Lebensalter die Gewinn-Verlust-Bilanz sich zuungunsten der Gewinne verschiebt. Eng damit verbunden ist das von ihm und Margret Baltes konzipierte Modell der *selektiven Optimierung mit Kompensation* (SOK). Hier wird angenommen, dass es für alternde Menschen immer wichtiger wird, sich auf bestimmte Lebensbereiche zu konzentrieren (Selektion) und damit die Chance zu erhöhen, in diesen Bereichen weiterhin schöne und befriedigende Erfahrungen zu machen (Optimierung). In anderen Bereichen wird es hingegen unter Umständen notwendig, durch externe Hilfe die alltäglichen Lebensvollzüge aufrechtzuerhalten (Kompensation). Heckhausen und Schulz unterscheiden in ihrer an der Lebensspanne ausgerichteten *Theorie von Kontrolle* zwischen primären und sekundären Kontrollstrategien. Während primäre Kontrolle darauf abzielt, in möglichst direkter Weise Handlungsziele durch Ausdauer und Beharrlichkeit zu erreichen, sorgt sekundäre Kontrolle für »Pufferwirkungen« vor allem dann, wenn solche Ziele nicht mehr bzw. nicht mehr so wie in früheren Lebensphasen erreichbar sind. Sekundäre Kontrolle kann dabei etwa darin bestehen, dass ehemals wesentliche Ziele abgewertet oder als subjektiv nicht mehr bedeutsam bewertet werden. Gutes Altern, so Heckhausen und Schulz, wird wahrscheinlich die stärkere Anwendung solcher sekundärer Kontrollstrategien voraussetzen, auch wenn sie ein Primat von primärer Kontrolle über den gesamten Lebenslauf hinweg annehmen.

Veränderungstheorien des Alterns mit starker Betonung differentieller Elemente
Zunächst gehören zu den eher *thematisch orientierten* Alternstheorien mit starker Betonung differentieller Elemente wiederum biologisch orientierte Ansätze, vor allem *genetische Alternstheorien*, wie sie etwa von Jarvik, Pedersen, Plomin und McClearn vertreten werden. Ausgangspunkt dieser Ansätze ist die Überlegung, dass unterschiedliche Alternsverläufe auch durch genetische Einflüsse mitbestimmt oder in Teilen sogar determiniert sein können. Vor allem im Bereich der Veränderung von kognitiven Leistungen bis hin zu dementiellen Erkrankungen (vor allem bei der Alzheimerschen Erkrankung) wird erwartet, dass auch genetische Einflüsse im Einzelfall eine bedeutsame Rolle spielen bzw. dass diese dazu führen, dass in dem einen Fall ein solches Ereignis eintritt, in einem anderen unter sonst weitgehend vergleichbaren Ausgangsbedingungen eher nicht. Ein anderes Beispiel wären unterschiedliche Überlebensraten bzw. unterschiedliche Langlebigkeit.

Der bereits angesprochene *Ansatz der Behinderungsentwicklung* (»Disablement Process«) von Verbrugge und Jette gehört zu jenen »Zwitter«-Veränderungsmodellen, die gleichzeitig starke universelle wie differentielle Elemente beinhalten. Differentiell wirken kann hier vor allem die Annahme, dass sich Risikofaktoren für Selbständigkeitsverluste zwischen alternden Personen sehr unterscheiden können, und es deshalb auch bei vergleichbaren Grunderkrankungen zu sehr unterschiedlichen Auswirkungen auf der Ebene der alltäglichen Kompetenzen kommen kann. So werden beispielsweise zu Pessimismus neigende Personen bei chronischen Erkrankungen wahrscheinlich weniger beharrlich versuchen, die verbliebenen Handlungskompetenzen so optimal wie möglich zu nutzen. Es ist nach diesem Modell auch möglich, dass bei gleich schwerer Grunderkrankung (z.B. einem Schlaganfallgeschehen) der eine alte Mensch langfristig kaum einen Verlust haben wird, während bei einem anderen eine Abwärtsspirale ausgelöst wird, die möglicherweise in relativ kurzer Zeit zu schwerwiegenden Folgen, etwa Pflegebedürftigkeit, führt.

Zu Ansätzen, welche die Rolle der Umwelt und von Positionierungen in sozialen Systemen für Altern hervorheben, gehört das *Lebenslagekonzept des Alterns* (Backes, Naegele). Hier wird davon ausgegangen, dass es vor allem auch die materiellen Bedingungen wie beispielsweise Einkommen, Bildung und Wohnstandard sind, die zu Unterschieden im Alternsprozess, vor allem auch im Hinblick auf alternsbezogene Veränderungen und deren Konsequenzen, z.B. im Bereich gesundheitlicher Einschränkungen, führen. *Ökologische Theorien des Alterns* (Carp, Kahana, Lawton) sprechen beispielsweise von unterschiedlichen »Passungen« zwischen den je gegebenen Kompetenzen eines alternden Menschen und den je gegebenen Umweltbedingungen. Diese Passungen können im Einzelfall deutlich verschieden sein und etwa darüber mit entscheiden, ob nach einer eingetretenen schweren Erkrankung eine Übersiedlung in ein Pflegeheim notwendig wird oder nicht. Ansätze im Bereich von *Lebensstilen* (z.B. Tokarski) versuchen Alternsveränderungen und Unterschiede in Alternsgestaltungen zwischen Personen vor allem damit zu erklären, dass neue Prioritäten in der Gestaltung des Alltags und des alltäglichen Lebensvollzugs gesetzt werden, und auf diese Weise höchst unterschiedliche Antworten auf die Herausforderungen des Alterns gefunden werden können.

Thomaes *Kognitive Theorie des Alterns* ist eine psychologische Veränderungstheorie mit stark differentiellen Elementen. Vor allem wird mit dem Konzept des subjektiven Lebensraums angenommen, dass ähnliche Alternsbedingungen (wie gesundheitliche Bedingungen) je nach Biografie und motivationaler Lage (»Was möchte ich?«

»Was sind meine Bedürfnisse?«) von Person zu Person höchst unterschiedlich bewertet und damit erlebt werden können. Ebenfalls den psychologischen Anpassungstheorien zuzurechnen sind Ansätze zur *Bewältigung* (Coping). Thomae hat in ähnlicher Weise von *Reaktionsformen* gesprochen. Hier besteht eine Grundannahme darin, dass alternden Personen ein ganzes Arsenal an Möglichkeiten zur Verfügung steht, um mit Krisen und Herausforderungen des Alltags umzugehen. Wichtig ist eine weitgehende Wertneutralität dieses Ansatzes, d.h. es wird davon ausgegangen, dass unterschiedliche Bewältigungs- oder Reaktionsformen bei unterschiedlichen Personen zu vergleichbaren Bewältigungsfolgen führen können. So können bei dem einen alten Menschen angesichts einer schwerwiegenden Erkrankung Verdrängung und Vermeidung, bei einem anderen eher die bewusste Auseinandersetzung mit dem Krankheitsgeschehen und die Suche nach krankheitsbezogenen Informationen hilfreich sein. Vertreter und Vertreterinnen dieser Ansätze sind etwa Folkman und Lazarus, Labouvie-Vief, McCrae, Thomae und Vaillant. Als differentiell können schließlich auch Konzepte bezeichnet werden, die geschlechtsspezifische Veränderungen im Zuge des Alterns erwarten. So hat etwa Neugarten argumentiert, dass Altern eine zunehmende *Androgynisierung* dahingehend mit sich bringt, dass Männer nun weniger männlich, Frauen nun weniger weiblich sein müssen. Männer, so die Annahme, könnten nun weicher werden und Gefühle in stärkerem Maße zulassen, Frauen könnten härter werden und in stärkerem Maße als vielleicht in früheren Lebensabschnitten ihre Bedürfnisse ausleben.

Im Sinne einer *Meta-Perspektive* könnte man hier vor allem Ansätze im Kontext des *biografischen Ansatzes* sehen, der davon ausgeht, dass Veränderungen im Alter auch durch von Person zu Person sehr unterschiedliche biografische Faktoren mitbestimmt werden (Lehr, Thomae). Biografische Analysen können insofern eine wesentliche Erklärungsschiene bieten, um besser verstehen zu können, warum starke interindividuelle Variationen von intraindividueller Entwicklung über die Lebensspanne hinweg beobachtet werden können (P. Baltes und Birren).

Kontinuitätstheorien des Alterns mit starker Betonung universeller Elemente
Wiederum sei mit stark *thematisch orientierten* Ansätzen begonnen. Als Pendant zu kognitiven Theorieelementen, die bereits bei den Veränderungstheorien angeführt worden sind, wären Ansätze zum Verlauf der Intelligenz zu nennen, die annehmen, dass stark an *Erfahrung und an Lebenswissen orientierte kognitive Leistungen (kris-*

talline/pragmatische Leistungen) im Altersgang relativ stabil bleiben (P. Baltes, Cattell, Horn). Die wesentliche theoretische Begründung liegt darin, dass es sich hier um Wissensbestände handelt, die eher wenig vom biologischen Substrat und diesbezüglichen Veränderungen im Zuge des Alterns abhängen. Prototypische Beispiele wären über Jahrzehnte gelernte und verfeinerte Expertiseleistungen (z.b. auch sehr trivialer Art wie Skat) oder auch jene anspruchsvollen kognitiven Prozesse, die man als *Weisheit* bezeichnen könnte (P. Baltes, Staudinger).

In einem stark sozialwissenschaftlichen Duktus ist vor allem die *Aktivitätstheorie des Alterns* zu nennen (Havighurst, Tartler). Hier geht die Grundannahme dahin, dass höhere Aktivität im höheren Lebensalter zu höherer subjektiver Lebenszufriedenheit und zu einer allgemein besseren Anpassung führt als geringere Aktivität. Nach dieser Vorstellung ist es adaptiv, so viele Rollen des mittleren Erwachsenenalters wie möglich zu bewahren und verlorene durch andere Rollenaktivitäten zu ersetzen bzw. zu kompensieren. Ein mit der Aktivitätstheorie verwandter Ansatz ist die *Kontinuitätstheorie des Alterns* (Atchley). Dabei wird der Begriff der Kontinuität nicht gebraucht im Sinne von Unveränderlichkeit, Homogenität oder Gleichheit im Übergang vom mittleren zum höheren Lebensalter; vielmehr geht es um Kohärenz und Konsistenz in Lebensmustern. In einer Sprache der Dramaturgie ausgedrückt: Die zu spielenden Episoden verändern sich, nicht aber das Spiel selber. Die Aufrechterhaltung einer internalen (z.B. Ideen, Werte, Gefühle, Erfahrungen, Vorlieben) und externalen (z.B. Struktur sozialer und räumlicher Umwelt, Rollen, Aktivitäten) Kontinuität wird als gutem Altern zuträglich angesehen.

Stark in Richtung Kontinuität zielen auch die sog. *trait-theoretischen Persönlichkeitstheorien des Alterns*, die vor allem von Personen wie Costa und McCrae vertreten werden. Hier wird angenommen, dass grundlegende Persönlichkeitszüge wie Extraversion, Offenheit gegenüber neuen Erfahrungen, Neurotizismus, Gewissenhaftigkeit und Verträglichkeit (man spricht auch von den »Big Five« der Persönlichkeitsforschung) sich bereits früh im Leben herausbilden und dann bis zum Tode relativ stabil, wenngleich interindividuell sehr unterschiedlich ausgeprägt, bleiben. Ansätze zum *Selbst und Selbstbild im Alter* (»Wer bin ich?«) zielen u.a. auf die Frage, wie sich Personen selbst definieren und welche Bereiche hierfür zentral sind (z.B. Dittmann-Kohli, Freund, Markus, Rosenberg). Sie betreffen damit den Kern von Persönlichkeit und Identität. Es wird angenommen, dass sich solche Kernbereiche der Persönlichkeit mit zunehmendem Alter insgesamt nicht wesentlich verändern, auch wenn es in einzel-

nen Bereichen (etwa im Bereich Gesundheit/Krankheit) Bedeutungs-
verschiebungen im Selbsterleben gibt. Es wurde sogar von dem
»alterslosen Selbst« gesprochen (»ageless self«; Kaufman).
Auf der theoretischen Meta-Ebene kann man mit Bezug auf Kontinuität erneut die bereits erwähnten *Kontrolltheorien des Alterns*
sowie das *SOK-Modell* heranziehen. Diese Meta-Modelle tragen eben
gleichzeitig zur Erklärung von, in den Worten von Thomae, Wandel
und Kontinuität bei. Wichtig ist im Zusammenhang mit Kontinuität
und Kontrolle, dass Heckhausen und Schulz davon ausgehen, dass
das Bedürfnis nach primärer Kontrolle eine grundlegende menschliche Motivation darstellt, die auch im Sinne eines guten Alterns möglichst lange und weitgehend aufrechterhalten werden sollte. Dazu
kann es notwendig werden, wie wir bereits weiter oben gesehen haben, sekundäre Kontrollstrategien im Alter zu verstärken, beispielsweise durch die kognitive Verstärkung der Bedeutung bestimmter
Ziele (z.B. Selbständigkeit) oder auch durch Umgewichtungen in der
Bedeutung von Zielen (»Theaterbesuche sind mir nicht mehr so wichtig wie früher«). Im SOK-Modell (Baltes & Baltes) ist Kontinuität
insofern mitgedacht, als die Strategien der Selektivität und Kompensation es ermöglichen können, weiterhin Optimierungen, man
könnte auch sagen, Entwicklungsgewinne zu erfahren (siehe zum
SOK-Modell weiter oben).

Kontinuitätstheorien des Alterns mit starker Betonung differentieller
Elementen
Bei diesen Ansätzen kann man – ebenfalls im Sinne eines Pendants
zur Veränderungsseite – noch einmal den *Lebensstilansatz* anführen
(Tokarski). Es lässt sich unter Rückgriff auf die Aktivitäts- und
Kontinuitätstheorie auch argumentieren, dass es für ein gutes Altern
entscheidend sein kann, interindividuell sehr unterschiedliche Alltags-
gestaltungsweisen auch im Alter zu bewahren und auszuleben.
    Den Kontinuitätstheorien mit stark differentieller Komponente
zuzurechnen sind ebenfalls *Ansätze zur Stabilität von Lebens-*
zufriedenheit und von psychischer Widerstandsfähigkeit (Staudinger).
Diese Ansätze versuchen vor allem, Erklärungen dafür anzubieten,
warum trotz aller mit dem Altern verbundener Verluste die individuelle Lebenszufriedenheit insgesamt relativ stabil bleibt und auch die
Depressionsrate im Alter *nicht* nach oben zeigt. Es wird argumentiert, dass es – ähnlich wie in den *Bewältigungsansätzen* – eine Vielzahl von Möglichkeiten gibt, die zur Stützung der Lebenszufriedenheit genutzt werden können. Eine solche Möglichkeit besteht
etwa darin, sich mit anderen, denen es noch schlechter geht, zu vergleichen und damit die eigene Befindlichkeit zu steigern. Wichtig ist

in Bezug auf die Bewältigungsansätze die Annahme, dass sich solche Formen der Auseinandersetzung mit schwierigen Lebenssituationen, wenngleich interindividuell sehr verschieden, im höheren Lebensalter nicht in Richtung immer primitiverer Verhaltensweisen – wie Regression, die Dinge einfach laufen lassen oder sich ganz auf andere verlassen – verändern. Vielmehr wird davon ausgegangen, dass alte Menschen auch kompetent in dem Sinne sind, dass sie auftretende Schwierigkeiten aktiv, leistungsbezogen und proaktiv zu bewältigen suchen.

Unter dem Stichwort *Meta-Perspektive* möchten wir hier noch einmal auf den übergreifenden Ansatz der *biografischen Sichtweise* zu einem besseren Verständnis von Altern und Thomaes Konzept der *Kontinuität im Wandel* verweisen. Das biografische Gewordensein einer alten Person, so diese Ansätze, wird gleichermaßen relevant, wenn es um Veränderungen wie um Stabilität und Kontinuität geht. Zudem besitzt das Konzept der Kontinuität im Wandel einen stark integrativen Zug, indem hier der Versuch unternommen wird, beides, die mit Altern verbundenen Veränderungen und die Tendenz, dass wir doch stets mit uns selbst identisch bleiben, als Teil einer ganzheitlichen Alternsgestalt zu verstehen.

Weitere Alternstheorien
Wir hatten bereits weiter oben gesagt, dass wohl die meisten derzeit verfügbaren Alternstheorien und -konzepte, wie in unserem Schema präsentiert, stark auf die Mikro- und Meso-Ebene abzielen, d.h. stark auf das Altern von Individuen und deren Wechselbeziehungen mit unmittelbaren sozialen und räumlichen Umfeldern. Wichtig in der Theoriebildung der Gerontologie sind allerdings auch Ansätze, die Altern als gesellschaftliches Phänomen verstehen. Solche Zugänge setzen demnach eher auf der Makroebene an. Hinsichtlich der bereits dargelegten Ansätze dürfte die Theorie der *Altersstratifizierung* (Kohli, Riley) jene gewesen sein, die in besonders prononcierter Weise auf die Notwendigkeit verweist, dass ein umfassendes Verständnis von Altern auch die Bedeutung gesellschaftlicher Prozesse berücksichtigen muss. Weitere diesbezügliche Theorien zielen darauf ab, die Rolle ökonomischer Bedingungen und unterschiedlicher Gesellschaftsmodelle der Verteilung von materiellen Ressourcen für Altern zu untersuchen. Man spricht auch von *Altern und politischer Ökonomie* (Estes, Guillemard, Walker). Noch einmal auf einer anderen Ebene liegen Theorien, welche die Bedeutung von unterschiedlichen Entwicklungszuständen von staatlichen Gebilden für Altern untersuchen. Hier ist vor allem die *Modernisierungstheorie des Alters* (Cowgill, Holmes) zu nennen, in der eine zentrale These dahin

geht, dass der Status von Älteren zurückgeht, je weiter fortgeschritten sich der Modernisierungsgrad von Gesellschaften darstellt.

Theorien in der Gerontologie – Abschließende Bemerkungen
Wir hatten weiter oben gesagt, dass wir Ihnen einige Wegmarkierungen anbieten möchten, um sich in dem Dickicht gerontologischer Theorien besser zurechtzufinden. Es dürfte klar geworden sein, dass eine substantielle Masse an solchen theoretischen Überlegungen existiert und dieses ist für die empirische Alternsforschung, die ja, wie wir gezeigt haben, unabdingbar auf solche Theorien angewiesen ist, eine gute Nachricht. Sicher gibt es dabei vielfältige Überschneidungen zwischen den einzelnen Ansätzen, auf die wir nicht näher eingegangen sind. Und ebenso klar ist, dass es mit Sicherheit viel Anlass gibt, kritisch mit Theorien umzugehen. Auch dieses können wir im Rahmen eines solchen Einführungsbuches nicht leisten, jedoch haben wir versucht, Ihnen Handwerkzeug zur Verfügung zu stellen, um dieses in einer systematischen Weise tun zu können (siehe das Beispiel der Disengagement-Theorie). Auch laufen Theorien bzw. Theorievertreterinnen und -vertreter bisweilen Gefahr, *Präskriptionen*, d.h. Normsetzungen, vorzugeben. So könnte man etwa die Aktivitätstheorie dahingehend verstehen, sie wolle alten Menschen vorschreiben, dass nur aktives Altern auch gutes Altern sei. Lebenslaufansätze könnten auch so verstanden werden, dass im Laufe des Lebens bestimmte Stufen oder Krisen durchlaufen werden müssen, damit am Ende Altern gelingen kann. Solche impliziten oder expliziten normativen Elemente in Theorien sind problematisch, und es ist schon viel gewonnen, wenn sie (auch von Ihnen) deutlich erkannt werden.

Insgesamt war es unsere Absicht, mit Hilfe eines Klassifikationsschemas zu zeigen, dass die verfügbaren Theorien (und wir haben mit Sicherheit nur einen Ausschnitt vorgestellt) dazu beitragen können, Altern ganzheitlich und in seiner Dynamik zwischen Wandel und Kontinuität, zwischen Gewinn, Bewahrung und Verlust, zu verstehen. Vieles spricht angesichts der bislang vorliegenden theoretischen Bemühungen dafür, dass wir nicht auf eine Supertheorie des Alterns, die alle Überlegungen in sich vereinigt, hoffen sollten. Die Suche nach der einen Theorie des Alterns wird erfolglos bleiben, und wir müssen (und sollten) uns statt dessen mit *Theorien mittlerer Reichweite* begnügen, die einzelne Aspekte des Alterns in genügend hellem Licht beleuchten, jedoch nie den Gesamtprozess.

4.4   Methoden in der Gerontologie

Dieser Kapitelteil steht in gewisser Weise dem vorangegangenen Teil spiegelbildlich gegenüber. Waren es eben die Theorien, so sind es nun die Methoden der Alternsforschung, die näher beleuchtet werden. Ist es auf der einen Seite der theoretische Stand, der ein Wissenschaftsfeld charakterisiert, so ist es auf der anderen Seite ebenso sein methodischer Standard. Nicht zuletzt die methodische Stringenz ist es, die das Wissenschaftliche eines Erkenntnisprozesses ausmacht – dies gilt generell und deshalb auch für die Alternsforschung. Die folgenden Ausführungen orientieren sich vor diesem Hintergrund stark an der Arbeit von Wahl und Richter (1994). Es ist bereits gesagt worden, dass diese Überlegungen weit davon entfernt sind, entsprechende Methodenwerke ersetzen zu wollen. Es sollen nur einige Essentials methodischen Arbeitens in der Alternsforschung angesprochen werden, d.h. es existiert keinerlei Anspruch auf Vollständigkeit. Aus der Fülle einschlägiger Bücher zur Vertiefung Ihrer methodischen Kenntnisse möchten wir – im Hinblick auf »quantitatives Arbeiten« (vgl. zu dem Begriffspaar quantitativ versus qualitativ auch weiter unten) und statistische Datenauswertungen – das von Schilling (1998) vorgelegte Einführungswerk besonders empfehlen, im Hinblick auf »qualitative« Methoden das Buch von Mayring (2002). Auch kann es nicht Ziel dieses Abschnitts sein, einen Überblick über die in der Alternsforschung verfügbaren Erhebungsinstrumente und Diagnosemöglichkeiten (etwa zur Intelligenz- oder Persönlichkeitserfassung im höheren Lebensalter) zu bieten (vgl. dazu z.B. Oswald, Herrmann, Kanowski, Lehr & Thomae, 1991; Wahl & Lehr, 2002; im Rahmen des Grundrisses Gerontologie wird ebenfalls ein entsprechendes Werk erscheinen).

4.4.1   Grundlegende Logik des Forschungsvorgehens

Wie in **Abbildung 4.3** verdeutlicht, beginnt jede Forschungsarbeit, so auch in der Gerontologie, mit der Benennung eines Problems, das in eine möglichst prägnant formulierte Forschungsfragestellung zu transformieren ist. In einem konzeptuellen Schritt sind sodann die bereits zu dieser Fragestellung vorliegenden Theorieansätze (siehe oben) und die bereits existierenden Forschungsbefunde zusammenzutragen, so dass sich – unter Würdigung dieses Stands der Forschung – die Ableitung der eigenen konkreten Hypothesen, die zu prüfen sind, ergibt. Auszuwählen ist nunmehr eine zur empirischen Untersuchung dieser Fragestellung geeignete Forschungsstrategie (man spricht auch von »Design«) sowie geeignete Datenerhebungsmethoden (»Operationalisierung«). Die gewonnenen Daten sind im Hinblick auf die Hypothesen auszuwerten und zu bewerten. Schließlich ist das gesamte Projekt auf der Basis einer konzisen, aber auch hochtransparenten Beschreibung der diesbezüglich durchgeführten Schritte (»Theorieteil« und »Methodenteil«) sowie hinsichtlich seines wissenschaftlichen Ertrags (»Ergebnisteil« und »Diskussion«) in einem wissenschaftlichen Forschungsbericht zusammenzufassen.

Abbildung 4.3: Schritte des Forschungsprozesses

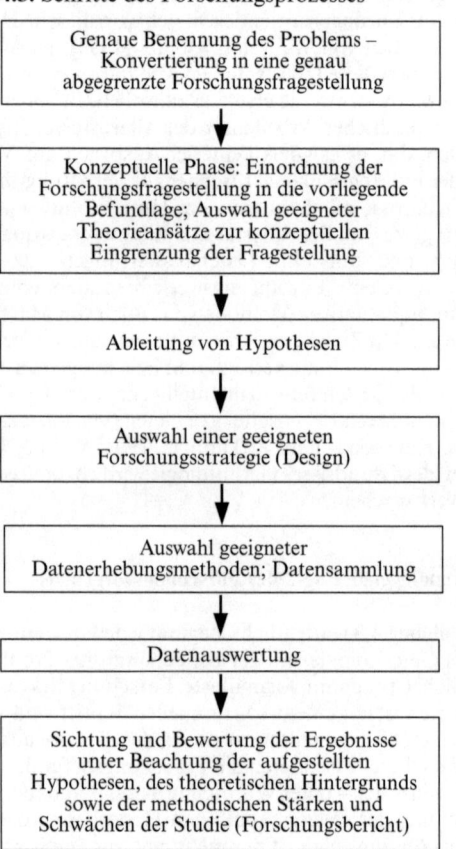

4.4.2 Gültigkeit von Forschung: Experiment versus Feldstudie

Allgemein lässt sich sagen, dass die bestimmten Erkenntnisbestre-
bungen zugrunde liegenden Methoden letztlich erst die Garantie
dafür sind, dass die gewonnenen Aussagen wissenschaftliche
Gültigkeit besitzen, d.h. valide sind. Die Aussagekraft von Unter-
suchungsergebnissen bzw. die Wahl einer Forschungsstrategie muss
insbesondere Fragen der internen und externen Validität berücksichtigen. *Interne Validität* ist dann gegeben, wenn die Ergebnisse der
Untersuchung eindeutig interpretierbar sind, d.h. wenn die beobachteten Veränderungen in der abhängigen Variablen eindeutig auf die
Manipulation der experimentellen Bedingungen (unabhängige Variablen) zurückzuführen sind. Interne Validität bedingt demnach eine
Kontrolle der experimentellen Bedingungen, eine Voraussetzung, die
vor allem in sog. *Laborexperimenten* erfüllt werden kann. Eine vollständige Kontrolle der experimentellen Bedingungen jedoch schränkt
die *externe Validität*, d.h. die Generalisierbarkeit der Ergebnisse auf
andere Untersuchungssituationen bzw. Bedingungen ein. Diese kann
man vor allem bei der Durchführung von sog. *Feldstudien* deutlich
erhöhen, jedoch wird dabei die interne Gültigkeit nahezu zwangsläufig eingeschränkt. Da sowohl eine Maximierung der internen wie der
externen Validität erstrebenswert ist, wird man sich häufig mit einer
Kompromisslösung zufrieden geben müssen (vgl. **Vertiefung 4.1**).

Vertiefung 4.1: Experiment und Feldstudie

Unter einem Experiment versteht man einen systematischen
Beobachtungsvorgang, aufgrund dessen der Untersucher das jeweils interessierende Phänomen planmäßig erzeugt oder variiert
und dabei gleichzeitig Störfaktoren durch geeignete Techniken
ausschaltet. Zentrale Merkmale des Experiments sind demnach
Maßnahmen zur Manipulation und Kontrolle der Bedingungen.
Ein typisches Experiment in der Alternsforschung könnte darin
bestehen, dass in unterschiedlichen experimentellen Bedingungen
älteren und jüngeren Menschen unterschiedliche Begriffe in völlig vergleichbarer Darbietungsweise über einen Personalcomputer
angeboten werden. In Bedingung I enthalten die Wortlisten Begriffe aus früherer Zeit (z.B. Wirtschaftswunder, Währungsre-
form), in Bedingung II Begriffe der Jetzt-Zeit (z.B. Computer,
Internet). Die Zuteilung zu den Bedingungen erfolgt für alle »Versuchspersonen« streng nach Los. Nach Abschluss der Darbietung
werden die Versuchspersonen gebeten, möglichst viele Begriffe aus

dem Gedächtnis zu reproduzieren. Die Hypothese geht dahin, dass die Leistungsunterschiede zwischen alt und jung in Bedingung I geringer ausfallen als in Bedingung II.

Unter einer Feldstudie versteht man die Untersuchung einer Stichprobe von Personen im natürlichen Umfeld unter möglichst hoher Bedingungskontrolle. Diese wird aber nicht den Standard eines Experiments erreichen. Entscheidend ist hier, dass nach Möglichkeit nicht sog. anfallende Stichproben untersucht werden, z.B. deswegen, weil diese leichter zu erreichen sind (z.B. Altenheimbewohner). Diese stellen nämlich in der Regel eine nicht repräsentative und damit selektive Abbildung der sogenannten Grundgesamtheit dar. Es existieren unterschiedliche Methoden, um eine solche Repräsentativität zu optimieren, beispielsweise, indem man streng nach Zufall eine größere Anzahl von Personen aus der Einwohnermeldekartei einer Großstadt zieht. Die so gewonnene »Brutto-Stichprobe« wird sich aber im Laufe der tatsächlichen Studie aus unterschiedlichen Gründen (Verweigerungen, mangelnde Erreichbarkeit) noch einmal verringern, sodass die eigentliche Erhebung der interessierenden Daten (z.B. Applikation eines Depressionsfragebogens oder gesundheitliche Untersuchung) nur an der verbleibenden Netto-Stichprobe erfolgen kann. Wesentlich ist, dass solche Ausfälle so genau wie möglich beschrieben werden.

4.4.3   Forschungsdesigns: Querschnitt- versus Längsschnittmethodologie

Zunächst bietet sich das kalendarische Alter als fast schon verführerisch naheliegende Variable der Alternsforschung an (vgl. Kapitel 2). So zieht man in *Querschnittstudien* (im Idealfall nach dem Zufallsprinzip) zu einem bestimmten historischen Zeitpunkt eine Stichprobe von unterschiedlich alten Individuen mit dem Ziel, diese im Hinblick auf eine interessierende »abhängige Variable« (z.B. Intelligenz) anhand der »unabhängigen Variable« Alter zu vergleichen. Leider sind bei einem solchen Vorgehen mögliche Effekte des kalendarischen Alters der untersuchten Personen mit möglichen Effekten ihrer unterschiedlichen *Kohortenzugehörigkeit* (d.h. zeitgebundenen Sozialisationsbedingungen wie z.B. den schlechteren Bildungschancen älterer Kohorten) konfundiert, d.h. es ist keine eindeutige Zerlegung der Effekte von Alter und Kohorte möglich. Damit aber ist

auch die interne Validität der Ergebnisse einfacher Querschnitts-
studien in Frage gestellt.

In *Längsschnittstudien* erfolgen demgegenüber über längere Zeiträume hinweg mehrfache Messungen an denselben Studienteilnehmern.
Deshalb erlauben nur Längsschnittstudien Aussagen über individuelle Verläufe der interessierenden Variablen, sei es im Hinblick auf die
geistige Leistungsfähigkeit, die Entwicklung von Persönlichkeits-
merkmalen, des sozialen Netzwerks oder der Gesundheit. Probleme
tauchen hier allerdings bereits aus naheliegenden pragmatischen Gründen auf: Die naturgemäß lange Dauer solcher Studien (die längsten
Zeiträume mit gerontologischer Relevanz umfassen heute etwa 50 Jahre) bedingt beispielsweise den permanenten Wechsel des wissenschaftlichen Personals mit allen Konsequenzen für die laufende Datenhaltung
und -auswertung (Gefahr sog. »Datenfriedhöfe»). In methodischer
Hinsicht gewichtig ist zudem der Einwand, dass auch bei diesem Design eine Variablenkonfundierung vorliegt, nämlich die Nicht-Zer-
legbarkeit der Effekte von Alter und der verschiedenen Messzeitpunkte
(sog. Testzeiteffekte oder Zeitperiodeneffekte). Es ist es etwa denkbar,
dass beobachtbare Veränderungen in einem Einstellungsfragebogen
zur Sexualität nicht mit dem kalendarischen Alter, sondern besser damit
erklärt werden können, dass solche Einstellungen auch durch gesellschaftliche Veränderungen mitbedingt sind. Es könnte etwa die
Schlussfolgerung, dass es im Zuge des Alterns keine gravierenden Ein-
stellungsveränderungen gibt, deshalb ungerechtfertigt sein, weil der
eigentliche Grund für die beobachtete Stabilität in einer zunehmenden gesellschaftlichen Offenheit gegenüber Fragen zur Sexualität liegt.
Zudem kommen bei Längsschnittstudien Gefährdungen der internen
Validität hinzu, die beispielsweise dadurch entstehen können, dass
durch die notwendigen wiederholten Messungen Übungseffekte entstehen (also höhere Leistungen in einer bestimmten Variable zu späteren Zeitpunkten keine echten Entwicklungseffekte darstellen), oder
dass bestimmte Personengruppen der ursprünglich untersuchten Stichprobe im Laufe des Beobachtungszeitraums systematisch (selektiv)
ausfallen (hier spricht man auch von der sog. Experimentellen Mortalität; vgl. zu weiteren Fragen der Längsschnittmethodologie z.B. Wahl
& Richter, 1994).

4.4.4 Datenerhebung: quantitativ versus qualitativ

Während Forschungsdesigns das eher globale Forschungsvorgehen
beinhalten, geht es bei Erhebungsmethoden ganz konkret darum, in
welcher Weise Daten erhoben werden (vgl. **Abbildung 4.3**).

Quantitative Erhebungsmethoden sind Verfahren zur Quantifizierung, d.h. Messung von Personmerkmalen der unterschiedlichsten Art. Messen bedeutet hierbei die Zuordnung von Zahlen zu Objekten oder Ereignissen gemäß einer bestimmten Regel. Objekte oder Ereignisse können beispielsweise zu beobachtende Verhaltensweisen oder Antworten auf Fragen (»Items«) sein. *Qualitative Erhebungsmethoden* können demgegenüber verstanden werden als Vorgehensweisen, die der zu untersuchenden Person so viele Freiheitsgrade wie möglich anbieten, um sich selbst, sein Verhalten, sein Erleben und Denken möglichst unverstellt durch vorgegebene Fragen, Kategorien oder Antwortfestlegungen/Skalierungen in den Prozess der Datensammlung einzubringen. Dies bedeutet im Übrigen nicht, dass damit spätere Quantifizierungen der so erhaltenen Daten ausgeschlossen sind; es bedeutet aber schon, dass solche Daten der Interpretation und der Deutung bedürfen, also in keiner unmittelbaren Weise einem numerischen Relativ zuzuordnen sind.

Ebenso wie auf der bereits abgehandelten allgemeinen Ebene des Forschungsvorgehens stellen sich auch bei Datenerhebungsmethoden Fragen der Validität. Zusätzlich zur Gültigkeit ist zu fragen, ob ein Erhebungsverfahren zuverlässig (reliabel) ist. Wer hierzu mehr wissen möchte, dem sei **Vertiefung 4.2** empfohlen.

Vertiefung 4.2: Validität und Reliabilität der Datenerhebung

Unter der Validität (Gültigkeit) eines Messverfahrens versteht man das Ausmaß, in dem ein Test das Merkmal, das er messen soll bzw. zu messen vorgibt, tatsächlich misst. Bei der Reliabilität (Zuverlässigkeit) wird nur die Messgenauigkeit eines Erhebungsinstruments geprüft, gleichgültig, welche Eigenschaft bzw. welches Merkmal das Instrument misst bzw. zu messen vorgibt.

Inhaltsvalidität ist dann gegeben, wenn das Instrument das zu messende Merkmal »optimal« repräsentiert. Das Verfahren sollte möglichst alle relevanten Aspekte des zu messenden Merkmals berücksichtigen. *Kriteriumsvalidität* bezieht sich auf den Zusammenhang zwischen dem Ergebnis einer Messung und einem externen Kriterium. Ein zum Selbstausfüllen gedachter Fragebogen zu Depression ist z.B. valide, wenn er hoch mit dem Psychiaterurteil korreliert. Bei der *Konstruktvalidierung* eines Instrumentes werden theoretische Annahmen über die zu messende Eigenschaft aus einer Theorie abgeleitet und im Rahmen des Validierungsprozesses geprüft. Der Validierungsprozess bezieht mehrere unabhängige Methoden zur Messung des gleichen Konstruktes und zur Messung anderer Konstrukte ein. Es muss geklärt werden, welche theoretischen Beziehungen zwischen den Konstrukten und welche empirischen Zusammenhänge zwischen den Verfahren zur Messung der Konstrukte bestehen und welche empirischen Zusammenhänge die Validierungshypothesen stützen.

Ebenso wie bei der Validität gibt es auch unterschiedliche Methoden zur Prüfung der Reliabilität. Bei der *Test-Retest-Methode* wird das Merkmal bei den Personen in einem definierten zeitlichen Abstand zweimal gemessen. Die Retest-Methode unterstellt, dass sich die »wahren Werte« zwischen den beiden Messungen nicht ändern, sondern dass Änderungen in den beobachteten Werten lediglich auf Messfehler zurückzuführen sind. Diese Methode der Reliabilitätsschätzung ist nur dann sinnvoll, wenn von einer Merkmalsstabilität ausgegangen werden kann. Bei der *Paralleltest-Methode* werden zum gleichen Messzeitpunkt mit zwei parallelen Tests, d.h. Verfahren mit dem gleichen »wahren Wert« und der gleichen Testwertstreuung, zwei Messungen an den Probanden vorgenommen. Die Korrelation zwischen den beiden parallelen Messungen dient als Schätzung für die Reliabilität. Die Methode ist nur anwendbar, wenn zwei parallele Tests, die das gleiche Konstrukt messen, vorliegen. Bei *Maßen der internen Konsistenz* wird angenommen, dass die Testteile bzw. Einzelitems das gleiche Konstrukt messen und daher als Mehrfachmessungen des gleichen Messgegenstandes zu betrachten sind. Bei der *Testhalbierungsmethode* wird ein Test in zwei Testhälften geteilt und beide Testhälften miteinander korreliert.

Die skizzierten Testgütekriterien beziehen sich im Wesentlichen auf quantitative Verfahren. Allerdings kann bei qualitativen Datenauswertungen eine weitere Form der Reliabilität zur Anwendung kommen, die als Inter-Rater-Reliabilität bezeichnet wird. Hat man z.B. relativ offenes Material erhoben und Transkripte angefertigt, dann kann ein nächster Auswertungsschritt darin bestehen, anhand von bestimmten Kategorien das so aufbereitete Material zu »kodieren«. Dabei ist es entscheidend, dass zwei oder mehr »Kodierer« zu den gleichen Einschätzungen des Datenmaterials kommen, d.h. eine hohe Inter-Rater-Reliabilität erlangen.

4.4.5 Aspekte der Datenauswertung

Empirische Untersuchungen liefern mehr oder weniger große Daten-
mengen, die – bei schon vorhandenen Theorien – zur Prüfung bzw.
im Falle von Erkundungsstudien zur Generierung von Hypothesen
aufbereitet bzw. verdichtet werden müssen. Statistische Auswertungsmethoden dienen der deskriptiven bzw. analytischen oder inferenz-
statistischen Aufbereitung der Daten. Während die deskriptive Statistik
der übersichtlichen und anschaulichen Informationspräsentation dient,
wird mit Hilfe schlussfolgernder bzw. inferenzstatistischer Verfahren eine
empirische Überprüfung theoretischer Annahmen auf der Grundlage
der Daten angestrebt. Häufig zielen solche Verfahren darauf ab zu über-
prüfen, ob die beobachteten Ergebnisse nur Zufall sein können, oder ob
sie als überzufällig zu bezeichnen sind.

Für quantitative Datenauswertungen stehen heute eine Vielzahl
statistischer Verfahren zur Verfügung (vgl. Schilling, 1998;Wahl &
Richter, 1994). Explizit erwähnen möchten wir in diesem Zusammenhang noch eine Familie von Methoden, die wahrscheinlich in
Zukunft angesichts der ständig wachsenden Flut an empirischen
Forschungsbefunden immer wichtiger werden wird. Sog. *Meta-Analysen* zielen darauf ab, in der Forschungsliteratur bereits vorliegende
Datensätze miteinander zu kombinieren und einer erneuten Analyse
zu unterziehen. Beispielsweise könnte eine typische Fragestellung
einer solchen Meta-Analyse dahin gehen zu untersuchen, zu welchen
Auswirkungen die Anwendung unterschiedlicher psychotherapeutischer Methoden bei älteren Menschen führt (dazu Pinquart, 2000).

4.5 Zusammenfassung und Kontrollfragen

Eine der zentralen Botschaften dieses Kapitels ging dahin, dass sich
Alternsphänomene nicht von selbst erschließen, sondern wir dazu
geeignete Suchscheinwerfer, eben Theorien, benötigen. Solche Theorien lassen sich anhand von Kriterien wie logische Adäquatheit,
operationale Adäquatheit, empirische Adäquatheit und pragmatische Adäquatheit beurteilen, jedoch spielen im Leben und Sterben
von Theorien auch in der Alternsforschung weitere, wissenschaftssoziologische Elemente eine Rolle. Die Anwendung dieser Kriterien
auf die bislang in der Alternsforschung am heftigsten diskutierte
Theorie, die Disengagement-Theorie, führt zu einer differenzierten
Beurteilung, in der nicht nur Schwächen, sondern auch Stärken dieses Ansatzes erkennbar werden. Insgesamt verfügt die Gerontologie
heute über eine kritische Masse an Theorien bzw. Theorieansätzen.

Unser Vorschlag, diese anhand der Dimensionen der Veränderung und Kontinuität weiter zu systematisieren, unterstützt die Annahme, dass wir mit Hilfe der heute zur Verfügung stehenden Theorien zu einem recht umfassenden und vielschichtigen Bild von Altern kommen. Theorien bedürfen allerdings auch der empirischen Prüfung. Dazu haben wir im letzten Teil des Kapitels prototypische Methodenschritte und -fragen der Alternsforschung aufgezeigt.

Fünf Kontrollfragen zu Kapitel 4:

1. Warum sind Theorien wichtig für die Gerontologie?
2. Welche Kriterien zur Prüfung von Theorien sind sinnvoll und zu welcher Einschätzung führt ihre Anwendung auf die Disengagement-Theorie des Alterns?
3. Wie könnte man Theorien der Gerontologie sinnvoll untergliedern und was wären jeweils Beispiele?
4. Was sind wesentliche Stationen des Forschungsprozesses in der empirischen Alternsforschung?
5. Was sind die Vor- und Nachteile von Querschnitt- versus Längsschnittstudien?

Als weiterführende Literatur empfohlen:

1. Achenbaum, W. A. & Bengtson, V. L. (1994). Re-engaging the disengagement theory of aging: On the theory and assessment of theory development in gerontology. *The Gerontologist, 34*, 756–763.
2. Bengtson, V. L. & Schaie, K. W. (Hrsg.). (1999). *Handbook of theories of aging*. New York: Springer.
3. Wahl, H.-W. & Richter, P. (1994). Forschungsmethoden in der Gerontologie - Der Zugang der Sozialwissenschaften. In E. Olbrich, K. Sames & A. Schramm (Hrsg.), *Kompendium der Gerontologie Abschnitt III-6.1* (S. 1–42). Lagerlechfeld: Ecomed.

5 Befunde der Gerontologie: eine Auswahl

>»Chronological age is an initially appealing false lover who
>tells you everything and nothing.«(Birren & Schroots, 1996,
>S. 17)

5.1 Einführung

In Kapitel 5 und 6 möchten wir Sie über ausgewählte Forschungser-
gebnisse der Gerontologie informieren. Wir orientieren uns dabei an
der Unterscheidung zwischen Grundlagen- und Anwendungs-
forschung, auch wenn die Grenze zwischen beiden fließend ist. Grundlagenforschung in der Gerontologie zielt darauf ab, den Verlauf von
Altern, sei es auf biologischer, psychischer oder sozialer Ebene, in seinen allgemeingültigen Merkmalen zu erkennen und zu erklären. An-
wendungsforschung in der Gerontologie akzentuiert demgegenüber
stark die Untersuchung der Nutzbarkeit von grundlagenwissenschaft-
lichen Befunden zur Verbesserung von individuellem Altern. In diesem Kapitel gehen wir auf Befunde der Grundlagenforschung ein,
während Ergebnisse der anwendungsorientierten Forschung in Kapitel 6 beschrieben werden.

Die Darstellung wichtiger Ergebnisse der Gerontologie kann und
soll hier nur kursorisch und exemplarisch geschehen. Deshalb ist es
auch nicht unser Anspruch, Ihnen einen Überblick über Befunde zu
allen in Kapitel 2 beschriebenen Teilbereichen der Alternsforschung
zu geben; dies wird in den weiteren Bänden der Reihe »Grundriss
Gerontologie« in ausführlicher Weise geschehen. Maßgeblich für die
nachfolgende Auswahl von Forschungsergebnissen war eine Orientierung am Alltag älterer Menschen, d.h. an ihrem alltäglichen Handeln
und Erleben. Bei der Auswahl haben allerdings auch unsere Kompe-
tenzgrenzen eine Rolle gespielt: Da wir selbst Alternspsychologen sind,
haben wir uns insbesondere gefragt, welche psychischen und
psychosozialen Prozesse für das alltägliche Altern entscheidend sind.

Vor diesem Hintergrund werden die folgenden Bereiche abgehan-
delt. Zuerst werden wir jenen Bereich des Alterns genauer betrachten, dem eine besonders grundlegende Rolle zukommt: den Bereich
der geistigen Leistungsfähigkeit. Was wären alte Menschen, was
wären wir alle ohne unsere intellektuellen Möglichkeiten? Welche
Unterscheidungen sind wichtig? Welche Befunde sind grundlegend,
um den Verlauf der geistigen Fähigkeiten im höheren Lebensalter
differenziert bewerten zu können? Sodann werden wir uns – mit ähn-

lichen Fragen wie den eben aufgeworfenen – dem Bereich der Persönlichkeit zuwenden. Im dritten Schritt soll es dann um soziale Beziehungen gehen, die das alltägliche Altern in ganz besonderer Weise prägen. Im vierten Schritt schließlich werden wir die Beziehungen von alten Menschen zu ihren räumlich-dinglichen Umwelten betrachten und uns dabei auf die Aspekte Wohnen, außerhäusliche Mobilität und Technik konzentrieren. Trotz der Fokussierung verhaltenswissenschaftlicher Befunde der Gerontologie sollen an verschiedenen Stellen ebenso interdisziplinäre Dimensionen der Befunde aufgezeigt werden.

Zwei Aspekte sind uns vor der eigentlichen Ergebnisdarlegung noch wichtig: Zum einen sind empirische Befunde stets im Lichte von Theorien zu sehen; aus diesem Grunde werden wir vielfach auf Kapitel 4 und die dort enthaltene Übersicht zu Theorien der Altersforschung zurückverweisen. Auch werden wir immer wieder Konzepte nutzen, die bereits in Kapitel 2 (Essentials der Gerontologie) eingeführt worden sind. Zum anderen wollen wir Ihnen auch die Botschaft vermitteln, dass es in den meisten Fällen keine einfachen Antworten auf grundlegende Fragen der Altersforschung (vgl. Kapitel 2) gibt. Wir möchten Sie vielmehr anhand der hier ausgewählten Ergebnisse (ein weiteres Mal) dazu ermutigen, kritisch mit der gerontologischen Literatur umzugehen, allzu simplen Antworten in punkto Zusammenhänge und Ursache-Wirkungs-Mechanismen zu misstrauen und immer wieder neue, anhand der vorliegenden Forschung noch nicht beantwortete Fragen aufzuwerfen.

5.2   Entwicklung der geistigen Leistungsfähigkeit im höheren Lebensalter

Der Bereich der kognitiven Leistungsfähigkeit gilt innerhalb der Alternsforschung als einer der am besten untersuchten. Das Forschungsinteresse richtet sich dabei vor allem auf Fragen nach der Veränderung von Intelligenz mit dem Alter oder danach, ob und wenn ja welche Gedächtnissysteme mit zunehmendem Alter bei gesunden Personen beeinträchtigt sind. Neben der Entwicklung der kognitiven Leistungsfähigkeit im Rahmen des sog. normalen Alterns werden auch die negativen Einflüsse pathologischer Prozesse (z.B. Demenz) auf die kognitive Entwicklung im Alter haben, fokussiert (vgl. zur Unterscheidung von normalem und pathologischem Altern **Vertiefung 2.2**).

5.2.1 Intelligenz

Im Folgenden widmen wir uns zunächst der Frage nach dem Verlauf der Intelligenzentwicklung über die Lebensspanne, wobei der Schwerpunkt auf der Entwicklung im höheren Lebensalter liegen wird. Anschließend werfen wir einen Blick auf die möglichen Gründe für die große interindividuelle Variabilität der kognitiven Entwicklung. Antworten auf (scheinbar) einfache Fragen können manchmal sehr komplex sein. So variiert die Antwort auf die Frage nach der Intelligenzentwicklung im Alter beispielsweise in Abhängigkeit davon, von welcher Dimension der kognitiven Leistungsfähigkeit die Rede ist. Während frühe Querschnittuntersuchungen dazu verleitet haben, an einen graduellen aber unausweichlichen Abbau aller intellektuellen Fähigkeiten über das gesamte Erwachsenenalter hinweg zu glauben, geht man aufgrund heutiger Längsschnittstudien von multidimensionaler und multidirektionaler Intelligenzentwicklung im Alter aus (vgl. zu den Begriffen Multidimensionalität und Multidirektionalität die Essentials der Gerontologie in Kapitel 2). Der Grund für die unterschiedlichen Ergebnisse, die Quer- und Längsschnittstudien geliefert haben, sind Kohortenunterschiede, also Unterschiede zwischen Generationen, die in Querschnittstudien nicht von Altersunterschieden zu trennen sind (vgl. Kapitel 4). So sind beispielsweise die schlechteren Bildungschancen älterer Kohorten für deren im Vergleich zu jüngeren Kohorten schlechtere Leistungen in Intelligenztests mit verantwortlich.

Sie haben im vorangegangenen Kapitel bereits die grundlegende Unterscheidung zwischen fluider und kristalliner Intelligenz bzw. zwischen Mechanik und Pragmatik der Intelligenz kennen gelernt. Diese mehrdimensionale Konzeption der Intelligenzstruktur hat sich mittlerweile in einer Reihe empirischer Studien bestätigt (Überblick z.B. bei Schaie, 1996). Im Rahmen der Überlegungen und Untersuchungen zur Pragmatik der Intelligenz hat das Konzept der Weisheit als prototypisches Beispiel kognitiver Pragmatik besondere Beachtung gefunden. Wer mehr darüber erfahren möchte, der lese **Vertiefung 5.1**.

Die Theorie der fluiden und kristallinen Intelligenz macht unterschiedliche Vorhersagen über die Entwicklungsverläufe dieser beiden wichtigsten kognitiven Fähigkeitsbündel (vgl. **Abbildung 5.1**). Demnach nimmt die fluide Intelligenz bis ins frühe Erwachsenenalter hinein zu. Nach einer kurzen Phase der Stabilität setzt bereits zu Beginn des mittleren Erwachsenenalters ein gradueller Abbau ein. Kristalline Intelligenz hingegen bleibt bis ins hohe Alter hinein sta-

Vertiefung 5.1: Weisheit – ein Prototyp der pragmatischen Intelligenz im Alter

Es gibt viele theoretische Annäherungen an das Konzept der Weisheit (Überblick bei Sternberg & Lubart, 2001), aber nur wenige empirische Umsetzungen. Eine Ausnahme bildet hier die Arbeitsgruppe um Paul B. Baltes am Max-Planck-Institut für Bildungsforschung in Berlin. Baltes und Mitarbeiter definieren Weisheit als Expertenwissen in den grundlegenden Fragen des Lebens. Zur Operationalisierung von Weisheit werden den Versuchsteilnehmern konkrete Konfliktsituationen vorgelegt (z.B. die Situation einer minderjährigen Schwangeren). Anschließend sollen sich die Versuchsteilnehmer dazu äußern, was man bzw. die betroffene Person in einer solchen Situation berücksichtigen und tun sollte. Die Antworten werden in einem aufwändigen Verfahren anhand von fünf empirisch entwickelten Weisheitskriterien eingeschätzt: *Faktenwissen* über die besonderen Umstände und verfügbaren Optionen, *Strategiewissen*, beispielsweise bezüglich Informationsbeschaffung oder Analyse der kurz- und langfristigen Konsequenzen bestimmter Entscheidungen, *Lebensspannen-Kontextualismus*, d.h. Berücksichtigung der Entwicklungsstufe einer Person, außergewöhnlicher Umstände und der Prioritäten von Lebensbereichen, *Wert-Relativismus*, d.h. Berücksichtigung von Werten, religiösen Präferenzen, sowie des kulturellen Kontextes, und schließlich *Erkennen von und Umgang mit den Ungewissheiten des Lebens.*

Den empirischen Ergebnissen zufolge gibt es erstens praktisch keinen Alterseffekt (Staudinger & P.B. Baltes, 1996; die untersuchte Altersspanne in diesen Studien lag zwischen: 20–89 Jahren) in weisheitsbezogenen Leistungen. Das unterstreicht zum einen, dass diese intellektuelle Fähigkeit bis ins hohe Alter hinein aufrecht erhalten oder sogar verbessert werden kann, zum anderen wird deutlich, dass ein langes Leben keine hinreichende Bedingung für den Erwerb von Weisheit darstellt. Allerdings scheint zweitens die mit einem langen Leben verbundene Erfahrung eine wichtige Voraussetzung für Weisheit zu sein. So haben sich die Persönlichkeitseigenschaft »Offenheit für Erfahrung« sowie eine mittlere Position auf der Dimension Introversion-Extraversion als Prädiktoren weisheitsbezogener Leistungen herausgestellt (Staudinger, Maciel, Smith & Baltes, 1998). Drittens hat die Berufstätigkeit offensichtlich einen starken Einfluss (Staudinger, Smith & Baltes, 1992): Per-

sonen, die aus beruflichen Gründen in besonderer Weise mit Lebensfragen konfrontiert sind (z.B. klinische Psychologen), verfügen über ein signifikant höheres weisheitsbezogenes Wissen als
Angehörige anderer Berufsgruppen (z.B. Architekten). Viertens und
letztens hat sich gezeigt, dass weises Verhalten nicht auf Einzelper-
sonen beschränkt ist. Der soziale Austausch bei der Lösung von
Lebensfragen (»interactive minds«; Staudinger & Baltes, 1996) führte zu einer signifikanten Verbesserung weisheitsbezogener Leistungen, wobei insbesondere ältere Menschen von einem solchen inter-
aktiven Setting profitierten.

bil oder weist sogar einen leichten Anstieg auf (vgl. Kapitel 4). Die
grundlegende Überlegung ist hierbei, dass die fluiden, stark geschwindigkeitsabhängigen Leistungen im Zuge allgemeiner Veränderungen
zentralnervöser Strukturen mit dem Altern besonders stark in Mit-
leidenschaft gezogen werden. Die stark von Erfahrungs- und Kultur-
wissen geprägten kristallinen Leistungen sollten hingegen von diesen grundlegenden bio-psychischen Veränderungen nicht so stark
betroffen sein.

Abbildung 5.1: Theoretisch erwartete Entwicklungsverläufe der
fluiden und kristallinen Intelligenz (nach Baltes, 1990, S. 5)

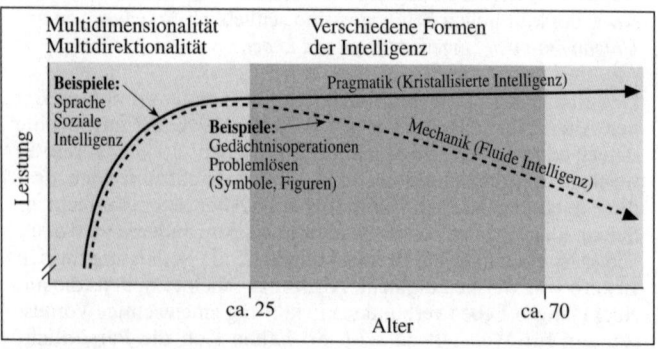

Die angenommene Multidirektionalität der Entwicklung geistiger
Leistungen im Alter kann allerdings nur mit Einschränkungen als
empirisch bestätigt angesehen werden. In einer der wichtigsten Studien zur Entwicklung der Intelligenz im Erwachsenenalter und Alter, der Seattle-Längsschnittstudie, wurden, bei einer hohen interindividuellen Verlaufsvariabilität, die größten Verluste in jenen Maßen

der sog. kognitiven Primärfähigkeiten festgestellt, die stark von der fluiden Fähigkeit der Wahrnehmungsgeschwindigkeit abhängen (z.B. Umgang mit Zahlen; Schaie, 1996; vgl. **Abbildung 5.2**). Andererseits zeigen aber auch typisch kristalline Fähigkeiten wie verbales Verständnis im Alter von über 80 Jahren einen substantiellen Rückgang.

Abbildung 5.2.: Der Effekt des Alters auf fünf kognitive Primärfähigkeiten (nach Schaie & Willis, 2002, S. 366)

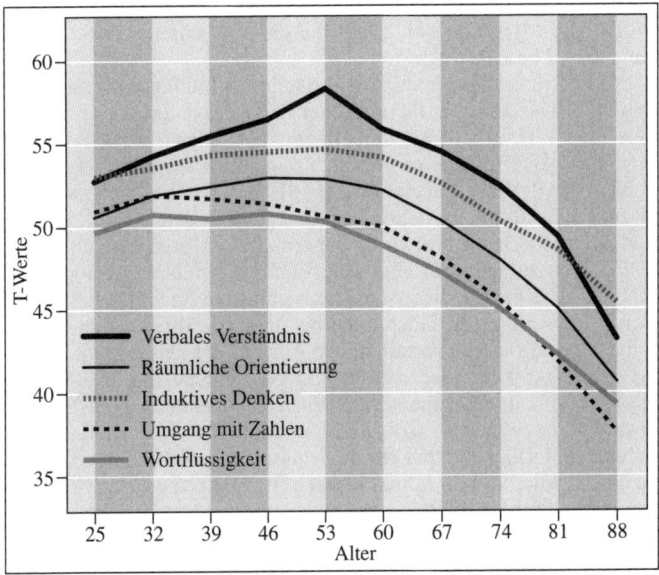

T-Werte sind auf den Mittelwert 50 und die Standardabweichung 10 linear transformierte Messwerte. Solche normierten oder standardisierten Werte erlauben es beispielsweise, Skalen unterschiedlicher Skalierungen miteinander zu vergleichen. *Verbales Verständnis* meint die Kenntnis von Wörtern und deren Bedeutung sowie deren angemessene Verwendung; *Räumliche Orientierung* bezieht sich auf die Fähigkeit der räumlichen Vorstellung und Orientierung sowie das Erkennen von Objekten aus verschiedenen Blickwinkeln; *Induktives Denken* bedeutet schlussfolgerndes Denken i.S. des Entdeckens und Anwendens einer allgemeinen Regel z.B. in einer Zahlen- oder Symbolreihe; *Umgang mit Zahlen* bezieht sich auf die Geschwindigkeit und Präzision bei einfachen arithmetischen Aufgaben wie z.B. Addition; *Wortflüssigkeit* meint das rasche Produzieren von Wörtern, die bestimmten Erfordernissen entsprechen (z.B. Wörter mit vier Buchstaben). Verbales Verständnis spiegelt typischerweise kristalline Fähigkeiten wider, während Umgang mit Zahlen oder induktives Denken der fluiden Intelligenz zuzurechnen sind.

Wie aus **Abbildung 5.**2 ersichtlich, gibt es bis zum Alter von etwa Mitte Fünfzig insgesamt nur einen sehr geringen Rückgang, selbst im Bereich der fluiden Intelligenz; die zum Bereich der kristallinen Intelligenz zählenden sprachlichen Fähigkeiten nehmen wie erwartet sogar zu. Noch bis etwa Mitte 70 ist der Rückgang in der geistigen Leistungsfähigkeit als leicht zu bezeichnen; erst danach kommt es zu substantiellen Veränderungen. Eine Anzahl weiterer Längsschnittstudien konnte bestätigen, dass die Veränderung kognitiver Funktionen im Alter zunächst ein langsamer Prozess ist (z.b. Hultsch, Hertzog, Small, McDonald-Miszczak et al., 1992), der sich aber jenseits von 80 Jahren zunehmend beschleunigt.

Die Entwicklungsdynamik der kristallinen Intelligenz im sehr hohen Alter war also aus theoretischer Perspektive unterschätzt worden, was vermutlich mit der allgemeinen Vernachlässigung der Hochaltrigkeit in früheren Arbeiten zusammenhängt. So zeigte sich auch in der Berliner Altersstudie (BASE) mit 516 Personen zwischen 70 und 103 Jahren ein deutlicher Rückgang in den kristallinen Fähigkeiten jenseits von etwa 85 Jahren (Reischies & Lindenberger, 1996). Heutzutage steht aber aufgrund der aktuellen demographischen Trends gerade dieser Lebensabschnitt zu Recht im Fokus des Forschungsinteresses. Doch auch bei über 80-Jährigen gibt es eine hohe interindividuelle Variabilität im Ausmaß der Leistungseinbußen. So zeigten etwa 10% der über 80-Jährigen der Seattle-Längsschnittstudie signifikante Leistungseinbußen in nur einem Fähigkeitsbereich, etwa 40% in zwei, etwa 40% in drei und nur 10% in vier Fähigkeitsbereichen. Es gab aber praktisch niemanden, dessen Fähigkeiten bis zu einem Alter von 88 Jahren in allen fünf Bereichen zurückgegangen wären (Schaie, 1989).

Worin liegen die Gründe für die großen interindividuellen Unterschiede, die man in kognitiven Entwicklungsverläufen gefunden hat? Das Antwortbild ist vielschichtig und eindeutige Ursache-Wirkungszusammenhänge sind meist nicht zu treffen. Die querschnittlichen Ergebnisse der BASE, die wir vor allem wegen ihrer interdisziplinären Ausrichtung bereits in den Kapiteln 2 und 3 erwähnt haben, haben gezeigt, dass sensorische Variablen (Sehen, Hören, Gleichgewicht), die auf biologische Veränderungen hinweisen, vor allem mit der Mechanik der Intelligenz in Zusammenhang stehen, während sozio-biografische Variablen (Bildung, soziale Schicht, Einkommen) speziell für die Pragmatik der Intelligenz bedeutsam sind. Lindenberger und Baltes (1994, 1997) konnten nachweisen, dass nahezu die gesamte altersbezogene Variation insbesondere in den fluiden Intelligenzleistungen über 70-Jähriger durch sensorische Maße aufklärbar ist und dass dieser Zusammenhang im höheren Lebensalter im

Vergleich zum frühen und mittleren Erwachsenenalter enger wird. Die Autoren interpretieren ihre Ergebnisse mit der Annahme einer gemeinsamen Ursache (»common cause«-Hypothese; vgl. Kapitel 4) in Form von grundlegenden zentralnervösen Veränderungen, die sowohl sensorische als auch kognitive Leistungen beeinflussen. Längsschnittergebnisse aus der BASE über einen vierjährigen Beobachtungszeitraum weisen auf die Notwendigkeit einer dynamischen Sicht und auf die Komplexität des Zusammenspiels zwischen sensorischen und kognitiven Variablen hin (Ghisletta & Lindenberger, 2002). Es hat sich gezeigt, dass man beispielsweise auf der Basis der Veränderung einer einzelnen Variable der Sehfähigkeit (z.B. Nah-Sehschärfe) weder die Veränderung in anderen Variablen der Sehfähigkeit (z.B. Fern-Sehschärfe) noch die Veränderung in kognitiven Variablen (z.B. Wahrnehmungsgeschwindigkeit) konsistent vorhersagen kann.

Entsprechend der Theorie der kognitiven Verlangsamung (vgl. Kapitel 4) hat sich in einer Anzahl von Studien gezeigt, dass Altersunterschiede in der intellektuellen Leistungsfähigkeit nach statistischer Kontrolle der Wahrnehmungsgeschwindigkeit entweder deutlich zurückgehen oder sogar ganz verschwinden (z.B. Salthouse, 1993). Mit anderen Worten: Der Rückgang bestimmter Ressourcen wie der Wahrnehmungsgeschwindigkeit mit dem Alter scheint zu einem großen Teil für die reduzierten Intelligenzleistungen Älterer verantwortlich zu sein. Da das Ausmaß der Verringerung solcher Ressourcen von Person zu Person unterschiedlich ist, eignet es sich auch zur Erklärung interindividueller Unterschiede in der kognitiven Entwicklung.

Schließlich sind auch Persönlichkeitsfaktoren auf ihre Vorhersagekraft in Bezug auf die kognitive Entwicklung im Alter untersucht worden. Es hat sich beispielsweise gezeigt, dass Personen mit relativ hoher Flexibilität in ihren Einstellungen und Sichtweisen im mittleren Erwachsenenalter mit zunehmendem Alter tendenziell weniger Einbußen in der kognitiven Leistungsfähigkeit aufweisen als Personen mit rigiden Einstellungen (Schaie, 1996).

5.2.2   Gedächtnis

Untersuchungen zum Gedächtnis bilden neben der Intelligenzforschung den zweiten Schwerpunkt kognitiver Alternsforschung, wobei die Grenzen zwischen beiden Wissenschaftsgebieten fließend sind. Im Folgenden werden Sie sehen, dass es auch im Bereich des Gedächtnisses notwendig ist, Unterscheidungen zwischen verschie-

denen Formen – insbesondere zwischen episodischen und nichtepisodischen Formen des Gedächtnisses – zu treffen, wenn von der
Entwicklung im höheren Lebensalter die Rede ist. Im Anschluss an
die Erörterung der Entwicklung verschiedener Gedächtnisfunktionen
werden wir versuchen, den Ursachen beobachteter Altersdefizite auf
den Grund zu gehen sowie interindividuelle Unterschiede zwischen
Älteren zu erklären. Schließlich werden wir noch kurz auf die Frage
eingehen, welchen Beitrag die kognitive Alternsforschung auf einem
Gebiet leisten kann, das durch besonders einschneidende kognitive
Leistungseinbußen gekennzeichnet ist, nämlich auf dem Gebiet der
Demenz.

Auch wenn wohl kein Bereich des menschlichen Gedächtnisses
absolut frei von altersbezogenen Leistungseinbußen ist, sind – ähnlich wie bei Intelligenzleistungen – keineswegs alle Gedächtnisfunktionen in gleichem Maße betroffen. Der stärkste Altersabbau
findet sich im Bereich des episodischen Gedächtnisses, während nicht-
episodische Formen des Gedächtnisses wie das prozedurale oder das
semantische Gedächtnis kaum beeinträchtigt sind. Im *episodischen*
Gedächtnis sind Informationen gespeichert, die unter bestimmten
Umständen zu einem bestimmten Zeitpunkt erworben worden sind.
Der grundlegende Unterschied zu allen anderen, nichtepisodischen
Formen von Gedächtnis besteht darin, dass es notwendig ist, sich
eine zuvor erworbene episodische Information bewusst zu vergegen-
wärtigen, d.h. im Geiste zeitlich zurückzugehen. Im Gegensatz dazu
ist der Abruf aus allen anderen Gedächtnisbereichen auf die Gegenwart oder Zukunft gerichtet, und es ist belanglos, wann und wie die
Information erworben wurde. *Prozedurale* Gedächtnisinhalte sind in
der Regel dem Bewusstsein nicht direkt zugänglich und ihre Existenz
kann lediglich indirekt aus Handlungen erschlossen werden (wenn
jemand z.B. aufsteht, kann man daraus schließen, dass er über die
entsprechenden prozeduralen Gedächtnisinhalte zur Ausführung
dieser Handlung verfügt). Ebenso müssen *semantische* Gedächtnisinhalte wie der Wortschatz oder konzeptuelles Wissen nicht retro-
spektiv erinnert werden, sondern sind „einfach da». Das im sog. inneren Lexikon gespeicherte semantische Wissen scheint bei kognitiv
unbeeinträchtigten Personen über die Lebensspanne hinweg stabil
zu bleiben. Dennoch beobachtete alterskorrelierte Defizite wie beispielsweise Wortfindungsprobleme lassen sich durch Probleme beim
Abruf des nach wie vor vorhandenen Wissens erklären (Light, 1992,
für einen Überblick). Ebenso wie bei anderen Formen des nichtepisodischen Gedächtnisses finden sich auch im Bereich des *impliziten* Gedächtnisses kaum Alterseffekte. Eine typische implizite
Gedächtnisaufgabe ist das sog. Priming, bei dem die Wahrschein-

lichkeit, dass bestimmte Items (z.B. Apfel) erinnert werden, dadurch erhöht wird, dass damit assoziierte Items (z.b. Obst) zuvor ohne Behaltensaufforderung dargeboten werden.

Kommen wir noch einmal auf das episodische Gedächtnis zurück, in dem sich wie gesagt die größten alterskorrelierten Beeinträchtigungen finden. Die Messung des episodischen Gedächtnisses erfolgt in der Regel über die Aufgabe, bewusst gelerntes Material (z.b. Wortlisten) zu erinnern oder wiederzuerkennen. In solchen *expliziten* Gedächtnisaufgaben schneiden ältere im Vergleich zu jüngeren Versuchsteilnehmern deutlich schlechter ab, und zwar in der freien Erinnerung noch einmal schlechter als im Wiedererkennen (z.B. Perrig-Chiello, Perrig, Stähelin, Krebs-Roubicek et al., 1996). Dies gilt vor allem, wenn – wie in Laborexperimenten typisch – alltagsfernes Material (z.B. sinnlose Silben) gelernt und erinnert werden soll. In alltagsnäheren Aufgaben sollte demgegenüber der Altersrückgang geringer sein. Die Befunde hierzu sind allerdings widersprüchlich. Beispielsweise konnte Knopf (1995) Ergebnisse von Bäckman (1984), denen zufolge beim Erinnern von Handlungen kein Alterseffekt zu beobachten ist, nicht replizieren.

Als Ursachen für die beobachteten Altersdefizite in vor allem episodischen Gedächtnisfunktionen werden vorrangig kognitive und biologische Gründe diskutiert. Erstere werden im Rahmen eines sog. Drittvariablenansatzes untersucht, d.h. es wird nach vermittelnden Variablen (sog. Mediatoren) gesucht, die die alterskorrelierten Unterschiede in Gedächtnisleistungen erklären können. So hat sich immer wieder gezeigt, dass durch die statistische Kontrolle von Indikatoren der Verarbeitungsgeschwindigkeit (speed) oder des Arbeitsgedächtnisses (Verarbeitung von Informationen bei gleichzeitiger Aufrechterhaltung anderer Informationen sowie aufgabenrelevanter Ziele und Strategien im Bewusstsein) altersbezogene Unterschiede im episodischen Gedächtnis deutlich reduziert werden oder sogar gänzlich verschwinden (Bäckman, Small & Wahlin, 2001). Veränderungen in der basalen Verarbeitungskapazität scheinen demnach für Altersdefizite in komplexen kognitiven Leistungen zumindest mitverantwortlich zu sein. Im Rahmen biologischer Erklärungsversuche konnte gezeigt werden, dass das Ausmaß der im Alter beobachteten Verringerung des Volumens bestimmter Gehirnstrukturen (Hippocampus, Frontallappen) mit altersabhängigen Defiziten im episodischen Gedächtnis in moderatem bis engem Zusammenhang steht (Raz, 2000, für einen Überblick).

Zur Erklärung interindividueller Unterschiede älterer Personen in Gedächtnisleistungen wurden vor allem gesundheitliche Faktoren sowie soziodemografische und Lebensstilvariablen herangezogen.

Neben einem immer wieder beobachteten Zusammenhang zwischen
Gedächtnisleistungen und Gesundheit ganz allgemein, konnte auch
die Bedeutung spezifischer Erkrankungen nachgewiesen werden. So
besitzen Kreislauferkrankungen wie Bluthochdruck in Abhängigkeit von der Schwere der Erkrankung einen unterschiedlich starken
negativen Einfluss auf die Gedächtnisleistung (z.B. Launer, Masaki,
Petrovich, Foley et al., 1995).

Untersuchungen zum Einfluss von soziodemografischen Variablen
und Lebensstilvariablen belegen schließlich, dass Bildung sowie das
Engagement in sozialen, kognitiven und körperlichen Aktivitäten in
positiver Weise mit Gedächtnisleistungen im Alter zusammenhängen. Eine Längsschnittstudie hat beispielsweise gezeigt, dass in einem Beobachtungsintervall von sechs Jahren Veränderungen in intellektuell stimulierenden Aktivitäten mit Veränderungen in der
kognitiven Leistungsfähigkeit einhergehen (Hultsch, Hertzog, Small
& Dixon, 1999). Dieses Ergebnis kann aber auch dahingehend interpretiert werden, dass kognitiv fähige Personen so lange ein aktives
Leben führen, bis kognitive Leistungseinbußen die Ausübung dieser
Aktivitäten einschränken.

Besonders einschneidende kognitive Leistungseinbußen im Bereich
des Gedächtnisses treten bei dementiell bedingten pathologischen
Veränderungen der Großhirnrinde auf (vgl. zu Demenz auch Kapitel 6). Arbeiten aus dem Bereich der kognitiven Alternsforschung zu
Demenz setzen an der Hypothese einer im Rahmen dementieller Prozesse verminderten kognitiven Plastizität an. Grundsätzlich wird
davon ausgegangen, dass die Plastizität der menschlichen Entwicklung über die gesamte Lebensspanne hinweg gegeben ist (vgl. dazu
die Essentials der Gerontologie in Kapitel 2). Da die Plastizität
neuronaler Netzwerke, die ja die Basis für Lernen und Gedächtnis
bilden, durch nervenschädigende dementielle Prozesse schnell eingeschränkt werden kann, wird angenommen, dass schon im Früh-
stadium der Demenz signifikante kognitive Leistungseinbußen auftreten. Mehrere Studien haben gezeigt, dass bereits in der oft Jahre
dauernden vorklinischen Phase der Alzheimer Demenz kognitive
Defizite, insbesondere im Bereich des episodischen Gedächtnisses,
zu beobachten sind (Bäckman, Small & Wahlin, 2001). Darüber hinaus verringert sich die Lernleistung in dem Maß, in dem die Schwere
der dementiellen Erkrankung zunimmt (Reischies & Lindenberger,
1996). Systematische Trainingsstudien haben gezeigt, dass sich das
Ausmaß an Leistungszugewinnen durch kognitives Training als Früh-
diagnostikum dementieller Entwicklungen eignet (z.B. M. Baltes,
Kühl, Gutzmann & Sowarka, 1995).

5.3 Persönlichkeitsentwicklung im höheren Lebensalter

Die Erforschung der Persönlichkeitsentwicklung im höheren Lebensalter begann mit einer über lange Zeit richtungsweisenden Frage: Ändert sich die Persönlichkeit im Alternsprozess oder bleibt sie stabil? Jahrzehntelange Forschung hat gezeigt, dass sich sowohl Hinweise auf Stabilität als auch auf Veränderung finden lassen, in Abhängigkeit davon, wie Persönlichkeit verstanden und Veränderung gemessen wird. Dementsprechend steht heute die Untersuchung von Stabilitäts- *und* Veränderungsprozessen im Lebenslauf im Mittelpunkt des Forschungsinteresses, ebenso wie die Untersuchung der situativen Umstände, unter denen Stabilität bzw. Veränderung auftreten. Im Zuge dieser Entwicklung sind der Begriff des Selbst sowie die theoretischen Leitsätze einer Psychologie der Lebensspanne zentral geworden (Kruse & Wahl, 1999a). Der Begriff des Selbst bezeichnet einen elementaren und repräsentativen Bestandteil der Persönlichkeit und umfasst zum einen Merkmale, in denen sich soziale und materielle Umwelteinflüsse widerspiegeln, zum anderen aber auch selbstregulative Prozesse, die im Sinne einer aktiven Auseinandersetzung der Person mit ihrer Umwelt zu verstehen sind. Es wird zwischen verschiedenen Facetten des Selbst unterschieden (Mehrdimensionalität), die sich über die Lebensspanne hinweg unterschiedlich entwickeln können (Multidirektionalität). Darüber hinaus stellt sich – ähnlich wie im Bereich der kognitiven Entwicklung – die Frage nach den Entwicklungsreserven des Selbst und ihren Grenzen (Plastizität). In diesem Zusammenhang kommt dem Konstrukt der psychologischen Widerstandsfähigkeit oder Resilienz besondere Bedeutung zu (Staudinger, Marsiske & Baltes, 1995). Im Folgenden werfen wir einen Blick auf empirische Befunde zu verschiedenen Aspekten des Selbst im höheren Lebensalter.

5.3.1 Selbstkonzept

Mit dem Begriff Selbstkonzept ist die Vielfalt an Inhalten und Bewertungen angesprochen, die sich auf die eigene Person beziehen (z.B. Aussagen wie »Ich bin ein ängstlicher Mensch« oder »Ich finde, ich bin ein besonders guter Sportler«). Ob sich das Selbstkonzept mit höherem Alter positiv oder negativ entwickelt, wurde lange Zeit kontrovers diskutiert. Auf der einen Seite wurde angenommen, dass sich der alterskorrelierte Verlust sozialer Rollen in einem negativeren Selbstbild niederschlagen sollte (z.B. Rosow, 1974); auf der anderen Seite könnte man mit dem Lebenslauftheoretiker Erikson (1950) argumentieren, dass die Lösung der – nach seinem Ansatz – letzten psychosozialen Krise des Lebenslaufs in Richtung Ich-Integrität zu einem positiveren Selbstbild führen sollte. Die Ergebnisse neuerer Untersuchungen zeigen, dass alte Menschen insgesamt über ein aktivitätsbetontes, gegenwartsbezogenes Selbstbild verfügen, wobei der Gesundheit eine um so größere Bedeutung zukommt, je älter die Person ist (Freund & Smith, 1997). Auch bei über 85-Jährigen überwiegen positiv bewertete Aussagen bei der Selbstdefinition, wenngleich das Verhältnis von positiv und negativ bewerteten Aussagen mit zunehmendem Alter ungünstiger wird.

Obwohl sich das Selbstkonzept in der Regel auf die Gegenwart bezieht, fließt dennoch sowohl Vergangenes als auch zukünftig Mögliches mit ein. Das Vorhandensein sog. »possible selves« – definiert als (erhoffte bzw. befürchtete) Vorstellungen von der eigenen Person in der Zukunft (Markus & Herzog, 1991) – in den Selbstberichten Älterer gilt als ein wichtiger Prädiktor erfolgreichen Alterns (M. Baltes & Carstensen, 1991). »Possible selves« motivieren das Verhalten einer Person, um bestimmte Vorstellungen von sich selbst zu realisieren bzw. zu verhindern. Insofern steuern sie auch die Selektionsprozesse, die im Sinne des SOK-Modells (vgl. Kapitel 4) eine Voraussetzung für erfolgreiches Altern darstellen. Smith und Freund (2002) konnten im Rahmen der BASE zeigen, dass neben der Gesundheit auch andere Themen – insbesondere Identität und soziale Beziehungen – für die »possible selves« alter und sehr alter Menschen zentral sind. Darüber hinaus sprechen die in dieser Untersuchung über vier Jahre hinweg beobachteten Veränderungen der Hoffnungen und Befürchtungen (72% berichteten neue Hoffnungen; 53% neue Befürchtungen) dafür, dass dieser Teil der Persönlichkeit bis ins hohe Alter hinein dynamischer Natur ist.

5.3.2   Subjektives Wohlbefinden

Eine weitere Forschungstradition im Bereich der Persönlichkeitsentwicklung im höheren Lebensalter stellt die Untersuchung positiver psychologischer Qualitäten wie Lebenszufriedenheit oder subjektives Wohlbefinden in den Mittelpunkt. Mit dem Terminus des subjektiven Wohlbefindens ist eine große Begriffsvielfalt verbunden (für einen Überblick vgl. z.B. Diener, Suh, Lucas & Smith, 1999). Einigkeit herrscht vor allem darüber, dass

- Wohlbefinden zum subjektiven Erlebensraum einer Person zählt,
- Wohlbefinden sowohl in der Abwesenheit negativer als auch im Vorhandensein positiver Aspekte besteht,

- Wohlbefinden sowohl in Gestalt von Bewertungen wie von Affekten in Erscheinung tritt und dass
- Wohlbefinden als interdisziplinären Begriff zu verstehen ist.

Ein nach Campbell, Converse und Rodgers (1976) modifiziertes Modell erlaubt die Integration medizinischer, soziologischer und psychologischer Sichtweisen auf Wohlbefinden. Das Modell geht davon aus, dass sich soziodemographische Variablen und objektive Lebensbedingungen wie die finanzielle, gesundheitliche und soziale Situation sowohl direkt als auch indirekt, d.h. über subjektive Bereichsbewertungen vermittelt, auf das subjektive Wohlbefinden auswirken können (vgl. **Abbildung 5.3**). In einer Untersuchung dieses Modells hat sich gezeigt, dass es mit Ausnahme des Geschlechts keine direkten Auswirkungen soziodemographischer Variablen und objektiver Lebensbedingungen auf das allgemeine subjektive Wohlbefinden gibt. Direkte Prädiktoren für das subjektive Wohlbefinden waren subjektive Zufriedenheiten in verschiedenen Bereichen, wobei die subjektive Bewertung der eigenen Gesundheit die größte Vorhersagekraft hatte (Smith, Fleeson, Geiselmann, Settersten et al., 1996).

Abbildung 5.3: Ein Modell der Einflüsse von Lebensbedingungen auf das subjektive Wohlbefinden (nach Smith, Fleeson, Geiselmann, Settersten et al., 1996, S. 499)

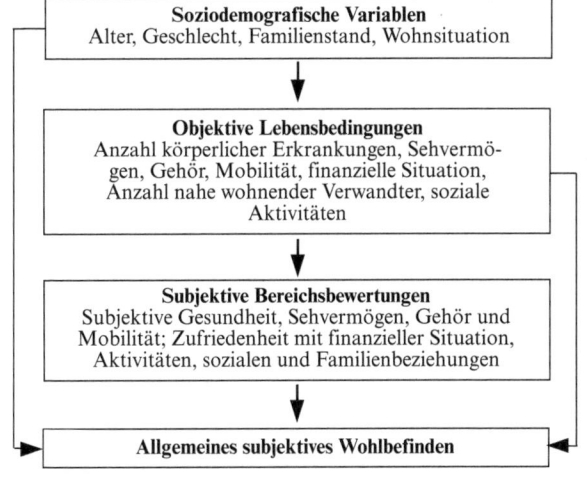

Eine beachtliche Zahl von Studien belegt die weitgehende Alters-
unabhängigkeit oder Stabilität des psychischen Wohlbefindens trotz
aller mit dem Alter verbundenen widrigen Umstände (z.B. Staudinger
& Fleeson, 1996; Smith et al., 1996). Allerdings zeigt sich im höheren Alter, d.h. zwischen 70 und 103 Jahren, eine leicht negative
Korrelation zwischen Alter und Wohlbefinden. Staudinger (2000)
zufolge verweist das hohe Alter damit auf die Grenzen des sog. *Wohl-
befindensparadoxons* (siehe dazu **Vertiefung 5.2**).

Vertiefung 5.2: Das Paradox des subjektiven Wohlbefindens

Staudinger (2000, S. 186) beschreibt das Wohlbefindensparadox
als den» (...) Sachverhalt, dass sich widrige Lebensumstände (z.B.
gesundheitliche und finanzielle Beeinträchtigungen) im Gruppen-
mittel – solange existentielle Mindestanforderungen nicht unter-
schritten werden – kaum bis gar nicht in den Bewertungen des
subjektiven Wohlbefindens der Betroffenen widerspiegeln.«

Für dieses Phänomen sind der Autorin zufolge insbesondere Prozesse der Selbstregulation und dispositionelle Merkmale von Selbst
und Persönlichkeit verantwortlich. Zu den Mechanismen der Selbstregulation zählen beispielsweise soziale und temporale Vergleichs-
prozesse, d.h. Vergleiche mit anderen Personen (z.B. »Besser seh-
behindert sein als im Rollstuhl zu sitzen.«) bzw. Vergleiche mit
früheren (z.B. »Mit 20 Jahren ging es mir schlechter.«) oder antizi-
pierten zukünftigen Situationen (z.B. »In zehn Jahren wird es
sicher nicht mehr so einfach sein wie heute.«), Anspruchsniveau-
veränderungen, d.h. Veränderungen persönlicher Bewertungsmaß-
stäbe, Zielanpassungen an veränderte Lebensumstände sowie Flexibilität beim Einsatz verschiedener Bewältigungsformen. Zu den
dispositionellen Merkmalen, die mit dem Wohlbefindensparadox
in Zusammenhang stehen, zählen zum einen eine reichhaltige
Selbstdefinition, zum anderen bestimmte Persönlichkeitseigen-
schaften wie zum Beispiel Extraversion und Optimismus.

5.3.3   Selbstregulation

Verschiedene, häufig unter dem Begriff der Selbstregulation zu-
sammengefasste Ansätze, z.B. Bewältigungsansätze und Ansätze zur
psychischen Widerstandsfähigkeit (Resilienz), versuchen zu erklären, wie es älteren Menschen gelingt, angesichts eines erhöhten Risi-
kos für negative Erfahrungen, ein positives Selbstbild und eine hohe

Lebenszufriedenheit aufrechtzuerhalten. Im sog. Zwei-Prozess-Modell der Bewältigung (Brandtstädter & Renner, 1990) wird angenommen, dass *assimilative* Bewältigungsstrategien, d.h. zielgerichtete, handlungsorientierte Bemühungen zur Überwindung wahrgenommener Ist-Soll-Diskrepanzen, so lange zum Einsatz kommen, solange die Ist-Soll-Diskrepanzen als reversibel angesehen werden können. Da alterskorrelierte Verluste (z.B. Sehverlust) aber häufig irreversibel sind, sollten vor allem *akkomodative* Bewältigungsstrategien, d.h. positive Umdeutungsmechanismen wie Konzentration auf positive Aspekte oder günstige soziale Vergleiche, zur Aufrechterhaltung von Lebenszufriedenheit und eines positiven Selbstkonzepts beitragen. Diese Annahme konnte in verschiedenen empirischen Untersuchungen bestätigt werden (Kruse & Wahl, 1999a, für einen Überblick).

Auf die Lebenslauftheorie kontrollbezogenen Verhaltens sind wir bereits in Kapitel 4 kurz eingegangen. Zu den in der Theorie enthaltenen Aussagen, insbesondere zu der Annahme einer mit dem Alter zunehmenden Anwendung sekundärer Kontrollstrategien wie der Abwertung von (nicht mehr erreichbaren) Zielen, liegt eine Reihe empirischer Arbeiten vor. Beispielsweise konnte Heckhausen (1997) nachweisen, dass Menschen mit zunehmendem Alter

- sich ihres reduzierten Potentials an Wachstums- und Kontrollmöglichkeiten stärker bewusst sind, was sie zum einen davor schützt, sich unerreichbare Ziele zu stecken, und sie zum anderen dazu befähigt, die ihnen verbliebenen Handlungs- und Kontrollmöglichkeiten möglichst optimal zu nutzen,
- die Anwendung primärer Kontrollstrategien selektiv auf altersspezifische Entwicklungsaufgaben (z.B. gesundheitsbezogene Ziele) beschränken,
- in ihren Zielen eher das Vermeiden von Entwicklungsverlusten als das Erreichen von Entwicklungsgewinnen fokussieren,
- eher zur Verwendung sekundärer Kontrollstrategien (z.B. flexible Anpassung von Zielen) neigen.

Das Potential, das Personen für selbstregulative Prozesse (vgl. **Vertiefung 5.2**), d.h. für die Aufrechterhaltung und Wiedererlangung einer normalen psychologischen Anpassung, zur Verfügung steht, wird von Staudinger, Marsiske und Baltes (1995) als Resilienz oder psychologische Widerstandsfähigkeit bezeichnet (vgl. Kapitel 4). Damit stellt Resilienz eine besondere Form der Plastizität dar. In einer Arbeit von Staudinger und Fleeson (1996) konnte nachgewiesen werden, dass gesundheitliche Einschränkungen kaum mehr einen negativen Einfluss auf das subjektive Wohlbefinden hatten, wenn

178 Befunde der Gerontologie: eine Auswahl

das persönliche Investment in verschiedenste Lebensbereiche *insgesamt* reduziert war, gleichzeitig aber verstärkt in einen *einzelnen* Lebensbereich, nämlich den der Gesundheit, investiert wurde. Durch eine solche selektive Bündelung der Kräfte im Bereich der Gesundheit erhöht sich die Wahrscheinlichkeit, gesundheitsbezogene Ziele in optimal möglicher Weise zu erreichen und damit das subjektive Wohlbefinden zu stärken.

5.4 Soziale Beziehungen im höheren Lebensalter

Der folgende Abschnitt beginnt mit einer Analyse der Struktur sozialer Beziehungen im höheren Lebensalter. Wie verändern sich beispielsweise die Größe sozialer Netzwerke und die Kontakthäufigkeit mit dem Alter? Als nächstes fragen wir nach den Funktionen, die soziale Beziehungen erfüllen. Die am meisten untersuchte Funktion ist sicherlich die der sozialen Unterstützung. Weiterhin werden wir auf eine Reihe von Gründen für interindividuelle Unterschiede in sozialen Beziehungen eingehen, wie z.B. Geschlecht und sozioökonomischer Status. Schließlich werfen wir noch einen Blick auf die Effekte sozialer Beziehungen und darauf, wie diese zustande kommen.

5.4.1 Netzwerkgröße und Kontakthäufigkeit – Strukturelle Aspekte sozialer Beziehungen

Es ist viel darüber geschrieben worden, dass die Netzwerkgröße und die Kontakthäufigkeit mit zunehmendem Alter zurückgehen. Lange Zeit wurde dieser Rückgang – der sich neuesten Befunden zufolge erst mit 80 und mehr Jahren in nennenswertem Umfang einstellt (Antonucci, 2001) – im Licht der Disengagement-Theorie (vgl. Kapitel 4) als ein unausweichlicher, auf das Lebensende vorbereitender Prozess der wechselseitigen Lösung von Bindungen zwischen einem alternden Menschen und anderen Mitgliedern der Gesellschaft interpretiert. Diese Ansicht wird heutzutage nicht mehr geteilt. Gegenwärtig geht man – geleitet von der sozioemotionalen Selektivitätstheorie (vgl. Kapitel 4) – davon aus, dass sich aufgrund der mit dem Alter einhergehenden Einschränkung der subjektiven Zeitperspektive die Entwicklungsziele einer alternden Person dahingehend verändern, dass die Erfüllung unmittelbarer Bedürfnisse (wie emotionales Wohlbefinden) an die erste Stelle tritt. Es wird daher angenommen, dass ältere Menschen ihre Kontakte aktiv und selektiv am emotionalen Gewinn ausrichten, und weniger als jüngere Menschen an Kontakten interessiert sind, die mehr oder weniger ausschließlich mit langfristigen Zielen (wie dem Gewinn von Informationen über Karrierechancen) verbunden sind. Dass es neben dieser aktiven Selektion sozialer Beziehungen auch eine passive Selektion in Form des Verlusts von Sozialpartnern durch Krankheit oder Tod gibt, und dass diese passive Selektion mit zunehmendem Alter immer wahrscheinlicher wird, wird von der Theorie selbstverständlich nicht abgestritten.

Auf Ähnlichkeitsurteilen basierende experimentelle Untersuchungen haben gezeigt, dass Personen über soziale Kontakte tatsächlich entsprechend den von der Theorie postulierten emotionalen und informationsbezogenen Dimensionen urteilen, und zwar mit einer mit abnehmender Lebenszeitperspektive (durch Alter bzw. Krankheit) größeren Gewichtung des affektiven Potentials von Sozialpartnern (Carstensen & Fredrickson, 1998). Darüber hinaus konnte nachgewiesen werden, dass in der Anzahl sehr enger, emotional bedeutsamer Beziehungen keine Unterschiede zwischen alten und sehr alten Menschen bestehen, während die Zahl der losen Bekanntschaften bei den über 85-Jährigen geringer ist (Lang & Carstensen, 1994).

Es ist den Vertretern und Vertreterinnen der sozioemotionalen Selektivitätstheorie auch gelungen, zu belegen, dass die Präferenz für Kontakte mit emotional nahestehenden Personen tatsächlich auf eine eingeschränkte Zeitperspektive und nicht auf das Alter an sich zurückzuführen ist. Unter experimenteller Zeitbegrenzung (bevorstehender größerer Ortswechsel) zeigten sich keine Unterschiede zwischen jungen und alten Untersuchungsteilnehmern im Hinblick auf die Präferenz von Sozialpartnern, d.h. Ältere wie Jüngere bevorzugten vertraute gegenüber neuen Sozialpartnern, während unter der Bedingung ohne künstliche Zeitbegrenzung nur die Älteren eine Präferenz für vertraute Sozialpartner zeigten, die Jüngeren aber nicht (Fredrickson & Carstensen, 1990). Unter experimenteller Ausdehnung der Zeitperspektive (neuer medizinischer Durchbruch gewährt 20 zusätzliche Lebensjahre) zeigten schließlich auch die älteren Untersuchungsteilnehmer keine Präferenz mehr für vertraute Sozialpartner (Fung, Carstensen & Lutz, 1999).

Wer sind nun eigentlich die Mitglieder des sozialen Netzwerks älterer Menschen? Generell kann man sagen, dass die sozialen Netzwerke Älterer vornehmlich, aber nicht ausschließlich, aus nahen Familienmitgliedern und engen Freunden bestehen (Antonucci, 2001). Die meisten Menschen nennen Personen aus der engsten Familie (Eltern, Partner, Kinder, Geschwister) als ihre wichtigsten Bezugspersonen. Enge Beziehungen sind in der Regel auch lange Beziehungen – ein sozialer Konvoi (vgl. Kapitel 4), der eine Person über die Lebensspanne hinweg begleitet, der sich aber durchaus in Abhän-

gigkeit von Veränderungen der Person und/oder der Situation verändern kann. Unter idealen Bedingungen stellt dieser Konvoi sowohl eine sichere Grundlage für praktische Hilfeleistungen als auch
eine psychologische Basis für die kognitive Konstruktion und Interpretation von Ereignissen dar. Dieser Schutz, der durch die Mitglieder des Konvois vermittelt wird, trägt zum psychischen und physi-
schen Wohlbefinden einer Person bei, indem er ihr hilft, sich optimal
zu entwickeln und den Herausforderungen des Lebens adäquat zu
begegnen.

5.4.2   Soziale Unterstützung – Funktionen sozialer Beziehungen

Die Hilfe- oder Unterstützungsfunktion sozialer Beziehungen scheint
also eine besonders bedeutsame zu sein. Daher ist es nicht verwunderlich, dass das Konstrukt der sozialen Unterstützung eines der am
besten untersuchten im Forschungsfeld sozialer Beziehungen ist. Es
existiert eine Vielzahl von Definitionen sozialer Unterstützung (siehe dazu **Vertiefung 5.3**). Im Folgenden widmen wir uns zunächst der
Frage, wer ältere Menschen sozial unterstützt. Anschließend werfen
wir einen ersten Blick auf mögliche Wirkungsweisen sozialer Unterstützung

---

Vertiefung 5.3: Das Konzept der sozialen Unterstützung

Die Anfänge der Forschung zu sozialer Unterstützung sind gekennzeichnet durch vage und uneinheitliche Definitionen und
Operationalisierungen, unzureichende konzeptuelle Abgrenzun-
gen v.a. gegenüber den strukturellen Aspekten sozialer Beziehungen und einen Mangel an Modellen oder Theorien. Diese Situation hat sich seit den 1990er-Jahren erheblich verbessert (vgl. z.B.
Defintionen in Schwarzer & Leppin, 1991).

Wichtig sind gängigen Definitionen entsprechend folgende Elemente: Soziale Unterstützung wird verstanden als *soziales Verhalten*, aber auch als *kognitives Konzept*, indem einmal von *tatsächlich
erhaltener sozialer Unterstützung*, zum anderen aber auch von *wahrgenommener sozialer Unterstützung* die Rede ist. Eng verknüpft mit
dieser Unterscheidung ist die grundlegende Frage, ob es sich bei
sozialer Unterstützung eher um eine *Umweltvariable* (i.S. von durch
andere bereitgestellte Ressourcen, Cohen & Syme, 1985) oder um
eine *Persönlichkeitsvariable* (i.S. eines »sense of acceptance«,

Sarason, Pierce & Sarason, 1990, d.h. der Überzeugung, von anderen um seiner selbst willen akzeptiert und anerkannt zu werden)
handelt. Schwarzer und Leppin (1991) kommen zu dem Schluss,
dass beide Sichtweisen korrekt sind, dass aber im Rahmen empirischer Untersuchungen erhaltene und wahrgenommene Unterstützung klar als separate Konstrukte definiert werden müssen. Darüber hinaus vertreten sie die Ansicht, dass in der Regel sowohl
situative als auch personale Bedingungen eine Rolle spielen, so dass
es »wohl in den meisten Fällen angebracht (wäre), Social Support
als eine ‚Transaktionsvariable' zu bezeichnen, also als ‚kognitiv-
situative Schemata'.« (S. 181).

Im Hinblick auf die Inhalte sozialer Unterstützung sind verschiedene mehrdimensionale Modelle vorgeschlagen worden (z.B.
Cutrona & Russell, 1990, für einen Überblick). Meistens wird
unterschieden zwischen emotionaler (z.B. Trost), instrumenteller
(z.B. Hilfe bei Reparaturarbeiten), informationeller (z.B. Rat geben) und affirmativer (z.B. positives Feedback) Unterstützung
sowie sozialer Integration (z.B. gemeinsame Freizeitaktivitäten).

Potentielle Quellen sozialer Unterstützung sind sämtliche Mitglieder
des sozialen Netzwerks, sprich Partner/Partnerin, Kinder, Geschwister, Eltern, entferntere Verwandte und natürlich Freunde und Bekannte. Offensichtlich spielen die emotionale Nähe und die gegenseitige
Verpflichtung eine große Rolle für das Geben und Nehmen sozialer
Unterstützung. Die meisten Menschen scheinen sich mit Unterstützungsleistungen vom Partner bzw. der Partnerin am wohlsten zu fühlen. Sofern kein Partner (mehr) vorhanden ist, was mit zunehmendem
Alter vor allem für Frauen immer wahrscheinlicher wird, wenden sich
die Betroffenen insbesondere für instrumentelle Hilfeleistungen häufig an ihre Kinder. Hier ist zu berücksichtigen, dass Eltern-Kind-Be-
ziehungen eine (lebens)lange Geschichte haben und konfliktreiche
Beziehungen nicht plötzlich harmonisch werden, nur weil die Eltern
älter werden und Hilfe brauchen. Darüber hinaus wirkt sich der
Generationenunterschied ungünstig auf die Hilfebeziehung aus
(Antonucci, 2001). Offensichtlich wird Hilfe und Unterstützung lieber von Personen aus der gleichen Generation angenommen, also im
Rahmen gleichberechtigter Beziehungen. In dieser Hinsicht kommt
Geschwistern und Freunden eine besondere Bedeutung zu, vor allem
für kinderlose ältere Menschen ohne Partner bzw. Partnerin. Freund-
schaften genießen aufgrund ihrer Wahlfreiheit ohnehin eine Sonder-

stellung – ähnlich übrigens der Partnerschaft, die ja auch eine *Wahlverwandtschaft* darstellt. So hat sich gezeigt, dass die Kontakthäufigkeit mit engen Freunden das emotionale Wohlbefinden älterer Menschen besser vorhersagt als die Kontakthäufigkeit mit Kindern (Lee & IshiiKuntz, 1987). Schließlich gibt es eine Reihe von Studien, die auf Zusammenhänge zwischen der Quelle sozialer Unterstützung und der jeweiligen Problemlage hinweisen. Beispielsweise lassen sich die negativen Folgen von Stress am Arbeitsplatz durch die Unterstützung des Vorgesetzten mildern, nicht aber durch familiäre Unterstützung (Kobasa & Puccetti, 1983).

Eingehen möchten wir an dieser Stelle auch auf die über lange Zeit geführte Diskussion, ob soziale Unterstützung einen Haupt- oder einen Puffereffekt ausübt. Als *Haupteffekt* bezeichnet man den direkten positiven Effekt sozialer Unterstützung auf das Wohlbefinden, während der *Puffereffekt* nur im Falle einer Krise auftritt, wobei die wahrgenommene oder tatsächlich erhaltene Unterstützung die negativen Auswirkungen dieser Krise reduziert oder sogar völlig aufhebt. Mittlerweile kann diese Diskussion wohl als überholt gelten, da davon ausgegangen werden kann, dass es sowohl direkte wohlbefindenssteigernde Effekte sozialer Unterstützung, insbesondere in Form eines wahrgenommenen Unterstützungspotentials, gibt, als auch Puffereffekte, insbesondere in Form tatsächlich erhaltener Unterstützungsleistungen, die die negativen Auswirkungen kritischer Lebensereignisse mildern können.

5.4.3 Interindividuelle Unterschiede in sozialen Beziehungen

Unbestreitbar existiert eine Reihe interindividueller Unterschiede in sozialen Beziehungen. Neben Persönlichkeitsfaktoren, die vor allem über die Größe sozialer Netzwerke mit bestimmen, wurden auch sozialstrukturelle Variablen wie sozioökonomischer Status und Geschlecht auf ihre differentielle Wirksamkeit hin untersucht. So verfügen beispielsweise Personen mit einem geringeren sozioökonomischen Status in der Regel über kleinere, hauptsächlich aus Familienmitgliedern bestehende soziale Netzwerke. Insbesondere geringere Bildung weist einen Zusammenhang mit geringerer sozialer Unterstützung auf (Antonucci, 2001). Im Hinblick auf Geschlecht hat sich gezeigt, dass Männer und Frauen im großen und ganzen Beziehungen zu denselben Personen bzw. Personengruppen unterhalten – also Familie, Freunde und Verwandte –, dass es aber geschlechtsspezifische Schwerpunktsetzungen innerhalb dieser Beziehungen gibt. Während die Netzwerke von Frauen Partner, Familie und Freunde gleichermaßen umfassen, beziehen sich Männer in erster Linie auf ihre Partnerin, die wiederum eine Art Bindeglied zu Familie und Freunden darstellt. Darüber hinaus ist die Wesensart der Beziehungen von Männern und Frauen recht unterschiedlich. Frauen scheinen auf der einen Seite mehr von ihren sozialen Beziehungen zu profitieren, da diese im Allgemeinen von einer größeren emotionalen Nähe gekennzeichnet sind als die Beziehungen von Männern. Auf der anderen Seite fühlen sich Frauen in diesen intensiveren Beziehungen aber auch eher für die Probleme ihrer Sozialpartner und deren Lösung verantwortlich, was zu einer größeren Belastung führt. Es gibt eine Reihe empirischer Belege dafür, dass Frauen gleichzeitig sowohl positivere als auch negativere soziale Beziehungen – zum Teil zu ein und derselben Person – haben als Männer (z.B. Antonucci, Akiyama & Lansford, 1998). Man könnte nun spekulieren, dass die distanzierteren Netzwerke von Männern von Vorteil sind. Es gibt aber Hinweise darauf, dass die Netzwerke von Männern einen Mangel an sozialer Unterstützung aufweisen, insbesondere dann, wenn das Bindeglied zu diesen Netzwerken, d.h. die Partnerin, nicht (mehr) verfügbar ist (z.B. Rubinstein, 1986). Schließlich bleibt noch anzumerken, dass die genannten Geschlechtsunterschiede in sozialen Beziehungen bei über 70-Jährigen nicht mehr aufzufinden sind (Schütze & Lang, 1993), was man im Sinne der Theorie einer Androgynisierung des Alterns (vgl. Kapitel 4) interpretieren könnte.

5.4.4 Wie und warum wirken soziale Beziehungen?

Es scheint naheliegend, von einer positiven Wirkung sozialer Beziehungen auf Wohlbefinden und Gesundheit auszugehen. In der vorliegenden empirischen Literatur gibt es dafür auch eine Reihe von Belegen (Antonucci, 2001, für einen Überblick). In einer vielzitierten Meta-Analyse von Schwarzer und Leppin (1989) fiel die durchschnittliche Korrelation zwischen sozialer Unterstützung und Depression wesentlich höher aus als zwischen sozialer Unterstützung und Gesundheit. Schwarzer und Leppin zufolge liegt dieser Unterschied hauptsächlich darin begründet, dass im Hinblick auf die Beeinflussung körperlicher Vorgänge durch psychosoziale Variablen ein *biopsychosoziales* Modell mit relativ großer Distanz zwischen Ursache und Wirkung zugrunde zu legen ist, während für die Erklärung des Zusammenhangs zwischen psychischer Beeinträchtigung und psychosozialen Variablen ein *psychosoziales* Modell mit einem geringeren Abstand zwischen Ursache und Wirkung ausreicht. Trotz

der geringen Höhe der Zusammenhänge zwischen sozialer Unterstützung und Gesundheit, sollte man deren praktische Relevanz nicht
unterschätzen. Dies wird besonders deutlich am Beispiel des Zusammenhangs zwischen sozialer Unterstützung und Mortalität, der bei
dem relativ geringen Wert von -.08 liegt. Dies lässt sich jedoch auch
so ausdrücken, dass Menschen ohne soziale Unterstützung in einem
definierten Zeitraum mit einer 8% höheren Wahrscheinlichkeit sterben als Menschen mit sozialer Unterstützung (54% vs. 46%) – und
das ist keineswegs zu vernachlässigen.

Die subjektiv wahrgenommene Qualität sozialer Beziehungen und
sozialer Unterstützung spielt eine große Rolle, wenn es um die
wohlbefindens- und gesundheitsfördernde Wirkung sozialer Beziehungen geht (Antonucci, 2001). Das bloße Vorhandensein unterschiedlicher Arten sozialer Beziehungen sowie die Kontakthäufigkeit
scheinen nicht geeignet, Unterschiede im subjektiven Wohlbefinden
zu erklären (Schneider, 1995). Cohen, McGowan, Fooskas und Rose
(1984), die die Effekte wahrgenommener und tatsächlich erhaltener
sozialer Unterstützung verglichen haben, fanden nur im Hinblick
auf das wahrgenommene Unterstützungspotential eine positive Wirkung, nicht aber im Hinblick auf erhaltene Unterstützung. Offensichtlich wirken soziale Beziehungen erst dann, wenn sie kognitiv
interpretiert werden, und die Richtung ihrer Wirkung – ob positiv
oder negativ – hängt eng damit zusammen, ob die Beziehungen als
unterstützend, befriedigend und adäquat bewertet werden oder als
nicht unterstützend, unbefriedigend und inadäquat. Darüber hinaus kann man mit dem bereits erwähnten Konvoi-Modell und seiner
Annahme einer Hierarchie sozialer Beziehungen davon ausgehen,
dass enge Bezugspersonen einen größeren – positiven wie negativen –
Einfluss ausüben als weniger enge Sozialpartner.

Positive Zusammenhänge zwischen sozialer Unterstützung und
subjektivem Wohlbefinden sowie psychische Gesundheit scheinen
allerdings im Allgemeinen geringer zu sein als negative Zusammenhänge zwischen dysfunktionalen sozialen Beziehungen und den genannten Variablen (Kruse & Wahl, 1999b). Wie lassen sich diese vergleichsweise starken unerwünschten Effekte sozialer Beziehungen
erklären?

• Erstens muss man sich vor Augen halten, dass soziale Austausch-
  prozesse stets sowohl mit Nutzen als auch mit Kosten verbunden
  sind. Insbesondere überbehütende Unterstützungsleistungen können gerade älteren Menschen erhebliche Kosten verursachen, beispielsweise in Form eines Verlusts an Autonomie, Kompetenz und
  Reziprozität. In mehreren empirischen Untersuchungen konnte

nachgewiesen werden, dass überprotektives Verhalten von Sozialpartnern im Sinne eines »Unselbständigkeitsunterstützungsskripts« langfristig zu einer Abnahme der Selbständigkeit und Zufriedenheit älterer Menschen beiträgt (z.b. M. Baltes & Wahl, 1987).

• Zweitens können soziale Beziehungen über negative Inhalte wie Kritik, Zurückweisung, Vertrauensbrüche etc. einen direkten negativen Effekt auf das subjektive Wohlbefinden ausüben. Smith (1992) konnte zeigen, dass eine negative Einstellung gegenüber Netzwerkpartnern dann mit erhöhtem negativem Affekt einhergeht, wenn in den entsprechenden Beziehungen ein hohes Maß an Anforderungen, Kritik oder Zurückweisung erlebt wird. Gewalt und Vernachlässigung sind die wohl negativsten Inhalte sozialer Beziehungen. Sie treten vor allem in Pflegesituationen auf, und zwar hauptsächlich in Beziehungen zu Haushaltsmitgliedern (Pillemer & Finkelhor, 1988).

• Drittens können Sozialpartner – und dies gilt insbesondere für Gruppen – ungünstige Verhaltensweisen wie übermäßigen Alkoholkonsum oder ähnliches verstärken, was schließlich zu den entsprechenden negativen Auswirkungen auf Wohlbefinden und/oder Gesundheit führt (Rook, 1985).

• Viertens schließlich zählen soziale Konfliktsituationen und soziale Verlusterlebnisse zu den kritischen Lebensereignissen, die nicht selten zu sozialer Isolation und Einsamkeit führen.

An einigen Stellen ist bereits die Frage nach den Prozessen und Mechanismen angeklungen, durch die soziale Beziehungen wirken. Wir haben festgestellt, dass die kognitive Interpretation sozialer Beziehungen und Unterstützungsleistungen, also die soziale Kognition, eine zentrale Rolle spielt. Ein Aspekt sozialer Kognition ist das Ausmaß an wahrgenommener Kontrolle über eine Situation (sense of control). Es gibt empirische Belege dafür, dass durch soziale Unterstützung – insbesondere durch wahrgenommene soziale Unterstützung (Lang, Featherman & Nesselroade, 1997) – Gefühle von Kontrolle und Selbstwirksamkeit (d.h. der Überzeugung von der Fähigkeit, selbst wirken und etwas bewirken zu können; Bandura, 1977) gefördert werden, die sich wiederum positiv auf die Gesundheit auswirken (Antonucci, 2001). Entsprechend der Annahmen des von Antonucci und Jackson (1987) vorgeschlagenen »support-efficacy«-Modells, stellt die soziale Vermittlung der Überzeugung, eine geschätzte und kompetente Person zu sein, die in der Lage ist ihre Probleme zu lösen, eine wichtige Grundlage für die positive Wirksamkeit sozialer Unterstützung dar. Thomae (1994b) spricht in diesem Zusammenhang von Vertrauen im Sinne einer generalisierten Erwartung, auf andere als potentielle Helfer zurückgreifen zu können. Dieses Vertrauen ist eng verbunden mit dem Gefühl, von anderen geschätzt und geachtet zu werden, und stellt damit die eigentliche Basis für die Effektivität unterstützender sozialer Beziehungen dar.

5.5   Beziehungen zur räumlich-dinglichen Umwelt im höheren Lebensalter

Die ökologische Gerontologie beschäftigt sich mit Fragen der Wechselwirkung zwischen Person und Umwelt im Alter. Ausgangspunkt ist die Überlegung, dass Entwicklungsprozesse und Verhaltensmöglichkeiten im höheren Lebensalter in besonderer Weise von den Unterstützungs- bzw. Behinderungsaspekten der jeweils gegebenen Umweltbedingungen abhängen. Andererseits bedeutet Wechselwirkung auch, dass ältere Menschen ihre Umwelt aktiv mitgestalten. Fokussiert wird vor allem die räumlich-dingliche Umwelt, weniger die soziale. Typische Forschungsthemen auf diesem Gebiet sind das Wohnen in verschiedenen Wohnumwelten, außerhäusliche Mobilität und Altern unter den Bedingungen einer zunehmenden Technisierung der Umwelt. Auf empirische Befunde zu diesen Themen werden wir im Folgenden näher eingehen.

5.5.1   Wohnen

»Alltag im Alter heißt vor allem Wohnalltag« (Saup, 1993, S. 18) – schließlich verbringen ältere Menschen im Durchschnitt mehr als drei Viertel der Tageszeit zuhause (z.B. Küster, 1998). Dieses Zuhause ist für ca. 95% der über 65-Jährigen in Deutschland eine Privatwohnung (Schneekloth, 1997). Größtenteils handelt es sich dabei um Ein- (52,4%) oder Zweipersonenhaushalte (43,1%; StBA, 2001). Aus wissenschaftlicher Sicht lässt sich Wohnen als physischer, sozialer und psychologischer Austauschprozess, gleichzeitig aber auch als wesentliche Rahmenbedingung von Altern verstehen (Flade, 1993).

Was tun ältere Menschen in ihrer Wohnung? Das Tages-Durchschnittsprofil der Teilnehmerinnen und Teilnehmer der Berliner Altersstudie weist neben etwa einem Drittel notwendiger Tätigkeiten wie Selbstpflege, Nahrungsaufnahme und Hausarbeiten auch rund 38% Freizeitaktivitäten und rund 7% soziale Aktivitäten auf.

Ruhephasen nehmen rund 19% der Wachzeit ein. Etwa 80% dieser alltäglichen Aktivitäten werden innerhalb der Wohnung durchgeführt (M. Baltes, Maas, Wilms & Borchelt, 1996).

Wohnen bedeutet im Allgemeinen an einem bestimmten Ort zuhause zu sein. Oswald (1996) hat untersucht, welche Bedeutungen ältere Menschen selbst dem Wohnen in Privathaushalten beimessen. Eine umfangreiche Analyse von halb-strukturiert erhobenem Datenmaterial ergab fünf verschiedene Kategorien subjektiver Wohnbedeutungen:

1. Erleben von Wohnlage, Anbindung und Ausstattung,
2. Erleben von Anregung, Gestaltungsmöglichkeit und Autonomie,
3. Erleben von Gewöhnung, Vertrautheit und Verinnerlichung,
4. Erleben von Zufriedenheit, Wohlbefinden und Privatheit und
5. Erleben von sozialen Gefügen.

Subjektive Wohnzufriedenheitsurteile älterer Menschen sind im Übrigen nicht geeignet, um eine Einschätzung der objektiven Wohnverhältnisse vorzunehmen, da objektiv schlechten Wohnverhältnissen häufig dennoch eine hohe subjektive Wohnzufriedenheit gegenübersteht (»Wohnzufriedenheitsparadoxon«, Glatzer & Zapf, 1984). Beispielsweise bewerteten in einer großen deutschen Befragung über 84% der Befragten ihre Wohnsituation trotz objektiv unterschiedlicher Wohnbedingungen als »sehr gut« und »gut« (Motel, Künemund & Bode, 2000). Die subjektive Wohnzufriedenheit nimmt erst ab, wenn objektive Mängel gravierend sind oder wenn eine konkrete Wohnalternative besteht.

Die Realisierung einer solchen Wohnalternative bedeutet Umzug. Trotz der Tendenz, im Alter in der gewohnten räumlichen und sozialen Umwelt zu verbleiben, muss neueren Untersuchungen zufolge von einer wachsenden Zahl privater Umzüge älterer Menschen ausgegangen werden (Heinze, Eichener, Naegele, Bucksteeg et al., 1997). Die Gründe für einen Umzug können vielfältig sein. Als Hauptmotive werden genannt »Nähe zu Familie«, »Überwindung von Wohnungsmängeln« und »Attraktiver Wohnsitz« (Friedrich, 1995). In einer Studie von Oswald, Wahl und Gäng (1999) mit über 60-Jährigen innerhalb oder nach Heidelberg Umgezogenen konnte zwischen Grund- und Wachstumsmotiven unterschieden werden, die sich zahlenmäßig in etwa die Waage hielten. Bei ersteren handelt es sich um Motive zur Aufrechterhaltung der Selbständigkeit (z.B. »Neue Wohnung soll ein behindertengerechtes Bad besitzen«), während sich letztere auf die Verwirklichung von Wohnwünschen und Entwicklungsmöglichkeiten beziehen (z.B: »Neue Wohnlage soll es mir ermöglichen, meine kulturellen Interessen besser zu verwirklichen«).

Der Umzug in ein Heim stellt in der Regel die letzte, meist nicht freiwillig getroffene Wohnentscheidung dar. Als Grund für einen Eintritt ins Heim ist vor allem ein erheblicher krankheitsbedingter Verlust an Alltagkompetenz bei mangelnden Unterstützungsmöglichkeiten im häuslichen Umfeld zu nennen (Schneekloth, 1997). Der geringe Anteil von etwa 5% der über 65-Jährigen, die aktuell in Institutionen leben, darf nicht darüber hinwegtäuschen, dass das Risiko, irgendwann im Leben einmal in ein Heim überzusiedeln, für Männer bei etwa 20, für Frauen bei etwa 40 Prozent liegt (BMFSFJ, 1998).

5.5.2   Außerhäusliche Umwelten und Mobilität

Der Begriff der außerhäuslichen Umwelten ist sehr heterogen. Allein für städtische Räume lassen sich nach Schubert (2000) zwölf verschiedene Settings unterscheiden, von den lokalen Örtlichkeiten des Wohnumfeldes bis hin zu einer virtuellen Stadtöffentlichkeit im Internet. So verwundert es nicht, dass sich so unterschiedliche Wissenschaftszweige wie Siedlungssoziologie, Sozialgeographie oder Umweltpsychologie mit diesem typisch interdisziplinären Thema beschäftigen. Allen konkreten Definitionen außerhäuslicher Person-Umwelt-Beziehungen ist aber gemeinsam, dass immer sozial produzierte und historisch gewachsene öffentliche Räume oder halböffentliche Übergangsbereiche gemeint sind (Mollenkopf, Oswald, Wahl & Zimber, in Druck). In einer Untersuchung von Mollenkopf und Flaschenträger (2001) hatten 90% der über 55-jährigen Befragten innerhalb von drei Tagen ihre Wohnung mindestens einmal verlassen und waren durchschnittlich rund drei Stunden am Tag außer Haus unterwegs.

Wohin sind ältere Menschen unterwegs, wenn sie ihre Wohnung verlassen und was tun sie außerhalb ihrer Wohnung? Etwa die Hälfte aller Wege älterer Menschen findet in der näheren Umgebung der Wohnung statt und wird zu Fuß oder mit dem Fahrrad zurückgelegt (Mollenkopf & Wahl, 2002). Beeinträchtigungen der Bewegungsfähigkeit oder sensorische Einbußen, die mit zunehmendem Alter häufiger auftreten und zu Mobilitätseinschränkungen führen können, scheinen aber durch geeignete Verkehrsmittel und/oder eine gute Infrastruktur kompensiert werden zu können. Neben notwendigen außerhäuslichen Aktivitäten wie Einkaufen oder zum Arzt gehen, unternehmen ältere Menschen auch eine Reihe von außerhäuslichen Freizeitaktivitäten. Dabei stehen soziale Aktivitäten wie das Zusammensein mit Freunden oder Verwandten an erster Stelle, noch vor dem Spazierengehen und dem Stadtbummel.

In einer auf den Daten der Berliner Altersstudie basierenden Studie finden sich bei zwölf erfragten außerhäuslichen Aktivitäten Restaurantbesuche, Reisen und Ausflüge auf den obersten drei Rangplätzen (M. Baltes, Maas, Wilms & Borchelt, 1996).

Mobilität bedeutet im Allgemeinen zeitlich-räumliche Bewegung. Mollenkopf, Oswald und Wahl (1999) berichten darüber, welche Bedeutungen ältere Menschen selbst ihrer Mobilität beimessen. Auf der Basis offener Interviews lassen sich folgende inhaltlichen Schwerpunkte finden: Mobilität als

1. abstraktes, emotionales Erleben,
2. intrinsisches Bedürfnis,
3. Bewegung in der natürlichen Umwelt,
4. Voraussetzung für gesellschaftliche Integration,
5. Voraussetzung für Autonomie,
6. Quelle neuer Eindrücke und
7. Ausdruck von (noch vorhandener) Lebenskraft.

Hier wird deutlich, dass Älteren Mobilität weit mehr bedeutet als nur Mittel zum Zweck. Mollenkopf und Wahl (2002) gehen davon aus, dass die vergleichsweise relativ geringe Zeit, die ältere Menschen außerhalb der eigenen vier Wände verbringen, für diese besonders wertvoll und bedeutsam ist: aus dem Haus gehen zu können vermittelt auch Gefühle der Autonomie, der sozialen Integration und der gesellschaftlichen Partizipation.

5.5.3 Technik

Technik gewinnt zunehmend an Bedeutung, auch für den Alltag älterer Menschen. Die Technisierung der Umwelt ist mittlerweile so weit fortgeschritten, dass es kaum mehr einen Verhaltensbereich ohne technische Unterstützungs- und Hilfsmittel gibt, angefangen von der Technik im Haushalt bis hin zu öffentlichen Automaten sowie elektronischen Informations- und Kommunikationsmitteln.

Seniorengerechte Technik im häuslichen Alltag wurde in den letzten Jahren vor allem von der interdisziplinären Forschergruppe »sentha« empirisch untersucht (Mollenkopf, Meyer, Schulze, Wurm et al., 2000). Ein wichtiges Ergebnis des sozialwissenschaftlichen Teilprojekts ist der Hinweis darauf, dass bei der Entwicklung von Technik für Ältere beliebte Tätigkeiten wie Einkaufen und Kochen möglichst erleichtert, keineswegs aber ersetzt werden sollten, während es wünschenswert wäre, dass unbeliebte Tätigkeiten wie Fenster putzen und Gardinen auf- und abhängen durch entsprechende

technische Hilfen weitgehend reduziert werden. Ein noch recht junger Bereich von Technologie für Senioren (Gerontotechnik) ist die
sogenannte Smart Home-Technologie, d.h. die Integration von Technologien und Dienstleistungen in häuslichen Netzwerken, mit dem
Ziel der Aufrechterhaltung von Selbständigkeit und der Verbesserung der Lebensqualität älterer Menschen. Näheres dazu finden Sie
in **Vertiefung 5.4**.

Vertiefung 5.4: Die Smart Home-Technologie

Begriffe wie Smart Homes oder Intelligent Homes kennzeichnen
technische Geräte und Anlagen, die im Rahmen der häuslichen
Umwelt über ein Netzwerk miteinander verbunden sind (z.B. van
Berlo, 2002). Die Anwendungsgebiete der Smart Home-Technologie reichen von der Energiekontrolle über Sicherheitsaspekte bis
hin zu Aspekten des Komforts und der Unterhaltung.

Der Aspekt der Sicherheit innerhalb der eigenen vier Wände ist
von hoher, wenn nicht sogar höchster Priorität für ältere Menschen. Dazu gehört z.B. die Kontrolle des Hauseingangsbereichs,
die durch die Nutzung des Fernsehers als Videoüberwachung sowie des Telefons als Sprechanlage erleichtert wird. Rauchmelder
in einem oder mehreren Räumen, die im Falle eines Brandes automatisch ein Alarmsignal an ein Call Center übermitteln, können dazu beitragen, dass sich (nicht nur) ältere Menschen in ihrer
Wohnung sicherer fühlen. Ein über dem Bett angebrachter Schal-
ter, dessen Betätigung sicherstellt, dass verschiedene technische
Geräte wie Herd oder ähnliches ausgeschaltet sind, sorgt dafür,
dass es nachts keine bösen Überraschungen gibt.

Wie werden all diese technischen Einrichtungen, von denen wir
hier nur einige wenige Beispiele genannt haben, von den Älteren
selbst aufgenommen und bewertet? In den Niederlanden gibt es
einige Smart Home-Modellprojekte, mit älteren Menschen, die
aufgrund einer zu großen Wohnung, eines Gefühls mangelnder
Sicherheit oder eines zu erwartenden erhöhten Pflegebedarfs
motiviert waren, ihre alte Wohnung zu verlassen (van Berlo, 2002).
Erste Ergebnisse aus den Interviews mit den Bewohnerinnen und
Bewohnern zeigen, dass der Umzug in eine Wohnung, die über so
viele verschiedene, neuartige Funktionen verfügt, von vielen als
sehr schwierig empfunden wurde. Unsicherheiten und Fehler bei
der Bedienung führten in der Anfangszeit zu vielen falschen Alar-

men, die sich aber nach etwa einem Monat in den meisten Haushalten auf Null reduzierten. Dennoch können sich viele Bewohnerinnen und Bewohner nicht so recht mit der Handhabung anfreunden und fühlen sich genötigt, ständig darüber nachzudenken, was natürlich der Grundidee, dass nämlich alles automatisch funktionieren soll, widerspricht. Trotz all dieser Nachteile berichteten die Bewohnerinnen und Bewohner aber auch von einem grundlegenden Gefühl des Schutzes und der Sicherheit in ihren neuen vier Wänden. Aktive Personen ohne gesundheitliche oder andere Beeinträchtigungen gaben an, nicht alle technischen Möglichkeiten von Anfang an ausschöpfen zu wollen, sondern erst im Bedarfsfall zu aktivieren.

Das Internet hat in den letzten Jahren zunehmend an Bedeutung gewonnen. Im Jahr 2001 hatten knapp 38 Prozent aller europäischen Haushalte einen privaten Internetzugang, wobei ein großes Gefälle zwischen alten und jüngeren Menschen besteht (Mollenkopf & Doh, 2002). Man liest zwar häufig, dass die sogenannten Silver-Surfer nun das Internet erobern, aber die Realität ist eine andere: Da in den vorhandenen Studien zur Internetnutzung im Allgemeinen alle über 50-Jährigen in *einer* Gruppe älterer Menschen zusammengefasst werden, von den ermittelten älteren Internetnutzerinnen und -nutzern aber mehr als die Hälfte auf die jüngste Teilgruppe der 50- bis 59-Jährigen entfällt, stellen undifferenzierte Prozentzahlen eine Überschätzung des Anteils insbesondere der über 70-Jährigen Internetnutzerinnen und -nutzer dar (Doh, 2002). So sind von allen Internetnutzerinnen und -nutzern in Deutschland 18% 50 Jahre und älter, jedoch nur 1% 70 Jahre und älter. 23% der über 50-Jährigen, aber nur 5% der über 70-Jährigen nutzen das Internet (Stand: September 2002). Die Gruppe Älterer, die das Internet nutzen, ist darüber hinaus hoch selektiv und besteht in erster Linie aus vergleichsweise jüngeren Männern, die noch erwerbstätig sind. Diese Tatsachen sollen aber nicht darüber hinwegtäuschen, dass das Internet älteren Menschen durchaus viele Möglichkeiten und Chancen bieten kann, insbesondere in Form von Informations- und Bildungsangeboten sowie neuen Kommunikationsmöglichkeiten. Dieser Nutzen erschließt sich älteren Menschen aber oft nicht unmittelbar, da sie in der Regel wenig oder gar keine Gelegenheit haben, neue Technologien wie das Internet näher kennen zu lernen (Stadelhofer, 2000). Es ist daher eine wichtige Aufgabe der Gesellschaft, ältere Menschen hier nicht auszugrenzen, sondern ihnen neue Technologien aktiv zugänglich zu machen. Allerdings ist auch zu erwarten, dass zukünftige Generationen von Älteren sehr viel selbstverständlicher mit neuen Technologien umgehen werden (vgl. Kapitel 7).

5.6　Zusammenfassung und Kontrollfragen

In diesem Kapitel haben wir wichtige grundlagenwissenschaftliche Befunde der Gerontologie aus vier Bereichen dargestellt, die für den Alltag älterer Menschen, für ihr alltägliches Handeln und Erleben, zentral sind. Im Hinblick auf den grundlegenden Bereich der geistigen Leistungsfähigkeit haben wir vor allem festgestellt, dass es wichtig ist, zwischen verschiedenen strukturellen Dimensionen der Intelligenz sowie zwischen verschiedenen Gedächtnisfunktionen zu unterscheiden, da sich deren Entwicklungsverläufe im höheren Erwachsenenalter unterscheiden. Im Bereich der Persönlichkeitsentwicklung haben wir darauf hingewiesen, dass das Selbstbild und das subjektive Wohlbefinden bis ins hohe Alter hinein positiv bewertet werden – trotz mancher mit dem Alter verbundenen Widrigkeiten. Darüber hinaus sind wir auf die Bedeutung sozialer und räumlich-dinglicher Kontexte für den Alternsprozess ausführlich eingegangen. Sowohl soziale Beziehungen als auch die Gestaltung der näheren und weiteren Wohnumwelt stellen wichtige Ressourcen für das subjektive Wohlbefinden und die Aufrechterhaltung von Selbständigkeit im Alter dar. Obgleich wir uns in diesem Kapitel auf alternspsychologische Befunde konzentriert haben, sei am Ende doch noch einmal betont, dass psychologische und physiologische Entwicklungsprozesse stets in Wechselwirkung miteinander stehen und in einen biografischen, historischen, gesellschaftlich-sozialen und räumlich-dinglichen Kontext eingebettet sind. So hat beispielsweise die Gestaltung sozialer Beziehungen im Alter mit der Biographie und Persönlichkeit einer Person genauso zu tun wie mit ihrer kognitiven Leistungsfähigkeit und ihrer körperlichen Gesundheit und den damit verbundenen Mobilitätsmöglichkeiten zur Realisierung persönlicher Kontakte, die wiederum mit den jeweiligen finanziellen Möglichkeiten und Umweltbedingungen zusammenhängen.

Fünf Kontrollfragen zu Kapitel 5:

1. Welche grundlegenden Dimensionen der Intelligenz lassen sich unterscheiden und warum ist diese Unterscheidung insbesondere für die Intelligenzentwicklung im höheren Erwachsenenalter bedeutsam?
2. Was lässt sich aufgrund empirischer Befunde über das Selbstbild und das subjektive Wohlbefinden im Alter sagen und welche Aspekte spielen hier eine besondere Rolle?
3. Wie entwickelt sich die Größe sozialer Netzwerke und die Kontakthäufigkeit mit zunehmendem Alter und welche Rolle spielen Prozesse der sozialen Unterstützung?
4. Was bedeutet Wohnen für ältere Menschen?
5. Warum ist Mobilität für ältere Menschen so wichtig?

Als weiterführende Literatur empfohlen:
1. Birren, J. E. & Schaie, K. W. (Hrsg.). (2001). *Handbook of the psychology of aging* (5. Aufl.). New York: Academic Press.
2. Lehr, U. M. (2003). *Psychologie des Alterns* (10. Aufl.). Wiebelsheim: Quelle & Meyer.
3. Schaie, K. W. & Willis, S. L. (2002). *Adult development and aging* (5. Aufl.). Upper Saddle River, NJ: Prentice Hall.

6 Gerontologie und Anwendung: Von der Intervention zur Prävention

»Die potentiellen Stärken des Alter(n)s und dessen Schwächen gleichzeitig im Auge zu behalten und zu meistern, ist die besondere Herausforderung an die Zukunft. So kann es gelingen, auch im Alter für einen zunehmend größeren Anteil der Bevölkerung eine angemessene Lebensqualität zu verwirklichen, die den Ansprüchen einer hochentwickelten menschlichen Zivilisation genügt.« (P. B. Baltes & M. M. Baltes, 1992, S. 30).

6.1 Einführung

Wissenschaftliche Bestrebungen spiegeln in vielen Fällen, direkt oder indirekt, klassische Menschheitsträume wider. Denken Sie etwa an die großen Träume, fliegen zu können, Entfernungen in kürzester Zeit zu überwinden oder Krankheiten, wenn sie denn schon auftreten, in optimalster Weise zu heilen. Diese Träume sind heute bereits vielfach Wirklichkeit geworden. Auch die Verluste des Alterns möglichst zu minimieren, im idealen Falle ewige Jugendlichkeit zu erhalten, kann man als einen alten Menschheitstraum betrachten, der eine unendliche Vielfalt von Strategien, Rezepturen, Behandlungen, Empfehlungen – natürlich auch Scharlatanerien – hervorgebracht hat (vgl. Kapitel 3).

Gerontologie muss und will sich diesen Fragen stellen, wie uns bereits die in Kapitel 2 untersuchten Definitionen in deutlicher Weise gezeigt haben. *Interventionsgerontologie* oder *angewandte Gerontologie* (wir gebrauchen diese Begriffe synonym) bieten seriöse, d.h. wissenschaftlich gestützte Antworten auf diese Herausforderung. Es wird Sie nach unseren Ausführungen in den vorangegangenen Kapiteln dieses Buches nicht überraschen, dass diese Antworten *nicht* zu verstehen sind im Sinne einer Umkehr von Alternsvorgängen bzw. einer gezielten Erhaltung von Jugendlichkeit so lange wie möglich. Bescheidenheit ist angesagt.

Enttäuscht? Das sollten wir nicht sein. Ursula Lehr hat bereits 1979 die Aufgabe der Interventionsgerontologie beschrieben als das »Insgesamt der Bemühungen, bei psycho-physischem Wohlbefinden ein hohes Lebensalter zu erreichen«. Ähnlich hat die amerikanische gerontologische Gesellschaft schon in den 1950er-Jahren sinngemäß und in einem schönen Wortspiel gefordert, nicht nur dem Leben Jahre, sondern an erster Stelle den aufgrund der steigenden Lebenserwartung gewonnenen Jahren Leben hinzuzufügen. Hier gilt es, den bereits im ersten Kapitel beschriebenen Tatsachen ins Auge zu blicken: Höheres Lebensalter und besonders sehr hohes Lebensalter sind mit einem deutlichen Anstieg an *chronischen* Krankheiten und Behinderungen verbunden. Und mit solch chronischen Erkrankungen tut sich die so hoch entwickelte medizinische Kunst bis heute sehr viel schwerer als mit Akuterkrankungen. Ein wesentliches Ziel der Interventionsstrategie besteht deshalb darin, auch bei eingetretenen Einschränkungen ein Höchstmaß an Lebensqualität im Alter – vor allem Selbständigkeit und Wohlbefinden – möglichst dauerhaft zu erhalten.

Aber angewandte Gerontologie zielt nicht nur auf beeinträchtigte (in der internationalen Literatur wird häufig von »frail elderly« gesprochen) und kranke alte Menschen ab, sondern verfolgt eine sehr viel allgemeinere Veränderungsrichtung. Die ganze Bandbreite an potentiell tauglichen Mitteln zur Verbesserung des Alterns heute und morgen auf den unterschiedlichsten Ebenen ist angesprochen. Es ist klar, dass die Altersmedizin (Geriatrie) eine wichtige Rolle zu spielen hat, denn hier geht es um Fragen der Diagnose, Therapie und Rehabilitation von Alterserkrankungen. Bedeutsam sind daneben auch psychosoziale Einflussnahmen (etwa das Training geistiger Fähigkeiten oder psychotherapeutische Angebote), bewegungswissenschaftliche Interventionen (etwa Gymnastikprogramme oder Krafttraining) und Veränderungen im Umfeld alternder Menschen (etwa Wohnraumanpassung, die Nutzung neuer Kommunikations- und Informationsmedien oder die Unterstützung pflegender Angehöriger), um nur einige nicht-medizinische Interventionsoptionen anzuführen. Diese Interventionen haben vor allem auch vielfache *präventive* Wirkungen, d.h. sie können dazu beitragen, krisenhafte Entwicklungen im körperlichen oder seelischen Bereich hinauszuzögern, abzuschwächen oder gar nicht erst eintreten zu lassen. Denken Sie etwa an eine rechtzeitige Wohnraumanpassung, die das Auftreten von Stürzen verhindern kann, denken Sie an eine rechtzeitige psychotherapeutische Behandlung, die eine chronische psychische Erkrankung weniger wahrscheinlich machen kann, denken Sie an ein frühzeitig eingesetztes Bewegungsprogramm, das eine Herz-Kreislauf-Erkrankung verhindern kann.

Nicht zuletzt deswegen, weil bereits umfangreiche Überblickswerke zur angewandten Gerontologie existieren (vgl. vor allem Wahl & Tesch-Römer, 2000), und zudem in den weiteren Bänden der Reihe »Grundriss Gerontologie« auf eine Vielfalt von Fragen der Angewandten Gerontologie eingegangen werden wird (z.B. Rehabilitation, dementielle Erkrankungen, Psychotherapie, Diagnostik, Wohnen), konzentriert sich dieses Kapitel auf zwei Ziele:

• Zum Ersten wollen wir ausgewählte Themen der angewandten Gerontologie, die in den letzten Jahren besonders viel Forschungs- und Praxisaufmerksamkeit erfahren haben, etwas genauer beschreiben.

• Zum Zweiten werden wir noch das auch für die Lebensqualität im Alter so wichtige Thema der Prävention aufgreifen: Kann man Prävention in Richtung eines guten Alterns überhaupt betreiben? Was ist realistisch – was könnte möglich sein? Lohnt sich Prävention auch dann, wenn man erst im Alter damit beginnt?

6.2   Prototypische Felder der angewandten Gerontologie

Im Folgenden werden wir ein Einteilungsschema nutzen, das zwischen Interventionszugängen unterscheidet, die sich primär beziehen auf: 1. die alternden Personen selbst, 2. die soziale Umwelt alternder Personen, 3. die räumliche Umwelt alternder Personen und 4. den kommunalen Kontext, in dem alternde Personen leben. Auf diese Weise soll auch das breite Spektrum der heute verfüg- und nutzbaren Interventionsmöglichkeiten verdeutlicht werden. Es sei darauf hingewiesen, dass dieses Einteilungsschema lediglich Akzente setzt; vielfach werden Interventionsverfahren auf mehreren Ebenen ansetzen bzw. es existieren notwendige und sinnvolle Überlappungen zwischen den einzelnen Zugängen.

6.2.1   Primär an der alternden Person orientierte Zugänge der angewandten Gerontologie: Schlaglichter

Geriatrie, geriatrisches Assessment, Rehabilitation
Es existiert ein allgemeiner Konsens dahingehend, dass das Ziel geriatrischer Behandlung nicht nur darin besteht, die Gesundheit älterer Menschen wiederherzustellen, sondern auch in einem allgemeineren Sinne dazu beizutragen, Menschen, die sich in einer fragilen und verletzlichen Lebensphase befinden, zu einem relativen Höchstmaß an Selbständigkeit und Selbstbestimmung zu verhelfen.

Oft stellen sich Krankheiten im höheren Lebensalter so dar, dass, wie es im Lateinischen heißt, nicht eine »Restitutio ad integrum«, also die vollständige Genesung von Krankheiten, sondern eine »Restitutio

ad optimum«, also eine Besserung der Lebensqualität trotz bestehen-
der Grunderkrankung, im Mittelpunkt steht (Lenzen-Großimling-
hausen & Thiessen, 2000). Eine wesentliche Rolle spielt in diesem Zusammenhang die ausgeprägte *Multimorbidität* bei älteren Menschen,
d.h. das gemeinsame und gleichzeitige Auftreten verschiedener Krankheiten. Multimorbidität hat vor allem zur Folge, dass die allgemeine
Anpassungsfähigkeit von älteren Menschen herabgesetzt ist. Kommt
es zu weiteren Belastungen, z.B. dem Eintritt einer weiteren Akut-
erkrankung, ist die Gefahr groß, dass die gesamte Lebenssituation
instabil wird und damit die Autonomie erheblich gefährdet ist. Genau
an dieser Stelle kommt der *funktional* verstandene Krankheitsbegriff
der Geriatrie ins Spiel. Die Grundphilosophie besteht darin, durch
entsprechende Interventionen das verbliebene Potential zu selbständi-
gem Handeln und zu möglichst hohem Wohlbefinden im Einverneh-
men mit dem alten Menschen soweit wie möglich auszunutzen und
sich dabei weniger von objektiven Statusdiagnosen (z.B. die fach-
medizinisch genauest mögliche diagnostische Eingrenzung eines
Schlaganfallgeschehens und seiner Folgen), sondern von dem weiter
vorhandenen und damit reaktivierbaren funktionalen Potential in einem weit verstandenen Sinne leiten zu lassen.

   Aus einer solchen Perspektive gewinnt eine Vorgehensweise große
Bedeutung, die heute in der Regel als *geriatrisches Assessment* bezeichnet wird. Ziel des geriatrischen Assessment ist die möglichst
umfassende Abklärung der vorhandenen Kompetenzen bzw. der existierenden Kompetenzverluste bei älteren Menschen. Dazu ist es er-
forderlich, auf mehreren Ebenen (»multidimensional«) anzusetzen,
d.h. medizinisch, funktionell, psychosozial und umgebungsbezogen
(z.B. Stuck, 2000). Diese Abklärung wird heute vielfach anhand von
standardisierten Instrumenten vorgenommen, was den Vorzug der
besseren Vergleichbarkeit besitzt und Forschungsbemühungen in der
Geriatrie deutlich unterstützt.

   Das medizinische Assessment umfasst beispielsweise die Prüfung
der Sehkraft, des Hörvermögens, der Gehfähigkeit, der Ernährungs-
situation und der Ausscheidungsfunktionen. Funktionales Assessment
bezieht sich vor allem auf eine Einschätzung von *grundlegenden und
instrumentellen Aktivitäten des täglichen Lebens.* Angesprochen sind
mit ersteren für eine selbständige Lebensführung unmittelbar notwendige Alltagshandlungen wie aus dem Bett aufstehen, sich anzie-
hen, sich innerhalb der Wohnung bewegen und Mahlzeiten einnehmen (im englischen Sprachraum ist von »Activities of Daily Living«,
abgekürzt »ADL«, die Rede). Für komplexere Alltagshandlungen
wie Medikamenteneinnahme, Telefonieren, Benutzung von öffentlichen Verkehrsmitteln und Erledigung von Bankangelegenheiten hat

sich die Bezeichnung instrumentelle Aktivitäten eingebürgert (im englischen Sprachraum ist von »Instrumental Activities of Daily Living«, abgekürzt »IADL«, die Rede).

Sehr wesentlich ist im Rahmen des geriatrischen Assessment eine Einschätzung der geistigen Fähigkeiten des älteren Patienten. Wir wissen, dass höheres Alter mit einem deutlich erhöhten Risiko für kognitive Einschränkungen und Erkrankungen wie die Alzheimer Demenz verbunden ist. Da kognitive Defizite oder gar entsprechende Erkrankungen unmittelbare Auswirkungen auf die verbliebene bzw. die weiterhin noch mögliche Selbständigkeit besitzen, ist eine diesbezügliche Abklärung besonders wichtig. Da solche Defizite, vor allem wenn sie noch nicht sehr ausgeprägt sind, leicht übersehen werden, haben sich auch hier standardisierte Vorgehensweisen etabliert. Häufig wird von »Mini-Mental-State«-Erhebungen gesprochen (Folstein, Folstein & McHugh, 1975). Geprüft werden grundlegende kognitive Funktionen (z.B. das eigene Geburtsdatum und das Tagesdatum wissen, einfache Rechenaufgabe durchführen); sind mehrere solcher Teilleistungen gestört, so ist zwar eine Demenz noch nicht bewiesen, die Wahrscheinlichkeit jedoch deutlich höher, dass eine entsprechende Erkrankung vorliegen könnte.

In psychosozialer Hinsicht ist es wichtig, die genauen Lebensumstände sowie die psychische Erlebenssituation von älteren Menschen abzuklären. Ein zentraler Aspekt hierbei ist die Beschreibung der sozialen Situation. Eine typische Frage wäre, ob die betreffende Person alleine lebt und welche Hilfspersonen im familiären und außerfamiliären Bereich vorhanden sind. Hinsichtlich der seelischen Verfassung ist es vor allem notwendig, ausgeprägte Ängste und depressive Verstimmungen zu erkennen, denn diese spielen bei der Aufrechterhaltung bzw. Gefährdung von Selbständigkeit eine erhebliche Rolle. Depressive Erkrankungen sind vor allem gekennzeichnet durch das Erleben von Trauer und Niedergeschlagenheit, Antriebsverlust, negativen Selbstbewertungen und Schlafproblemen.

Die umgebungsbezogene Abklärung der Lebenssituation von älteren Menschen im Rahmen des geriatrischen Assessment betrifft vor allem die Wohnsituation. Was nützen die besten Behandlungserfolge in der Klinik, wenn ungünstige Wohnbedingungen diese vom ersten Tag der Rückkehr an wieder zunichte machen? Es ist demnach zu fragen, ob die Wohnung des älteren Patienten weitgehend barrierefrei ist bzw. welche Möglichkeiten der *Wohnraumanpassung* sich anbieten, um bestehende Barrieren möglichst abzubauen und damit die selbständige Lebensführung zu unterstützen.

Zwischenzeitlich liegen viele wissenschaftliche Untersuchungen vor, die belegen, dass die fachgerechte Durchführung von geriatri-

schen Assessments bei älteren Menschen zu besseren Behandlungs-
resultaten führt als die rein traditionelle medizinische Diagnostik (z.B.
bereits Stuck, Siu, Wieland, Adams & Rubenstein, 1993).

Besonders hilfreich ist das geriatrische Assessment im Rahmen der
geriatrischen Rehabilitation. Rehabilitation ist ein Konzept, das traditionell vor allem mit Bemühungen verknüpft war, die Wiedereingliederung von Personen in das Arbeits- und Berufsleben zu ermöglichen. Erst ganz allmählich hat sich Rehabilitation auch als Bezeichnung
dafür durchgesetzt, älteren Menschen nach Eintritt bestimmter Erkrankungen ein qualitativ hochwertiges Angebot zu machen, um ein Höchstmaß an Selbständigkeit und Wohlbefinden wiederzuerlangen. Typische
Erkrankungen sind – neben der bereits angesprochenen Schlaganfall-
erkrankung – Frakturen (vor allem die gefürchtete Schenkelhalsfraktur)
und Erkrankungen des Herz-Kreislaufsystems. Geriatrische Rehabilitation wird dabei heute unabdingbar als ein interdisziplinäres und multi-
professionelles Behandlungsverfahren verstanden, d.h. es muss die Expertise einer ganzen Reihe von Berufsgruppen zusammengeführt werden,
um die besten Behandlungserfolge zu erzielen. Zu nennen sind neben
Ärzten vor allem Pflegekräfte, Physiotherapeuten, Ergotherapeuten,
Sprachtherapeuten, Psychologen, Sozialarbeiter und Seelsorger (Meier-Baumgartner & Thiesemann, 2000). Der kurz- und längerfristige
Erfolg geriatrischer Rehabilitation ist vielfach empirisch untersucht und
bestätigt worden (z.B. Martin, Zimprich, Oster, Wahl et al., 2000). Insofern können wir hier – in Verknüpfung mit den Befunden zum geriatrischen Assessment – von einer in sehr guter Weise evidenzbasierten
Interventionsmethode sprechen.

Kognitives Training und kognitive Intervention
Wir hatten in Kapitel 5 gesehen, wie zentral der Bereich der kognitiven Entwicklung für die Alternsforschung ist. Wir haben beschrieben, dass es im Zuge des normalen Alterns zu immer stärkeren
Leistungseinbußen im kognitiven Bereich kommt, die zwar häufig
im Alltag gut kompensiert werden, sich jedoch dennoch in spürbarer Weise negativ auf die allgemeine Lebensqualität auswirken können. So entsprechen kognitive Trainingsprogramme dem Bedürfnis
vieler älterer Menschen, aktiv und wenn möglich vorbeugend etwas
gegen drohende Verluste ihrer geistigen Leistungsfähigkeit tun zu
wollen. Ähnlich wie im Bereich der Geriatrie haben heute Forschungsarbeiten der angewandten Gerontologie mit dem Ziel, die geistige
Leistungsfähigkeit von älteren Menschen zu verbessern, einen hohen Erkenntnis- und Qualitätsstand erreicht.

Grundsätzlich kann man unterscheiden zwischen Interventionen,
die eher auf den Bereich der *Intelligenz* bzw. eher auf den Bereich

des *Gedächtnisses* abzielen, auch wenn nicht selten beide Bereiche gleichzeitig trainiert werden (vgl. Wahl & Tesch-Römer, 1998). Im Falle von Interventionen im Bereich der Intelligenz geht es darum, zentrale Denkleistungen wie das schnelle Erkennen von Gemeinsamkeiten in Sachverhalten, logisches Denken oder die Durchführung von Rechenaufgaben – in der Regel unter Anleitung – systematisch zu üben (Rott, 2000). Gedächtnisinterventionen zielen darauf ab, Behaltens- und Erinnerungsleistungen, also das möglichst erfolgreiche Abrufen von gewünschten Informationen, mittels in der Regel angeleiteter Übung systematisch zu optimieren (Philipp & Kliegl, 2000). Neben solchen Trainings vor allem im Bereich des normalen Alterdens hat es Versuche gegeben, die geistige Leistungsfähigkeit bei alten Menschen zu verbessern, die bereits – typischerweise in Folge einer dementiellen Erkrankung – schwerwiegende kognitive Verluste erlitten haben.

Die Erfolge von Trainingsstudien sind insgesamt vor allem im Bereich des normalen Alterns bemerkenswert konsistent und positiv. Besonders erwähnenswert ist, dass es mit Hilfe kognitiver Trainingsverfahren gelingt, jene Intelligenzfaktoren zu verbessern, die als fluid bezeichnet werden und die relativ nahe am biologischen Substrat zu liegen scheinen (vgl. zu dieser Unterscheidung und zu entsprechenden Befunden der Grundlagenforschung Kapitel 4 und 5). Auch im Bereich von methodisch gut kontrollierten Gedächtnistrainingsstudien liegen klare empirische Belege für den Erfolg von systematischer Gedächtnisübung vor. Dies gilt vor allem, wenn Gedächtnisverluste im Zuge des normalen Alterns Gegenstand von Trainingsstudien waren (Wahl & Tesch-Römer, 1998). Kognitive Trainings bei bereits eingetretenen dementiellen Erkrankungen scheinen hingegen in ihrer Wirkung, soweit sie überhaupt noch systematisch durchführbar sind, sehr begrenzt zu sein. Allerdings gibt es gut bestätigte empirische Hinweise dahingehend, dass Trainings in Frühstadien der Erkrankung einen gewissen hinauszögernden Effekt besitzen, d.h. die geistige Leistungsfähigkeit sowie die Alltagskompetenz scheinen auf diesem Wege länger erhalten zu bleiben. Empirisch relativ gut bestätigt ist auch die Wirkung von sog. *Realitätsorientierungsprogrammen* bei älteren Menschen mit schweren kognitiven Verlusten. Ferner hat die im Erlangen-Nürnberger Raum durchgeführte Studie »Bedingungen der Erhaltung und Förderung von Selbständigkeit im höheren Lebensalter« (SIMA) gezeigt, dass die *Kombination* von Gedächtnistraining und einem bewegungswissenschaftlich fundierten psychomotorischen Training im Hinblick auf unterschiedliche Zielvariablen wie geistige Leistungsfähigkeit und Selbständigkeit im Alltag mittel- und längerfristig zu deutlich besseren Erfolgen führt als nur ein Einzeltraining in einem dieser Bereiche (Oswald, Rupprecht & Gunzelmann, 1998).

Psychotherapie mit Älteren
Bei aller Anerkennung der Bedeutung der geistigen Leistungsfähigkeit für menschliche Entwicklung und Altern sollte nicht vergessen werden, dass auch ein Bereich von Gefühlen und Gefühlsstörungen existiert, der viel mit Lebensqualität im Alter zu tun hat. Auch wenn es nicht so ist, dass ältere Menschen in stärkerem Maße unter psychischen Störungen leiden als Jüngere (z.B. Wahl & Maier, 2001), so existiert doch eine substantielle Zahl von älteren Menschen (ebenso wie von Jüngeren), welche in dieser Beziehung einen Interventionsbedarf haben. Es wird geschätzt, dass etwa ein Viertel der älteren Menschen über 65 Jahre, die in Privathaushalten leben, unter psychischen Störungen leiden und ca. die Hälfte dieser Personen eine fachlich-professionelle Unterstützung benötigt. Psychotherapeutische Behandlungsformen können in diesem Zusammenhang eine wesentliche Rolle spielen. Dabei umfasst Psychotherapie eine Vielzahl von Verfahren. Psychotherapie kann verstanden werden als bewusster und geplanter sozialer Interaktionsprozess (in der Regel zwischen einem Psychotherapeuten und einem Klienten) mit dem Ziel, Verhaltensstörungen und Leidenszustände mit psychologischen Mitteln zu verringern oder ganz zu beseitigen (z.B. Pinquart, 2000). Bei älteren Menschen können ferner Ziele wie die Bewahrung einer selbständigen Lebensführung, die Bewältigung von körperlichen Erkrankungen sowie die Bearbeitung eines negativ getönten Lebensrückblicks bei deutlich begrenzter verbliebener Lebenszeit in den Vordergrund treten. Die angesprochenen psychologischen Mittel können von Psychotherapieform zu Psychotherapieform sehr unterschiedlich sein. Die Unterschiedlichkeit spiegelt sich in den heute existierenden sog. *Psychotherapieschulen* wider. Die bekanntesten und am meisten verbreiteten Psychotherapieschulen sind die Psychoanalyse, die Verhaltenstherapie, die Gesprächstherapie sowie die Familientherapie (Näheres dazu finden Sie im Abschnitt »Psychotherapie« in Wahl & Tesch-Römer, 2000).
     Zwei Botschaften sind besonders wichtig, wenn die heute existierenden Forschungsbeiträge zur Psychotherapie mit Älteren resümiert werden.

• Zum Ersten gibt es – entgegen früher geäußerter Meinungen vor allem im Bereich der Psychoanalyse – keine überzeugenden Belege dafür, Psychotherapie wirke bei älteren Menschen schlechter als bei Jüngeren. Mit anderen Worten: Das chronologische Alter

von Klienten und Klientinnen ist eine der unwichtigsten Variablen zur Vorhersage des Erfolgs psychotherapeutischer Interventionen.

• Zum Zweiten ergaben die Ergebnisse von *Meta-Analysen* (vgl.
Kapitel 4) auf der Grundlage von 70 publizierten Studien, dass
insgesamt gesehen psychoanalytische und verhaltenstherapeu-
tische Verfahren bei älteren Menschen besonders erfolgreich zu
sein scheinen; Gesprächstherapie schnitt hingegen vergleichsweise schlechter ab (Pinquart, 2000). Eine der wesentlichsten Voraussetzungen für den Erfolg von Psychotherapie mit Älteren, so
diese Meta-Analyse weiter, ist die Qualifikation der behandeln-
den Psychotherapeuten und Psychotherapeutinnen. Ist diese hoch
und sind zudem bereits Erfahrungen in der psychotherapeutischen
Arbeit mit Älteren vorhanden, ist der Behandlungserfolg besonders wahrscheinlich.

Bedauerlicherweise muss auch festgestellt werden, dass heute die
Chance eines älteren Menschen mit psychischen Problemen, eine
fachlich qualifizierte psychotherapeutische Behandlung zu erhalten,
noch deutlich geringer ist als bei jüngeren Menschen. Hier spielen
eine Reihe von Faktoren zusammen wie z.B. unzureichende Infor-
miertheit über psychotherapeutische Angebote und deren Finanzie-
rungsmöglichkeiten über das Krankenkassensystem, ungenügende
Beratung und Vermittlung durch Schlüsselpersonen des Versorgungs-
systems (z.B. Hausärzte) oder eigene Ängste, als »verrückt« gelten
zu können.

6.2.2   Primär an der sozialen Umwelt alternder Personen orientierte
Zugänge der angewandten Gerontologie: Schlaglichter

Interventionen bei Professionellen in der Altenpflege
Es ist schwierig, allgemeine Aussagen über die Belastungen der in
der Pflege alter Menschen tätigen Personen zu treffen, denn es handelt sich um ein sehr heterogenes Arbeitsfeld mit den unterschiedlichsten Anforderungen und Beanspruchungen. Eine Tätigkeit in der
geriatrischen Rehabilitation (siehe oben) ist sicherlich durch andere
Merkmale geprägt als etwa eine pflegerische Tätigkeit in Altenhei-
men; letztere stellt sich wiederum anders dar als eine Tätigkeit im
ambulanten Pflege- und Hilfebereich. Viele dieser Tätigkeiten, vor
allem aber jene im Pflegebereich, sind gekennzeichnet durch eine
komplexe Wechselwirkung von den fachlichen Anforderungen guter
Pflege, den konkreten Belastungen der Pflegearbeit (z.B. Schwierig-

keiten von Älteren, Stuhl oder Harn zu halten), engen zeitlichen Vorgaben, ungünstigen Zeiten bei der Durchführung der Pflegeaufgaben, der Konfrontation mit Krankheit, Sterben und Tod (vgl. dazu Wilkening & Kunz, 2003) und der notwendigen Erwartung von anderen und von sich selbst, eine bedeutsame zwischenmenschliche Beziehung mit den betroffenen älteren Menschen zu gestalten. Die oft hohe soziale Motivation, die viele junge Menschen dazu veranlasst, im Altenpflegebereich eine befriedigende berufliche Aufgabe zu suchen, kann in den Alltagsanforderungen des Berufs und seinen eben umrissenen Besonderheiten zu vielen schönen, aber eben auch zu von Enttäuschung, emotionalen Belastungen oder gar Verbitterung geprägtem Erleben führen. So ist die Bezahlung in der Pflege nach wie vor niedrig, es wird oft nicht genügend Anerkennung vermittelt und die Aufstiegsmöglichkeiten sind sehr begrenzt. Manchmal wird an dieser Stelle von der Gefahr des Ausgebrannt-Seins (Burnout) gesprochen, welche bei in der Altenpflege tätigen Personen besonders groß zu sein scheint (Weyerer & Zimber, 2000).

Wahrscheinlich ist es nicht *eine* Maßnahme, sondern ein ganzes *Maßnahmenpaket*, das notwendig ist, um die Belastungen in den Altenpflegeberufen zu reduzieren. Hierzu zählt an erster Stelle die Vermittlung von Fachwissen in der Aus- und Weiterbildung, aber auch die fortwährende Qualitätskontrolle der pflegerischen Arbeit in einem positiven, das jeweilige berufliche Feld weiterentwickelnden Sinne. Hilfreich sind weiterhin Angebote eines fachlich angeleiteten Austauschs im kollegialen Kreis und Supervision. Schließlich existieren vielfältige Trainingsangebote, die etwa dahin gehen können, mit stressreichen beruflichen Situationen besser umgehen zu lernen. Wichtig ist ferner die Vermittlung von Kompetenzen, um fachgerechte »aktivierende« bzw. «rehabilitative« Pflege mit älteren Menschen zu betreiben (z.B. Neumann, Zank, Tzschätzsch & Baltes, 1997).

Interventionen bei pflegenden Angehörigen
Es wird allgemein davon ausgegangen, dass gerade familiäre Pflegesituationen mit erheblichen Belastungen verbunden sein können (Holz, 2000). Das Belastungserleben dominiert häufig im Erleben von pflegenden Angehörigen, auch wenn die Pflegeleistung (im besten Sinne) als Verpflichtung, Aufgabe und Verantwortung als Kind, Ehepartner oder einer anderen verwandtschaftlichen Konstellation erfahren wird.

Besonders gravierend sind Beeinträchtigungen der körperlichen Gesundheit etwa in Folge von körperlichen Pflegebeanspruchungen in laienhafter Ausführung (z.B. Umbettungen von Kranken, Hilfe beim Aufstehen und Zu-Bett-Gehen) und zeitliche Belastungen (vor allem bei notwendigen Pflegeleistungen rund um die Uhr). Ebenso bedeutsam sind psychische Beanspruchungen, die etwa dadurch entstehen können, dass eine dauernde Konfrontation mit dem Leiden eines lieben Menschen besteht, die Kommunikation mit den zu Pflegenden verändert ist (z.b. nicht mehr erkannt werden, unvorhersagbare Problemverhaltensweisen wie unkontrollierbares Herumwandern) oder eigene Lebensziele und -präferenzen durch die Pflege in Frage gestellt werden (z.b. Urlaub machen, im Beruf leistungsfähig sein wollen). In Folge solcher Belastungs- und Konfliktsituationen kann es zu depressiven Erkrankungen, aber auch zu Gewaltanwendungen in der Pflege kommen. Dabei ist Gewalt nicht unbedingt im Sinne körperlicher Gewalt zu verstehen; Gewalt kann ebenso ihren Ausdruck finden in unzureichender Pflege, Vernachlässigung und verbalen Entgleisungen.

Interventionen für pflegende Angehörige werden heute immer selbstverständlicher – eine sicherlich sehr gute Entwicklung. Sie sollten auf unterschiedlichen Ebenen ansetzen, vor allem als informative, alltagspraktische, psychologische und soziale Unterstützung sowie in Gestalt von speziellen gesundheitsfördernden Maßnahmen (Holz, 2000). Bei informativer Unterstützung steht die Vermittlung von Pflegetechniken (z.B. Hebetechniken bei möglichst geringer Rückenbelastung, Vermeidung von Wundliegen) im Vordergrund. Alltagspraktische Unterstützung ist häufig im Rahmen der optimalen Nutzung der finanziellen Fördermöglichkeiten (z.B. bei der Beschaffung medizinischer Hilfsmittel) und im Sinne von maßgeschneiderten Entlastungsangeboten (z.B. durch ambulante Pflege) notwendig. In psychologischer und sozialer Hinsicht haben sich fachlich angeleitete (z.B. psychotherapeutisch ausgerichtete) und selbstorganisierte Gesprächsgruppen bewährt. Nicht selten wird bereits die Erfahrung, dass auch andere ähnliche Belastungen in der Pflege erleben, als hilfreich erlebt. Spezielle gesundheitsfördernde Maßnahmen sind Urlaubsangebote zusammen mit der zu pflegenden Person, aber auch Angebote wie Rückenschulen oder Entspannungstrainings.

6.2.3 Primär an der räumlichen Umwelt alternder Personen orientierte Zugänge der angewandten Gerontologie: Schlaglichter

Interventionen im Bereich privater Wohnungen
Wir haben bereits in Kapitel 1 darüber berichtet, dass die überwiegende Mehrzahl älterer Menschen, ca. 95%, in Privathaushalten wohnt. Ältere Menschen wohnen in der Regel lange Zeit – nicht selten mehrere Jahrzehnte – am selben Ort und dieses führt zu intensiven Ortsbindungen (im Englischen spricht man von »Place Attachment«). Für ältere Menschen bedeutet nicht zuletzt das Wohnen-Bleiben im angestammten Haushalt die Aufrechterhaltung einer selbständigen Lebensführung. Die *Person-Umwelt-Passung* ist jedoch im Zuge des Alterns zunehmend stärkeren Gefährdungen ausgesetzt, die vor allem durch den Eintritt von *umweltrelevanten Kompetenzeinbußen* bedingt sind. Die Verwendung des Begriffs umweltrelevant soll darauf hinweisen, dass es hier nicht um Krankheiten oder Behinderungen ganz allgemein geht, sondern um jene Krankheiten und funktionellen Einschränkungen (z.B. Sehbeeinträchtigung), die für die Aufrechterhaltung einer selbständigen Wohn- und Lebensform besonders bedeutsam sind.

Eine Standardintervention zur Verbesserung der durch umweltrelevante Kompetenzeinbußen reduzierten Person-Umwelt-Passung ist die Durchführung von Wohnanpassungsmaßnahmen (Oswald, 2000). Hierzu zählt eine ganze Palette von Veränderungen wie beispielsweise die Installation von Haltegriffen, Handläufen und technischen Hilfen wie Bewegungsmelder oder Notrufsystem. Im Badezimmer können die Erhöhung des Toilettensitzes und das Anbringen eines Badewannenlifters, in der Küche die Verbesserung der Lichtverhältnisse im Herdbereich oder die Erhöhung von Kühlschrank und Backofen besonders hilfreich sein. Zudem ist es wichtig, Gefahrenstellen für Stürze (z.B. Schwellen, sich hoch rollende Teppiche) zu entfernen, eventuell die Türen für einen Rollstuhl zu verbreitern oder einen Treppenlift anzubringen. Ein Problem der Wohnraumanpassung besteht darin, dass ältere Menschen und Angehörige oft nicht über genügend Informationen verfügen. Zudem kommt häufig eine Haltung in Richtung »Das lohnt sich bei mir nicht mehr!« zum Tragen, die dazu führen kann, dass vorhandene Potentiale der hilfreichen Umweltverbesserung nicht genutzt werden und deshalb unter Umständen ein eigentlich unnötiger Umzug notwendig wird.

Umzüge im Alter sind ebenso ein Thema der angewandten Gerontologie (vgl. Kapitel 5). Sie sollten nicht zwangsläufig als Kata-

strophe und erst recht nicht nur unter der Sichtweise Umzug ins Heim
betrachtet werden. So ist es beispielsweise denkbar, dass – idealer-
weise mit entsprechender Unterstützung – eine neue, seniorengerechte
Wohnung im eigenen Wohnquartier gefunden und ein entsprechender Umzug tatkräftig unterstützt wird. Wenn schon Umzug, dann
wenigstens im vertrauten Wohnviertel bleiben – das scheint für viele
Ältere sehr wichtig zu sein (Oswald & Gäng, 2000). Auch bietet sich
ein Umzug ins Betreute Wohnen an, eine selbständige Wohnform
mit einem Angebot von Pflegekomponenten, die je nach Bedarf gewählt werden können. Schließlich sollte gesagt werden, dass das
Thema Umzug nicht nur kranke und stark eingeschränkte ältere
Menschen betrifft, sondern auch kompetente Ältere, die ihr Leben
im Alter noch einmal deutlich verändern (verbessern) wollen. Selbst
wenn diese noch eine Minderheit sind: Es gibt sie, die alternativen
Wohnformen im Alter, etwa in Gestalt von Wohngemeinschaften,
dem Miteinander von mehreren Generationen (jung und alt) oder
Hausgemeinschaften von körperlich und psychisch kranken alten
Menschen – und sie nehmen zu (Tews, 2000).

Interventionen im Heim
Heime bieten in vielerlei Hinsicht Anlass für Interventionen: Sie sind
Wohn- und Versorgungsorte, in denen vor allem hoch- und höchstbetagte Menschen mit schweren körperlichen und psychischen Erkrankungen Tür an Tür wohnen. Dies führt zu hohen Anforderungen an die Pflege und die Heimorganisation insgesamt. Hauptaufgabe
von Heimen ist es, den in ihnen lebenden alten Menschen trotz ihrer
Erkrankungen und Kompetenzeinbußen ein Höchstmaß an Lebensqualität zu erhalten. Zu fragen ist, wie dies innerhalb der spezifischen Rahmenbedingungen von Heimen möglichst gut gelingen kann.
So ist es etwa notwendig, auf der einen Seite die Pflegeabläufe bei
oft knapp bemessener Personaldecke möglichst reibungslos zu gestalten. Auf der anderen Seite sollen aktivierende Angebote und eine
Philosophie der Selbständigkeitsförderung eine hohe Priorität besitzen. Heime sind manchmal in ihrer baulichen Konzeption nicht optimal gestaltet und kompensieren aus diesem Grunde die Vielfalt der
Fähigkeitseinbußen der in ihnen wohnenden alten Menschen nicht
so, wie es in einer eigens für ältere Menschen konzipierten Umwelt
(dies unterscheidet ja Heime insbesondere von Privathaushalten)
möglich wäre. In der Folge kann es zu einer unnötigen Einschränkung der Handlungsfreiheit der Bewohnerinnen und Bewohner, aber
manchmal auch des Personals kommen. Ein Beispiel für den ersten
Fall wären für Wanderungen ungeeignete Gänge und Treppenhäu-
ser in Heimen, die dazu führen, dass an Demenz erkrankte Ältere

mit einem starken Bewegungsdrang unter Umständen in ihren Freiheitsräumen beschnitten werden müssen, um Risiken (z.B. Sturz, Verletzungen) zu vermeiden. Ein Beispiel für den zweiten Fall wären nicht vorhandene Räumlichkeiten, die es dem Pflegepersonal erlauben würden, sich in ungestörter und angenehmer Atmosphäre auszutauschen.

Vor diesem Hintergrund können und müssen Interventionen im Heimbereich sicherlich auf den unterschiedlichsten Ebenen ansetzen. Ein erstes Einsatzfeld der angewandten Gerontologie besteht bereits darin, an der Planung und dem Bau von Alten- und Pflegeheimen mitzuwirken. Mittlerweise existieren viele empirische Befunde in Richtung eines guten Milieus für Ältere in Heimen; sie müssen nur umgesetzt werden und Architekten alleine sind hierbei bisweilen überfordert bzw. nicht ausreichend informiert (Heeg, 2000). Vielfältige Möglichkeiten einer Optimierung der Sicherheit, Orientierung und der Mikro-Ökologie des alltäglichen Heimlebens bieten sich auch in bereits existierenden Heimen an (Saup, 2000). So lassen sich häufig Beleuchtungen noch verbessern, die Gestaltung von Doppelzimmern muss keineswegs dem traditionellen Bett-an-Bett-Muster folgen und farbliche Gestaltungen und Fotos können die Orientierung erheblich unterstützen. Es können Maßnahmen angebracht sein, um die Handlungs- und Entscheidungsräume der Bewohnerinnen und Bewohner noch weiter zu erhöhen. Relevant sind hier empirische Befunde, welche unterstreichen, dass solche kontrollerhöhenden Interventionen zu positiven Effekten (z.B. Erhöhung des Wohlbefindens, mehr Engagement auch für andere, aktivere Tagesgestaltung) führen können. Die Einrichtung von Wohn- und Pflegegruppen kann in Richtung einer solchen Autonomieerhöhung selbst bei alten Menschen mit schwerwiegenden Kompetenzeinschränkungen einen wesentlichen Beitrag leisten. Wohn- und Pflegegruppen setzen sich aus sechs bis zehn Personen zusammen, die in direkt an ihren Wohnbereich angrenzenden kleineren Räumen gemeinsam Mahlzeiten einnehmen und denen maßgeschneiderte aktivierungs- und freizeitbezogene Angebote unterbreitet werden. Es besteht die Hoffnung, dass auf diese Art kleinräumige Wohnzonen mit eigener sozialer Dynamik entstehen, die für alle Beteiligten (also auch die Pflegekräfte und sonstigen Heimmitarbeiter) befriedigender sind als die Arbeit auf relativ großen Stationen bzw. mit auf diesen wohnenden größeren und heterogeneren Gruppen von alten Menschen.

**6.2.4 Primär gemeindebezogene Zugänge der
        angewandten Gerontologie: Schlaglichter**

Es besteht heute Einigkeit darüber, dass die Einsatzfelder der angewandten Gerontologie letztlich nicht nur auf der Ebene individuell
stattfindender Interventionen mit Bezug auf ältere Menschen und
ihre soziale und räumlich-dingliche Umwelt gesehen werden sollten,
sondern vor allem auch im Kontext von Kommunen, wobei Kommunen wiederum ein – allerdings für das Alltagsleben von (älteren)
Bürgern besonders wichtiger – Teil eines größeren Ganzen sind. So
existieren gesetzliche Regelungen von allgemeiner Gültigkeit wie
beispielsweise das Pflegeversicherungsgesetz, das die Leistungs-
inanspruchnahme bei Eintritt einer Pflegebedürftigkeit regelt. Kommunen sind aber jene Einheiten, welche dafür Sorgen tragen, dass
solche gesetzlichen Regelwerke umgesetzt werden; zudem existieren
in Kommunen vielfach auf die Bedürfnisse und speziellen Gegebenheiten ihrer (älteren) Bürgerinnen und Bürger zugeschnittene Angebote, die sich von Gemeinde zu Gemeinde durchaus sehr verschieden darstellen können. Dies hängt z.B. damit zusammen, welche
Konzepte von Altenarbeit mit welcher Beharrlichkeit und mit welcher Kreativität verfolgt werden oder auch damit, ob Initiativen, die
in Kommunen selbstorganisiert entstehen können (z.B. Selbsthilfegruppen, Vereine mit Bildungsanspruch, Initiativgruppen, die neue
Wohn- und Versorgungsformen propagieren) materiell oder imma-
teriell entsprechend gefördert werden oder nicht. Entscheidend ist
ferner, welche Berücksichtigung ältere Menschen in generationsüber-
greifenden kommunalen Planungsprozessen finden. Denken Sie beispielsweise an den Bereich Verkehr, an die Planung öffentlicher Frei-
räume, an Bildungsangebote der verschiedensten Art oder an die
Konzeption von neuen Wohnprojekten in einem Stadtteil für ganz
unterschiedliche Altersgruppen.

  Ein wesentliches Element gemeindebezogener Intervention ist in
der zugehenden stadtteilbezogenen Altenarbeit zu sehen (Karl,
2000b). Vielfach wird heute im Sinne einer Komm-Struktur erwartet, dass Ältere mit Versorgungsbedarfen bzw. ihre Angehörigen aktiv auf die entsprechenden Versorgungsinstanzen zugehen. Aus verschiedenen Gründen (z.B. Scham; Barrieren, aufs »Amt« zu gehen;
Ängste, eventuell mit Sozialhilfeanträgen die Kinder zu belasten;
Glaube, dass man ohnehin nichts ändern kann) ist es jedoch wichtig, auf Ältere auch im Sinne einer Bring-Struktur aktiv zuzugehen.
Dies ist in der Regel mit einer stadtteilorientierten Arbeit unter Einbezug aller Altersgruppen und ihrer Bedürfnisse am besten zu leisten. Ein Ziel einer solchen Arbeit besteht darin, frühzeitig Risiko-

konstellationen zu erkennen, die ansonsten häufig von »offizieller Seite« unerkannt bleiben.

In diesen Zusammenhang passt zudem die Beobachtung, dass Altern in unserer Gesellschaft immer multikultureller wird (Geiger & Brandenburg, 2000). Seit den 1950er-Jahren bis zu dem sog. Anwerbestopp im Jahr 1973 sind etwa 2,6 Millionen Personen ausländischer Herkunft vorwiegend aus der Türkei, Griechenland, Italien, Spanien und Jugoslawien als sog. Gastarbeiter nach Deutschland gekommen. Heute haben weit über eine halbe Million dieser Menschen, die sich überwiegend längst nicht mehr als Gäste fühlen, das Rentenalter überschritten, und diese Zahl wird in der Zukunft noch stark ansteigen. Nicht zuletzt aufgrund der besonderen gesundheitlichen Belastungen dieser Gruppe nach in der Regel schwerer körperlicher Beanspruchung im Beruf besteht die Gefahr, dass die informellen Hilfestrukturen überfordert werden bzw. eine qualitativ anspruchsvolle Unterstützung nicht sichergestellt ist.

6.3 Prävention und Altern – eine facettenreiche Beziehung

Prävention bedeutet Vorbeugung. Im Gegensatz zur direkten Intervention auf den unterschiedlichsten Ebenen bei bereits gegebenen Bedarfslagen, wie wir sie eben schlaglichtartig dargelegt haben, geht es bei präventiven Bestrebungen darum, den Eintritt von Widrigkeiten des Alterns entweder ganz zu verhindern oder zumindest doch so lange wie möglich hinauszuzögern. Typischerweise sind mit solchen Widrigkeiten vor allem schwierige Lebenssituationen etwa in Gestalt von schwerwiegenden körperlichen oder psychischen Erkrankungen und die mit ihnen häufig verbundenen Einschränkungen in der Alltagskompetenz angesprochen. Etwas technischer ausgedrückt könnten wir sagen, dass das Ziel von Prävention bei älteren Menschen vor allem dahin geht, die aktive Lebenserwartung (vgl. Kapitel 1) so optimal wie möglich zu fördern: ein möglichst langes Leben bei möglichst guter Gesundheit, möglichst erhaltener Selbständigkeit und möglichst hohem Wohlbefinden.

Prävention setzt voraus, dass wirkungsvolle Möglichkeiten existieren, um auf den Verlauf von Gesundheit, Alltagsselbständigkeit und Wohlbefinden Einfluss zu nehmen. Hier kommen zwei Präventionsphilosophien zum Tragen, die sich letztlich gegenseitig ergänzen können. Auf der einen Seite kann man in Termini von *Risikofaktoren* denken mit der Annahme, dass die systematische Reduktion solcher Risikofaktoren dazu führt, dass Krankheiten und Behinderungen eher nicht auftreten werden. Ein klassisches Beispiel hierfür wäre

die Reduktion des Risikofaktors Rauchen, der auf gut gesicherter
empirischer Basis (beispielsweise) mit dem erhöhten Auftreten von
schwerwiegenden Lungenerkrankungen ursächlich verbunden ist.
Auf der anderen Seite kann man auch in Termini von *Schutzfaktoren*
denken mit der Annahme, dass die systematische Erhöhung solcher
Schutzfaktoren dazu führt, dass die allgemeine Lebenskompetenz
und Adaptivität (also Angepasstheit an sich wechselnde Lebensumstände) möglichst gestärkt werden. Ein Beispiel wäre ein Angebot
für Ältere im Sinne eines allgemeinen Kompetenztrainings, in dem
die unterschiedlichsten Inhalte vermittelt und die unterschiedlichsten Fertigkeiten eingeübt werden: z.B. Vermittlung von Informationen zu wesentlichen Bereichen des Lebens im Alter wie Gesundheit, Ernährung, Pflege oder Wohnen und Einübung von Strategien
zum besseren Umgang mit Stress- und Belastungssituationen des
Alltagslebens (z.B. mangelnde Sozialkontakte; Überforderung durch
zu große Wohnung; Ängste, die Selbständigkeit zu verlieren), etwa
anhand von Entspannungsübungen oder Stressbewältigungsan-
sätzen. Während es im Falle von Risikofaktoren also häufig um konkrete Problemverhaltensweisen und deren Veränderung mit dem Ziel
der Verhinderung einer spezifischen Erkrankung geht, geht es bei
Schutzfaktoren darum, die Widerstandsfähigkeit der alternden Person in einer relativ umfassenden Weise zu stärken, damit sich diese
mit zukünftigen Anforderungen der unterschiedlichsten Art möglichst erfolgreich auseinandersetzen kann.

Dass es viele Übergänge zwischen den beiden Präventionsansätzen
gibt, zeigt vielleicht das Beispiel der körperlichen Aktivität und des
körperlichen Trainings am besten (Borchelt, 2000). Wir besitzen heute
viele Befunde auf der Basis von kontrollierten Studien, die unterstreichen, dass körperliches Training (auch im höheren Alter) mit
dazu beiträgt, Erkrankungen des Herz-Kreislauf-Systems zu verhindern und die Mobilität zu erhalten. Gleichzeitig fördert körperliches
Training die psychische Befindlichkeit, etwa durch das Erleben dessen, was man alles noch bzw. wieder kann oder – wenn in Gruppen
durchgeführt – durch die Erfahrung des sozialen Miteinanders und
die Einsicht, dass man möglicherweise noch manches besser kann
als andere ältere Menschen.

Bislang haben wir den Präventionsbegriff noch undifferenziert
gebraucht. Seit einer frühen Arbeit von Caplan (1964) hat es sich
eingebürgert, zwischen primärer, sekundärer und tertiärer Prävention zu unterscheiden. Der Begriff *Primärprävention* meint Bestrebungen mit dem Ziel, das Auftreten von Krankheiten und Funktionseinbußen bei (weitgehend) gesunden Personen möglichst zu
verhindern. Weiter oben hatten wir in diesem Sinne vor allem die

Primärprävention im Auge, wobei einschränkend zu sagen ist, dass gerade mit Blick auf alte Menschen der Begriff der Gesundheit zu relativieren ist. Wir hatten ja bereits auf die ausgeprägte Multimorbidität des Alters hingewiesen. Dennoch könnte man Primärprävention bei älteren Menschen auch so verstehen, dass es selbst bei schon bestehenden Krankheiten wichtig ist, das Auftreten von weiteren Krankheiten möglichst zu verhindern, denn jede neu eintretende Krankheit erhöht das Risiko eines Autonomieverlusts. Gleichzeitig ist es aber so, dass sich das Potential von primärer Prävention vor allem unter einer lebensumspannenden Perspektive entfalten kann. Mit anderen Worten: Frühzeitige Prävention, etwa im Sinne einer ausreichenden körperlichen Aktivität, kann bis zu einem gewissen Grade den Eintritt von schwerwiegenden Erkrankungen und Funktionseinbußen in späteren Jahren verhindern. In diesem Sinne könnte man sagen, dass jede Person sich auch als ihres Alters Schmied verstehen kann.

Mit *Sekundärprävention* ist gemeint, dass bereits eingetretene Erkrankungen so behandelt werden, dass weitere Verschlimmerungen so weit wie möglich vermieden werden. Ein Beispiel wäre die möglichst frühzeitige Behandlung eines Schlaganfalls oder eines Herzinfarkts, um den weiteren Verlauf der Erkrankung möglichst positiv zu beeinflussen und um möglichst zu verhindern, dass die betreffende Krankheit noch einmal auftritt.

Mit *Tertiärprävention* ist vor allem die Wiedereingliederung von genesenden Personen angesprochen. Beispiele sind Rehabilitation bzw. Bemühungen im sozialen und dinglichen Umfeld nach der Akutbehandlung mit dem Ziel, ein möglichst »normales« Leben in möglichst weitgehender Autonomie trotz eingetretener Erkrankung zu ermöglichen.

Es sei abschließend noch einmal betont, dass sich Prävention im Alter nicht nur auf körperliche, sondern auch auf psychische Erkrankungen bezieht. Typische Präventionsstrategien im Bereich psychischer Krankheiten sind etwa: Stärkung der psychischen Bewältigungskompetenz (etwa durch Entspannungstrainings, Trainings im Umgang mit Lebensproblemen), frühzeitige Krisenberatung (etwa vor dem Übergang in den Ruhestand, möglichst bald nach Eintritt einer Verwitwung oder einer schweren körperlichen Erkrankung), optimale Versorgung mit Hilfsmitteln (z.B. bei Seh- und Höreinbußen) sowie Vermittlung von Psychotherapie und Selbsthilfegruppen.

6.4   Zusammenfassung und Kontrollfragen

Gerontologie hat von Anfang an den Anspruch erhoben, dass ihre
Befunde auch zur Verbesserung des Lebens im Alter und zum möglichst hohen und langen Erhalt des psycho-physischen Wohlbefindens
alter Menschen genutzt werden. Die Palette der heute zur Verfügung
stehenden und empirisch gut untermauerten Interventionsmethoden
ist sehr breit geworden, und sie operiert auf den unterschiedlichsten
Ebenen von primär personorientierten bis zu gemeindebezogenen
Ansätzen. Präventive Ansätze umfassen ebenfalls eine Vielfalt von
Bestrebungen, Widrigkeiten des Alterns im körperlichen, psychischen
und funktionalen Bereich entgegenzuwirken. Auch in dieser Beziehung verfügen wir heute über eine recht breite empirische Forschungs-
basis, sodass wir insgesamt dem Ziel einer weitgehend evidenz-ba-
sierten angewandten Gerontologie ein gutes Stück näher gekommen
sind.

Fünf Kontrollfragen zu Kapitel 6:

1. Worin liegt die Bedeutung der angewandten Gerontologie?
2. Welche Bedeutung kommt dem funktionalen Krankheits-
   verständnis zu?
3. Warum ist geriatrisches Assessment wichtig und welche Zugänge werden verfolgt?
4. Was sind beispielhafte Interventionsmethoden auf unterschiedlichen Ebenen von der Person bis zur Gemeinde?
5. Warum ist Prävention mit Blick auf Ältere sinnvoll?

Als weiterführende Literatur empfohlen:
1. Oswald, W. D., Hagen, B., Rupprecht, R. & Gunzelmann, T.
   (2003). Erhalt der Selbständigkeit im höheren Lebensalter: Langfristige Trainingseffekte der SIMA-Längsschnittstudie. In F. Karl
   (Hrsg.), *Sozial- und verhaltenswissenschaftliche Gerontologie. Alter und Altern als gesellschaftliches Problem und individuelles Thema* (S. 261–270). Weinheim: Juventa.
2. Verbrugge, L. M. & Jette, A. M. (1994). The disablement process.
   Social Science and Medicine, 38, 1–14.
3. Wahl, H.-W. & Tesch-Römer, C. (Hrsg.). (2000). *Angewandte Gerontologie in Schlüsselbegriffen*. Stuttgart: Kohlhammer.

7 Ein kurzer Ausblick: Quo vadis, Gerontologie?

>»Diese neue explosionsartige Verlängerung des menschlichen Alters muss irgendeine Funktion für das Überleben des ganzen Gemeinwesens haben, sie muss einen Sinn für die Zukunft erfüllen.« (Friedan, 1995, S. 859).

7.1 Einführung

Im abschließenden Kapitel dieses Buches wollen wir einen Blick in die Zukunft der Alternsforschung und des Alterns werfen. Wenn Sie die vorangegangenen Kapitel noch einmal vor Ihrem inneren Auge Revue passieren lassen, dann wird sehr schnell klar, dass wir bereits an verschiedenen Stellen Zukunftsaspekte – implizit oder explizit – angesprochen haben.

- Denken Sie etwa an die demografischen Daten in Kapitel 1 und die damit zusammenhängende Frage, wie sich möglicherweise unser gesellschaftliches System durch die weitere Zunahme der Älteren verändern wird.
- Denken Sie beispielsweise an die in Kapitel 2 dargestellten Teilgebiete des Wissenschaftsfelds Gerontologie. Werden sich diese in Zukunft verändern? Werden neue Gebiete hinzutreten, andere wegfallen, werden sich die Gewichte zwischen den Gebieten deutlich verschieben?
- Denken Sie an Kapitel 3, in dem wir die Geschichte der Alternsforschung dargestellt haben. Wird das, was wir dort als Konsolidierungsphase der Gerontologie etwa seit den 1970er-Jahren bezeichnet haben, ungebremst weitergehen? Oder wird die heutige Alternsforschung ganz in der Gerontologisierung von wissenschaftlichen Einzeldisziplinen aufgehen und sich als eigenes Gebiet durch eben diese Gerontologisierung selbst aufheben – oder allenfalls noch als ein Praxis- und Versorgungsfeld ein eigenes Profil bewahren, aber nicht mehr als Wissenschaftsfeld mit einem Grundlagenforschungsanspruch?
- Denken Sie an Kapitel 4 und die dort erörterten Theorie- und Methodenfragen. Welche neuen theoretischen Richtungen und Zugänge zum Altern werden sich etablieren? Wird die von Birren (1999) beschriebene Situation der Gerontologie als »data rich, theory poor« sich in Zukunft verbessern? Oder werden wir im-

mer mehr empirische Einzelbefunde der Gerontologie haben, die wir in ihren Zusammenhängen immer weniger werden verstehen können, weil uns zu wenige Theorien zur Verfügung stehen? Werden neue Methoden entstehen, die Datenerhebungen bei älteren Menschen zu einem Kinderspiel machen und jede nur denkbare Auswertung und die zugehörigen Interpretationen der Befunde auf Knopfdruck anbieten?

- Denken Sie an Kapitel 5, in dem wir schlaglichtartig einige Befunde der Gerontologie skizzieren konnten. Werden wir in Zukunft empirische Befunde zur Verfügung haben, die uns in ganz neuer Weise in die Tiefe des Alterns eindringen lassen? Wird es zu Entdeckungen kommen, die beispielsweise die Alzheimer Krankheit heilbar machen werden? Wird es eventuell sogar möglich werden, Altern über einen langen Zeitraum ganz aufzuhalten und die Lebensspanne über 150 Jahre auszudehnen?

- Hier denken Sie sicherlich sofort an Kapitel 6 mit Überlegungen und Befunden zu Altersinterventionen. Vielleicht wird man in nicht allzu ferner Zukunft schmunzeln, wenn man sich die heute verfügbaren Möglichkeiten der Rehabilitation und des kognitiven Trainings vergegenwärtigt?

Es sei gleich gesagt, dass wir (natürlich) keine definitiven Antworten auf all diese Fragen haben (können). Eigentlich möchten wir Sie vor allem dazu ermutigen, ab und zu den Boden der heutigen Alternsforschungs- und Alternsrealität zu verlassen und auch einmal Ihrer Phantasie freien Lauf zu lassen. So ist es beispielsweise schon heute keine reine Science Fiction mehr zu erwarten, dass in Zukunft äußerst leistungsfähige Computer-Chips mittels Implantation dauerhafte Ausfälle von kognitiven Leistungen kompensieren werden. Solche Chips könnten etwa jüngeren Unfallopfern, vor allem aber auch älteren Menschen mit besonders starken kognitiven Funktionsausfällen zugute kommen. Schon heute steuern Computer-Chips Ersatzgliedmaßen, und warum sollte diese Technologie in Zukunft nicht auch im Bereich der höheren kortikalen Funktionen erfolgreich Anwendung finden?

Die Entwicklung von Zukunftsszenarien in der Gerontologie ist in jedem Fall keine Kunst um der Kunst willen, sondern sie kann bereits heute wesentliche Aufgaben erfüllen. So können Zukunftsszenarien Hinweise geben, was wir in jedem Fall erreichen oder in jedem Fall vermeiden wollen. Man kann zum Beispiel angesichts der bereits heute verfügbaren Möglichkeiten fragen, ob die Verbreitung und gezielte Nutzung von neuen Kommunikations- und Informationstechnologien auch bei der besonders in ihrer Autonomie gefährdeten Gruppe der hochaltrigen Menschen dazu führt, dass die Altenpflege vis-à-vis eher zur Ausnahme bzw. zu einem nostalgischen Luxus wird, den sich nur noch einige wenige dieser Personen leisten wollen und können? Neben solchem Vorausdenken hinsichtlich der Praxis des Alterns kann die Beschäftigung mit Zukunftsentwicklungen auf wissenschaftlicher Ebene zu Selbstkritik anregen und dies ist eine Voraussetzung dafür, dass sich Wissenschaft weiterentwickeln kann. Es ist also keine Nestbeschmutzung, das Wissenschaftsfeld Gerontologie hinsichtlich seiner zukünftigen Entwicklung kritisch zu hinterfragen.

7.2 Zur Zukunft des Wissenschaftsfelds Gerontologie: Schlaglichter

Ein erstes Bündel von Überlegungen betrifft Theorien in der Alternsforschung. In Kapitel 4 hatten wir argumentiert, dass Theorien eine sehr bedeutsame Rolle spielen, denn empirisch gesammelte Daten erklären sich nicht aus sich selbst heraus; sie bedürfen theoretischer Überlegungen, die sie erst verstehbar machen. Nun ist derzeit in der Gerontologie ein gewisser Trend dahingehend zu beobachten, Theorien mittlerer Reichweite zu formulieren (vgl. Kapitel 4). Solche Theorien beziehen sich in der Regel auf einen stark eingegrenzten Merkmalsbereich, beispielsweise bestimmte Fragestellungen zu sozialen Beziehungen oder zur kognitiven Entwicklung. Die Einordnung der Befunde von empirischen Arbeiten, die auf solchen Mini-Theorien beruhen, in eine ganzheitliche Sicht von Altern könnte bei dem zu erwartenden weiteren Anstieg der empirischen Forschung immer schwieriger werden. Klar scheint allerdings auch zu sein, dass große Alternstheorien mit umfassendem Erklärungsanspruch, wie sie etwa noch mit der Disengagement-Theorie beabsichtigt waren, heute und wahrscheinlich auch morgen nicht mehr zu erwarten sind. Der wichtigste Grund hierfür liegt in dem zwischenzeitlich angesammelten reichhaltigen und vielfältigen Wissen zum Altern, dessen schlüssige Verknüpfung in nur einer großen Theorie schwer vorstellbar erscheint. Wichtig ist ferner in diesem Zusammenhang die Befürchtung, dass es zu einem immer größeren Ungleichgewicht zwischen immer komplexeren statistischen Datenauswertungswerkzeugen und den zur Verfügung stehenden Theorien kommen könnte. Dies könnte dazu führen, dass wir methodisch immer feinere Beziehungen (gleich ob korrelativ oder ursächlich) in methodisch anspruchsvollster Weise aus verfügbaren Daten ableiten können, aber immer weniger erklären können, warum diese Komplexität auf der empirischen Ebene zu beobachten ist.

Wir halten es vor diesem Hintergrund für sehr bedeutsam, dass es in den letzten Jahren, etwa mit dem bereits erwähnten »Handbook of Theories of Aging« (herausgegeben von Bengtson & Schaie, 1999), wieder starke Impulse gegeben hat, die Bedeutung von Theorien in der Gerontologie über die unterschiedlichsten Disziplinen hinweg herauszustellen. Es steht zu hoffen, dass dieser Trend sich fortsetzen wird, sodass die Gerontologie sich zukünftig noch stärker als heute im Sinne von »theory rich« *und* »data rich« darstellen wird. Damit verbunden ist die Anforderung, das bereits vorhandene empirische Wissen der Alternsforschung noch intensiver zusammen zu führen (George, 1995).

Dabei scheinen uns die folgenden theoretischen Aufgaben für die Zukunft des Wissenschaftsfeldes Gerontologie wesentlich zu sein. Ältere Theorien sind dahingehend zu befragen, inwieweit sie für nachwachsende Generationen (Kohorten) von alten Menschen noch Gültigkeit besitzen bzw. es sind neue Theorien notwendig, welche die diesbezüglichen Veränderungen explizit aufgreifen. Zukünftige Theorien etwa zu sozialen Beziehungen alter Menschen müssen die Rolle der neuen Informations- und Kommunikationsmedien einbeziehen. Zukünftige Theorien etwa zu Selbständigkeit und Autonomie im Alter müssen einbeziehen, dass die Älteren von morgen wahrscheinlich deutlich selbstbewusster in ihr Alter gehen werden und auch die Gesellschaft möglicherweise in stärkerem Maße als heute neue produktive Rollen für Ältere bereit halten wird. Weiterhin ist der sich in die Zukunft fortsetzende starke Anstieg der hochaltrigen Personen theoretisch noch nicht genügend reflektiert worden. Es wird zwar häufig davon gesprochen, dass der Übergang von einem in der Regel weitgehend gesunden Dritten Alter in ein von zunehmender Verletzlichkeit und zunehmenden Verlusten bestimmtes Viertes Alter (möglicherweise wird bei dem weiter zu erwartenden Anstieg der Lebenserwartung gar bald von einem Fünften Alter – vielleicht jenseits von 100 Jahren – zu sprechen sein) zu einer der großen Herausforderungen des zukünftigen Alterns gehören wird (vgl. Kapitel 2). Was dieses allerdings auf den unterschiedlichsten Ebenen von der Gesundheit/Krankheit bis hin zu Sozialbeziehungen, geistiger Leistungsfähigkeit, Autonomie, Wohnen und einer langen Phase einer relativen Todesnähe bedeutet, dazu sind bislang erst wenige theoretische Entwürfe vorgelegt worden. Auch wird es wahrscheinlich in Zukunft immer notwendiger werden, interdisziplinär orientierte Theorien zu entwickeln. Ferner muss die alte Forderung, Ansätze der Makro-Ebene (z.B. Theorien zu gesellschaftlichen Bedingungen von Altern) mit Ansätzen der Mikro-Ebene (z.B. zur individuellen Entwicklung der Zufriedenheit im Alter) zusammenzuführen, in

Zukunft deutlich ernster genommen werden. Grundlegende Paradigmenwechsel in Theorien der Alternsforschung scheinen sich heute insgesamt noch nicht anzudeuten. Ob beispielsweise theoretische Anleihen bei der sog. Chaostheorie (vgl. z.B. Schroots, 1996) nur ein modischer Trend bleiben oder tatsächlich zukunftsweisend sind, kann heute noch nicht abschließend beurteilt werden (vgl. auch Lehr, 2003).

Überlegungen zur Zukunft der Gerontologie sollten sich ebenso auf Methoden richten. Wahrscheinlich werden sich in Zukunft in der Alternsforschung neue Datensammlungsstrategien etablieren, die es auf den unterschiedlichsten Ebenen erlauben werden, stärker als heute an den Puls des Alterns heranzurücken. Mittels Datenerhebung über das Internet werden wahrscheinlich Stichprobengrößen erreicht werden, von denen heutige Wissenschaftler nur träumen können, und Längsschnitterhebungen über das Internet werden vielleicht zu völlig neuen Einsichten in Entwicklungsdynamiken des Alterns führen. Hinzu kommen werden immer weiter verbesserte und immer einfacher und risikolos zu applizierende bildgebende Verfahren, die es erlauben werden, auch aus der Distanz Gehirnaktivität oder nach Belieben ausgewählte Vitalparameter in hoher Detailtreue und in Echtzeit abzubilden. Zum Zweiten werden in Zukunft unterschiedliche Datensätze verschiedener Studien mittels weiterentwickelter meta-analytischer Verfahren in immer komplexerer Weise vernetzbar werden. Auf diese Weise könnte es zu völlig neuen Synergien zwischen den unterschiedlichsten Erhebungsbereichen kommen, etwa indem sich Zusammenhänge zwischen einzelnen Bereichen ergeben, die in Einzelstudien simultan in so hoher Datendichte und -qualität in der Regel wegen des damit verbundenen Aufwands nicht zu erheben sind. Denken Sie an längsschnittliche Datensätze mit hoch differenzierten Daten zu kognitiven Leistungen, Verhaltensbeobachtungen, Gehirnaktivitäten und genetischen Informationen, die in neuer Weise miteinander verschaltet werden und möglicherweise zu völlig neuen Einsichten über Zusammenhänge und Interdependenzen zwischen diesen Systemen führen könnten. Auch die stets aufs Neue geforderte, aber noch zu selten eingelöste Interdisziplinarität der Alternsforschung könnte auf diese Weise wichtige neue Impulse erfahren.

Was einzelne Gebiete betrifft, die zur Alternsforschung beitragen (vgl. Kapitel 2), scheint eine Entwicklung relativ wahrscheinlich: Vor allem durch die Fortschritte in der Genomforschung könnte es dazu kommen, dass in nicht allzu ferner Zukunft die Biogerontologie wegen ihrer Forschungs- und Anwendungserfolge (z.B. Verlängerung der Lebensspanne, Verhinderung von Krankheiten) erneut eine führende oder gar dominierende Rolle in der Gerontologie spielen könnte (vgl. Kapitel 3).

Bedeutsam für die zukünftige Entwicklung der Gerontologie ist schließlich das immer wieder geäußerte Argument, es sei die bessere Perspektive, wissenschaftliche Einzeldisziplinen mit unmittelbarer Bedeutung für die Gerontologie zu gerontologisieren, statt diese in der Gerontologie aufgehen zu lassen. Solche Bestrebungen sind beispielsweise wichtig, wenn es um akademische Karrieren oder akademische Grade geht. Bis auf wenige Ausnahmen ist es im deutschsprachigen Raum bislang nicht möglich, einen Doktorgrad in Gerontologie zu erwerben. Statt dessen erfolgen Promotionen in der Regel in den unterschiedlichsten Heimatdisziplinen, die in den jeweils bearbeiteten Fragestellungen angesprochen sind. Ferner ist es zumindest im deutschsprachigen Raum eher schwierig, eine wissenschaftliche Karriere im Rahmen der Gerontologie zu planen, und es ist üblicher, die akademische Leiter im Rahmen etablierter Disziplinen zu erklimmen und sich möglicherweise erst später als Gerontologin oder Gerontologe zu »outen«. Ob am Ende die Gerontologie als Wissenschaftsfeld wieder in einem Konglomerat von gerontologisierten Einzeldisziplinen aufgehen wird oder sich auf längere Sicht akademisch wird positionieren können, lässt sich heute kaum vorhersehen. Abhängen wird dies beispielsweise von zukünftig auch in Gerontologie (anstelle von Einzeldisziplinen) ausgebildeten und promovierten Jungwissenschaftlern und von der sich weiterentwickelnden Befundlage (wird diese eher als interdisziplinär oder als disziplinspezifisch angesehen?).

Die Zukunft der Aus- und Weiterbildung in Gerontologie schließlich ist heute schwer vorherzusagen. Für uns steht außer Frage, und wir hoffen, dies von Anfang an in diesem Buch deutlich gemacht zu haben, dass wir der Gerontologie eine wichtige gesellschaftliche Rolle in einer alternden Gesellschaft zuschreiben. Aus diesem Grunde hoffen wir sehr, dass sich Aus- und Weiterbildungsprogramme auf allen Ebenen auch im deutschsprachigen Raum in der Zukunft in reichhaltiger Weise weiter entfalten werden – und können. Aber nicht nur der deutschsprachige Raum soll angesprochen werden: In der Lehre wie in der Forschung werden europaweite Netzwerke und Programme auch in der Gerontologie immer wichtiger werden.

7.3   Zur Zukunft des Alterns: Schlaglichter

Wir hatten weiter oben über die Kohortenabhängigkeit von theoretischen Überlegungen und empirischen Befunden gesprochen. Obgleich dies ein Aspekt ist, der auch in anderen Humanwissenschaften, etwa der Psychologie oder Soziologie, eine Rolle spielt, scheint die Relativität der Befunde der Gerontologie von gestern im Hinblick auf die alten Menschen von morgen doch besonders ausgeprägt zu sein. Wir alle spüren bereits heute in unserer Gesellschaft sehr deutlich, wie sich das Alter verändert hat; die Rede von den neuen Alten ist in aller Munde.

Ein Schlüsselstichwort ist in diesem Zusammenhang der Begriff der »Baby Boomer«. Gemeint sind die geburtenstarken Jahrgänge der Jahre 1945 bis etwa 1960, die ab dem Jahre 2010 in ihre nachberufliche Altersphase eintreten werden. Wir werden in Zukunft, so die allgemeine Erwartung, nicht nur sehr viel *mehr*, sondern auch *andere* Ältere haben als gestern und heute. Hochrechnungen gehen davon aus, dass etwa ab dem Jahre 2030 jede dritte Person in unserer Gesellschaft über 60 Jahre alt sein wird. In der Folge wird es im Hinblick auf das Verhältnis der Generationen zu sehr starken Verschiebungen kommen. Waren es im Jahre 1890 noch 79 jüngere Personen, die auf einen über 75-Jährigen kamen, so lag die Zahl bei nur noch 14,8 im Jahre 1994. Sie wird voraussichtlich auf 6,2 im Jahre 2040 sinken (Lehr, 2003). Es ist klar, dass sich hieraus schwerwiegende Konsequenzen im Hinblick auf die Finanzierung von Alterssicherungssystemen und Pflegeleistungen ergeben, die bereits heute die gesellschaftspolitische Diskussion mehr und mehr bestimmen. Wir erwarten zwar keinen Krieg der Generationen (vgl. dazu auch Kohli, Neckel & Wolf, 1997), aber die Formen der Auseinandersetzung zwischen unterschiedlichen Altersgruppen und ihren Interessen werden wahrscheinlich in der Zukunft immer härter werden – dafür haben wir bereits heute viele Anzeichen. Denn immer häufiger werden Ältere als überversorgt und als einseitige Nutznießer wohlfahrtsstaatlicher Leistungen beschrieben und immer unverblümter wenden sich Junge gegen eine in ihren Augen zu starke staatliche Gewichtung der Bedürfnisse von Älteren. Die entscheidende Unbekannte dieser potentiell problematischen Entwicklung ist die zukünftige Arbeitsmarkt- und Wirtschaftsentwicklung. Von dieser wird vor allem abhängen, ob die potentiellen Interessensgegensätze einer stark alternden Gesellschaft eskalieren werden (nämlich dann, wenn die Erwerbslosigkeit hoch und die wirtschaftliche Produktivität niedrig bleiben) – oder eben nicht.

Eines scheint in jedem Falle klar zu sein: Die Älteren von morgen (also die »Baby Boomer« von heute) werden sich wahrscheinlich stärker als die heutigen alten Menschen als machtbewusste Mitglieder einer großen (zumal gut gebildeten) Bevölkerungsgruppe erleben. Zudem werden Ältere der Zukunft zu einem noch gewichtigeren Marktfaktor und allzu negative Altersbilder könnten in diesem Sinne schon bald schlicht geschäftsschädigend werden. Ältere werden immer stärker eine seniorengerechte Umwelt in den unterschiedlichsten Bereichen von Wohnen, Konsumprodukten, Reisen, Technologie usw. einfordern und wahrscheinlich werden dadurch weitere Verbesserungen in all diesen Feldern angeregt werden, die den unterschiedlichsten gesellschaftlichen Gruppen zugute kommen. Niederflurbusse etwa sind nicht nur für Ältere, sondern auch für Mütter mit Kinderwägen hilfreich, einfache Bedienoberflächen etwa bei Fahrkartenautomaten sind nützlich auch für Kinder, einfach zu handhabende Verpackungen unterstützen auch das Alltagsleben von behinderten Menschen. Solch universelles Design (universal design) gehört zu den positiven Zukunftserwartungen in Bezug auf gesellschaftliche Entwicklung allgemein, die vor allem durch die Alterung der Gesellschaft mit befördert werden könnten.

Im Bereich Gesundheit werden die Älteren von morgen eine hohe Behandlungsqualität erwarten und wahrscheinlich gleichzeitig mit einer stärkeren Präventionseinstellung und entsprechendem Verhalten in ihr Alter eintreten. Die Vorstellung, dass man mehr denn je seines Alters Schmied ist, könnte immer stärker um sich greifen und immer mehr Ältere erfassen. Selbständigkeit und Autonomie werden auch bei den Älteren der Zukunft eine hohe Priorität behalten, jedoch werden die Mittel zur Bewahrung oder Wiedergewinnung von Selbständigkeit sich verändern. Mit zunehmender Selbstverständlichkeit werden die technischen Möglichkeiten zur Verbesserung eines weitgehend autonomen Wohnens genutzt werden. Die sog. Smart Home-Technologie (vgl. z.B. Mollenkopf, Gäng, Mix & Kwon, 2000; vgl. auch **Vertiefung 5.4**), die Nutzung von Sensoren, die Vernetzung aller Haushaltsgeräte, deren einfache Steuerung nach eigenen Bedürfnissen usw., wird immer häufiger eingesetzt werden. Über Internetdienste werden Leistungen der unterschiedlichsten Art bequem von zu Hause abrufbar sein. Es wird für alte Menschen etwa mit schweren Gehbeeinträchtigungen normal werden, mit Hilfe von großen Bildschirmen in virtueller Weise einen Stadtbummel oder gar eine Reise zu unternehmen und durch bequemes Bestellen die unterschiedlichsten Bedürfnisse zu befriedigen. Zudem werden über weiter verbesserte Kommunikationsmedien mit heute noch ungeahnten Möglichkeiten von Kommunikationsintensität Medizin-, Pflege- und Rehabilitationsleistungen (z.B. Beratungen, Präventionsprogramme, Pflegeanleitungen) vermittelt werden. In der Folge könnte es zu einem neuen Verständnis von Selbständigkeit, Kompetenz und Gesundheit im Alter kommen. Man könnte sich etwa so lange selbständig fühlen, wie technische Hilfen in der Lage sind, eingetretene Einbußen zu kompensieren.

Auch wenn zu erwarten ist, dass das Altern in Zukunft weiterhin vor allem im Rahmen des privaten Wohnens in Ein- oder Zweipersonenhaushalten stattfinden wird, so werden wahrscheinlich mehr und mehr neue Wohnformen wie Wohngemeinschaften und vielleicht auch im deutschsprachigen Raum Rentnergemeinden (retirement communities), wie sie in den USA schon seit langer Zeit zu finden sind, etabliert werden. Ältere werden noch mehr als heute in der Welt unterwegs sein, aber eben – wie oben beschrieben – auch dann zumindest virtuell mobil bleiben, wenn sie aufgrund von gesundheitlichen Einbußen das Haus nicht mehr verlassen können. Vor allem durch die neuen Kommunikationstechnologien wird sich deshalb bei den zukünftig Älteren das Verhältnis von drinnen (in der eigenen Wohnung) und draußen entscheidend verändern. Welterschließung aus dem Wohnzimmer, Sozialkontakte zu Familienangehörigen und anderen Personen über höchsteffiziente elektronische Kanäle weltweit usw. – all dieses wird die Normalität des Alterns morgen immer stärker kennzeichnen (Mollenkopf, Oswald & Wahl, 1999).

Bei all diesen Positivszenarien sollte allerdings nicht vergessen werden, dass durch die weitere Zunahme der Lebenserwartung und des Anteils an Hochaltrigen in der Zukunft der Pflegebedarf alter Menschen wahrscheinlich weiter ansteigen wird. Ebenso stellt sich die Frage, ob der vielbeschriebene Pflegenotstand bzw. die gefürchtete Kostenexplosion ausbleiben, weil (auch) technische Hilfen Entlastung bringen werden. Aber: Vollautomatische Pflegewaschstrassen im Heim? Satellitenleitsysteme für Demente? Rehabilitation über Internet? – Wollen wir das wirklich? Eine Gefahr von Technik könnte darin bestehen, dass Allmachtsphantasien dahingehend um sich greifen, jede Widrigkeit des Alters sei mittels Technik beherrschbar. Risiken könnten auch darin bestehen, dass technologische Potentiale dazu führen, zwischenmenschliche Kontakte und zwischenmenschlichen Austausch aus Kostengründen, etwa im Bereich der Pflege, zu verringern. Schließlich besteht bei den Älteren von morgen die Gefahr eines »Digital Divide«. Gemeint ist damit, dass es in Zukunft eine Gruppe von Älteren geben könnte, welche die Ressourcen von neuen Technologien in optimaler Weise zu nutzen imstande ist, während eine andere Gruppe (wahrscheinlich die ärmeren und schlechter gebildeten Älteren) in dieser Beziehung deutlich benachteiligt wäre. Eine solche Spaltung der Älteren möglichst zu vermeiden ist wohl eine der entscheidenden altenpolitischen Herausforderungen und Aufgaben der Zukunft.

7.4   Zusammenfassung und Kontrollfragen

Im Schlussteil des Buches sind wir von einzelnen Inhalten der vorangegangenen Kapitel ausgegangen, in denen immer auch schon die
Zukunft der Alternsforschung bzw. des Alterns angesprochen wurde. Schlaglichter auf die Zukunft der Alternsforschung haben uns
vor allem zu theoretischen und methodischen Erörterungen geführt.
Offen bleiben musste die Frage, ob die Gerontologie zukünftig einmal in einer Gerontologisierung einzelner wissenschaftlicher Disziplinen aufgehen oder weiterhin ihre eigenständige Rolle eines interdisziplinären Wissenschaftsfeldes behalten wird. Die Beschäftigung
mit der Zukunft des Alterns kann auf individueller und gesellschaftlicher Ebene erfolgen. Angedachte Szenarien auf beiden Ebenen
besitzen große Chancen, aber auch Risiken für ein zukünftiges gutes
Altern.

Fünf Kontrollfragen zu Kapitel 7:

1. Warum ist die Beschäftigung mit der Zukunft der Alternsforschung und des Alterns von Bedeutung?
2. Wo liegen theoretische Herausforderungen der zukünftigen
   Gerontologie?
3. Welche methodischen Neuerungen könnten zu welchen Er-
   kenntnisfortschritten führen?
4. Was meint der Begriff »Baby Boomer« und was hat er mit zu-
   künftigem Altern zu tun?
5. Welche Potentiale und Risiken bringt die Technologisierung
   unserer Lebenswelt für Ältere von morgen mit sich?

Als weiterführende Literatur empfohlen:
1. Birren, J. E. (1999). Theories of aging: A personal perspective. In
   V. L. Bengtson & K. W. Schaie (Hrsg.), *Handbook of the theories
   of aging* (S. 459–480). New York: Springer.
2. George, L. K. (1995). The last half-century of aging research –
   and thoughts for the future. *Journal of Gerontology: Social
   Sciences, 50B*, S1–S3.
3. Mollenkopf, H., Oswald, F. & Wahl, H.-W. (1999). Alte Menschen
   in ihrer Umwelt: „Drinnen» und „Draußen» heute und morgen.
   In H.-W. Wahl, H. Mollenkopf & F. Oswald (Hrsg.), *Alte Menschen in ihrer Umwelt: Beiträge zur ökologischen Gerontologie* (S.
   219–238). Wiesbaden: Westdeutscher Verlag.

Literaturverzeichnis

Abderhalden, E. (1940). Besprechung von Paul Herres »Schöpferisches Alter«. *Zeitschrift für Altersforschung, 2*, 49–50.

Achenbaum, W. A. (1995). *Crossing frontiers: Gerontology emerges as a science.* New York: Cambridge University Press.

Achenbaum, W. A. & Albert, D. M. (1995). *Profiles in gerontology.* Westport, CT: Greenwood Press.

Achenbaum, W. A. & Bengtson, V. L. (1994). Re-engaging the disengagement theory of aging: On the theory and assessment of theory development in gerontology. *The Gerontologist, 34*, 756–763.

Achenbaum, W. A. & Levin, J. S. (1989). What does gerontology mean? *The Gerontologist, 29*, 393–400.

Amann, A. & Wiegele, B. (1999). Sozialgerontologie in Österreich. In B. Jansen, F. Karl, H. Radebold & R. Schmitz-Scherzer (Hrsg.), *Soziale Gerontologie. Ein Handbuch für Lehre und Praxis* (S. 47–64). Weinheim: Beltz.

Antonucci, T. C. (2001). Social Relations. An examination of social networks, social support, and sense of control. In J. E. Birren & K. W. Schaie (Hrsg.), *Handbook of the psychology of aging* (5. Aufl., S. 427–453). San Diego: Academic Press.

Antonucci, T. C., Akiyama, H. & Lansford, J. E. (1998). The negative effects of close social relations among older adults. *Family Relations, 47*, 379–384.

Antonucci, T. C. & Jackson, J. S. (1987). Social support, interpersonal efficacy, and health: A life course perspective. In L. L. Carstensen & B. A. Edelstein (Hrsg.), *Handbook of clinical gerontology* (S. 291–311). New York: Pergamon Press.

Arber, S. (1996). Gender roles. In J. E. Birren (Hrsg.), *Encyclopedia of gerontology. Age, aging, and the aged* (Bd. 1, S. 555–565). New York: Academic Press.

Backes, G. M. & Clemens, W. (1998). *Lebensphase Alter. Eine Einführung in die sozialwissenschaftliche Altersforschung.* Weinheim: Juventa.

Bäckman, L. (1984). *Age differences in memory performance: rules and exceptions.* Doctoral dissertation, University of Umea, Umea, Schweden.

Bäckman, L., Small, B. J. & Wahlin, A. (2001). Aging and memory: Cognitive and biological perspectives. In J. E. Birren & K. W. Schaie (Hrsg.), *Handbook of the psychology of aging* (5. Aufl., S. 349–377). San Diego: Academic Press.

Ball, K., Berch, D. B., Helmers, K. F., Jobe, J. B., Leveck, M. D., Marsiske, M. et al. (2002). Effects of cognitive training interventions with older adults. A randomized controlled trial. *Journal of the American Medical Association, 288*, 2271–2281.

Baltes, M. M. (1996). *The many faces of dependency in old age.* Cambridge: Cambridge University Press.

Baltes, M. M. & Carstensen, L. L. (1991). Possible selves across the life span: Comment. *Human Development, 34*, 256–260.

Baltes, M. M., Kühl, K.-P., Gutzmann, H. & Sowarka, D. (1995). Potential of cognitive plasticity as a diagnostic instrument: A cross-validation and extension. *Psychology and Aging, 10*, 167–172.

Baltes, M. M. & Montada, L. (Hrsg.). (1996). *Produktives Leben im Alter*. Frankfurt: Campus.

Baltes, M. M. & Wahl, H.-W. (1987). Dependence in aging. In L. L. Carstensen & B. A. Edelstein (Hrsg.), *Handbook of clinical gerontology* (S. 204–221). New York: Pergamon Press.

Baltes, P. B. (1973). Strategies for psychological intervention in old age: A symposium. *The Gerontologist, 13*, 4–38.

Baltes, P. B. (1990). Entwicklungspsychologie der Lebensspanne: Theoretische Leitsätze. *Psychologische Rundschau, 41*, 1–24.

Baltes, P. B. (2002, 27. März). Altern hat Zukunft. *Die Zeit, 14/2002*, S. 13.

Baltes, P. B. & Baltes, M. M. (1992). Gerontologie: Begriff, Herausforderung und Brennpunkte. In P. B. Baltes & J. Mittelstraß (Hrsg.), *Zukunft des Alterns und gesellschaftliche Entwicklung.* (S. 1–34). Berlin: De Gruyter.

Baltes, P. B. & Smith, J. (1999). Multilevel and systemic analyses of old age. Theoretical and empirical evidence for a fourth age. In V. L. Bengtson & K. W. Schaie (Hrsg.), *Handbook of theories of aging* (S. 153–173). New York: Springer.

Baltes, P. B. & Willis, S. L. (1982). Plasticity and enhancement of intellectual functioning in old age. In F. I. M. Craik & S. Trehub (Hrsg.), *Aging and cognitive processes* (S. 353–389). New York: Plenum Press.

Bandura, A. (1977). Self-efficacy: Toward a unifying theory of behavior change. *Psychological Review, 84*, 191–215.

Beauvoir, S. de (1977). *Das Alter*. Reinbek: Rowohlt.

Bengtson, V. L. & Dowd, J. J. (1981). Sociological functionalism, exchange theory and life-cycle analysis: A call for more explicit theoretical bridges. *International Journal of Aging and Human Development, 12*, 55–73.

Bengtson, V. L. & Schaie, K. W. (Hrsg.). (1999). *Handbook of theories of aging*. New York: Springer.

Bengtson, V. L., Burgess, E. O. & Parrott, T. M. (1997). Theory, explanation, and a third generation of theoretical development in social gerontology. *Journal of Gerontology: Social Sciences, 52B*, S72–S88.

Binstock, R. H. & George, L. K. (Hrsg.). (1976). *Handbook of aging and the social sciences*. San Diego: Academic Press.

Birren, J. E. (1961a). A brief theory of the psychology of aging. Part 1. *The Gerontologist, 1*, 69–77.

Birren, J. E. (1961b). A brief theory of the psychology of aging. Part 2. *The Gerontologist, 1*, 127–134.

Birren, J. E. (Hrsg.). (1996a). *Encyclopedia of gerontology. Age, aging, and the aged*. San Diego: Academic Press.

Birren, J. E. (1996b). History of gerontology. In J. E. Birren (Hrsg.), *Encyclopedia of gerontology. Age, aging, and the aged* (Bd. 1, A-K, S. 655–665). San Diego: Academic Press.

Birren, J. E. (1999). Theories of aging: A personal perspective. In V. L. Bengtson & K. W. Schaie (Hrsg.), *Handbook of the theories of aging* (S. 459–480). New York: Springer.

Birren, J. E. & Schaie, K. W. (Hrsg.). (1977). *Handbook of the psychology of aging*. New York: Van Nostrand Reinhold.

Birren, J. E. & Schaie, K. W. (Hrsg.). (2001). *Handbook of the psychology of aging* (5. Aufl.). New York: Akademic Press.

Birren, J. E. & Schroots, J. J. F. (1996). History, concepts, and theory in the psychology of aging. In J. E. Birren & K. W. Schaie (Hrsg.), *Handbook of the psychology of aging* (4. Aufl., S. 3–23). San Diego: Academic Press.

Birren, J. E. & Schroots, J. J. F. (Hrsg.). (2000). *A history of geropsychology in autobiography*. Washington, DC: American Psychological Association.

Birren, J. E. & Schroots, J. J. F. (2001). The history of geropsychology. In J. E. Birren & K. W. Schaie (Hrsg.), *Handbook of the psychology of aging* (5. Aufl., S. 3–28). San Diego: Academic Press.

Birren, J. E. & Sloane, R. B. (Hrsg.). (1980). *Handbook of mental health and aging*. Englewood Cliffs, N. J.: Prentice-Hall.

Blume, O. (1962). *Alte Menschen in einer Großstadt. Ergebnisse einer empirischen Untersuchung in Köln*. Göttingen: Schwartz.

Borchelt, M. (2000). Prävention körperlicher Krankheiten. In H.-W. Wahl & C. Tesch-Römer (Hrsg.), *Angewandte Gerontologie in Schlüsselbegriffen* (S. 366–372). Stuttgart: Kohlhammer.

Borscheid, P. (1989). *Geschichte des Alters. Vom Spätmittelalter zum 18. Jahrhundert*. München: Deutscher Taschenbuch Verlag.

Bracken, H. v. (1939). Die Altersveränderungen der geistigen Leistungsfähigkeit und der seelischen Innenwelt. *Zeitschrift für Altersforschung, 1*, 256–266.

Brandtstädter, J. & Renner, G. (1990). Tenacious goal pursuit and flexible goal adjustment: Explication and age-related analysis of assimilative and accommodative strategies of coping. *Psychology and Aging, 5*, 58–67.

Browning, C. R. (1999). *Ganz normale Männer. Das Reserve-Polizeibataillon 101 und die »Endlösung« in Polen*. Reinbek bei Hamburg: Rowohlt Taschenbuch Verlag.

Bühler, C. (1933). *Der menschliche Lebenslauf als psychologisches Problem*. Leipzig: Hirzel.

Bundesministerium für Familie Senioren Frauen und Jugend (BMFSFJ) (Hrsg.). (1998). *Wohnen im Alter. Zweiter Altenbericht der Bundesregierung*. Bonn: Deutscher Bundestag (Bundesministerium für Familie Senioren Frauen und Jugend).

Bundesministerium für Familie Senioren Frauen und Jugend (BMFSFJ) (Hrsg.). (2001). *Dritter Bericht zur Lage der älteren Generation in der Bundesrepublik Deutschland: Alter und Gesellschaft*. Berlin: BMFSFJ.

Bundesministerium für Familie Senioren Frauen und Jugend (BMFSFJ) (Hrsg.). (2002). *Vierter Bericht zur Lage der älteren Generation in der Bundesrepublik Deutschland: Risiken, Lebensqualität und Versorgung Hochaltriger – unter besonderer Berücksichtigung demenzieller Erkrankungen*. Berlin: BMFSFJ.

Bundesministerium für Familie und Senioren (BMFuS) (Hrsg.). (1993). *Erster Altenbericht. Die Lebenssituation älterer Menschen in Deutschland*. Bonn: Eigenverlag.

Bundesministerium für Gesundheit (2002). *Zahlen und Fakten zur Pflegeversicherung*. www.bmgesundheit.de/bmg-frames/index.htm.

Busse, E. W. & Maddox, G. L. (Hrsg.). (1985). *The Duke Longitudinal Studies of Normal Aging: 1955 – 1980; overview of history, design, and findings*. New York: Springer.

Campbell, A., Converse, P. E. & Rodgers, W. L. (1976). *The quality of American life: Perceptions, evaluations, and satisfactions*. New York: Russell Sage Foundation.

Cannstatt, C. F. (1839). *Die Krankheiten des höheren Alters und ihre Heilung*. Erlangen: Enke.

Caplan, G. (1964). *Principles of preventive psychiatry*. New York: Basic Books.

Carp, F. M. (1966). *A future for the aged*. Austin: University of Texas Press.

Carstensen, L. L. & Fredrickson, B. F. (1998). Socioemotional selectivity in healthy older people and younger people living with the human immunodeficiency virus: The centrality of emotion when the future is constrained. *Health Psychology, 17*, 1–10.

Cohen, S., McGowan, J., Fooskas, S. & Rose, S. (1984). Positive life events and social support and the relationship between life stress and psychological disorder. *American Journal of Community Psychology, 12*, 567–587.

Cohen, S. & Syme, S. L. (1985). Issues in the study and application of social support. In S. Cohen & S. L. Syme (Hrsg.), *Social support and health* (S. 3–22). New York: Academic Press.

Cohen, S. & Wills, T. A. (1985). Stress, social support, and the buffering hypothesis. *Psychological Bulletin, 98*, 310–357.

Costa, P. T. & McCrae, R. R. (1980). Still stable after all these years: Personality as a key to some issues in adulthood and old age. In P. B. Baltes & O. G. Brim (Hrsg.), *Life-span development and behavior* (Bd. 3, S. 66–102). New York: Academic Press.

Cowdry, E. (Hrsg.). (1939). *Problems of aging. Biological and medical aspects.* Baltimore: Williams & Wilkins.

Cumming, E. & Henry, W. E. (1961). *Growing old: The process of disengagement.* New York: Basic Book Inc.

Cutrona, C. E. & Russell, D. (1990). Type of social support and specific stress: Toward a theory of optimal matching. In I. G. Sarason, B. R. Sarason & G. R. Pierce (Hrsg.), *Social support: An interactional view* (S. 319–366). New York: Wiley.

Diener, E., Suh, E. M., Lucas, R. E. & Smith, H. L. (1999). Subjective well-being: Three decades of progress. *Psychological Bulletin, 125*, 276–302.

Dinkel, R. H. (1999). Demographische Entwicklung und Gesundheitszustand. Eine empirische Kalkulation der Healthy Life Expectancy für die Bundesrepublik auf der Basis von Kohortendaten. In H. Häfner (Hrsg.), *Gesundheit – unser höchstes Gut?* (S. 61–83). Berlin: Springer.

Doh, M. (2002). *Erobern ‚Silver-Surfer' das Netz?* www.digitale-chancen.de/content

Dorsch, F., Hacker, H. & Stapf, K. H. (1987). *Dorsch. Psychologisches Wörterbuch* (13., überarb. u. erw. Aufl. 1998). Bern: Huber.

Erikson, E. H. (1950). *Childhood and society.* New York: Norton & Company.

Estes, C. L. (1979). *The aging enterprise.* San Francisco: Jossey-Bass Publishers.

Faltermaier, T., Mayring, Ph., Saup, W. & Strehmel, P. (2002). *Entwicklungspsychologie des Erwachsenenalters* (Grundriss der Psychologie, Bd. 14). Stuttgart: Kohlhammer.

Feyerabend, P. (1983). *Wider den Methodenzwang.* Frankfurt: Suhrkamp.

Filipp, S.-H. & Mayer, A.-K. (1999). *Bilder des Alters. Altersstereotype und die Beziehungen zwischen den Generationen.* Stuttgart: Kohlhammer.

Finch, C. E. (Hrsg.). (1977). *Handbook of the biology of aging.* New York: Nostrand.

Flade, A. (1993). Wohnen und Wohnbedürfnisse im Blickpunkt. In H. J. Harloff (Hrsg.), *Psychologie des Wohnungs- und Siedlungsbaus. Psychologie im Dienste von Architektur und Stadtplanung* (S. 45–55). Göttingen: Verlag für angewandte Psychologie.

Fleischmann, U. M. (1997). Die Entwicklung der Psychogerontologie an den deutschen Hochschulen. *Zeitschrift für Gerontologie und Geriatrie, 30*, 116–122.

Folstein, M. F., Folstein, S. E. & McHugh, P. R. (1975). »Mini Mental State«: A practical method of grading the cognitive state of patients for the clinician. *Journal of Psychiatric Research, 12,* 189–198.

Fredrickson, B. L. & Carstensen, L. L. (1990). Choosing social partners: How old age and anticipated endings make us more selective. *Psychology and Aging, 5,* 335–347.

Freund, A. & Smith, J. (1997). Die Selbstdefinition im hohen Alter. *Zeitschrift für Sozialpsychologie, 28,* 44–59.

Friedan, B. (1995). *Mythos Alter.* Reinbek bei Hamburg: Rowohlt.

Friedrich, K. (1995). *Altern in räumlicher Umwelt. Sozialräumliche Interaktionsmuster älterer Menschen in Deutschland und in den USA.* Darmstadt: Steinkopff.

Fung, H. H., Carstensen, L. L. & Lutz, A. (1999). The influence of time on social preferences: Implications for life-span development. *Psychology and Aging, 14,* 595–604.

Geiger, I. & Brandenburg, H. (2000). Seniorinnen und Senioren ausländischer Herkunft. In H.-W. Wahl & C. Tesch-Römer (Hrsg.), *Angewandte Gerontologie in Schlüsselbegriffen* (S. 281–289). Stuttgart: Kohlhammer.

George, L. K. (1995). The last half-century of aging research – and thoughts for the future. *Journal of Gerontology: Social Sciences, 50B,* S1–S3.

Ghisletta, P. & Lindenberger, U. (2002). *Structural dynamic links between sensory and cognitive functioning in the Berlin Aging Study.* Paper presented at the 55th Annual scientific meeting of the Gerontological Society of America, Boston, MA.

Giese, F. (1928). *Erlebnisformen des Alters: Umfrageergebnisse über Merkmale persönlichen Verfalls.* Halle: Marhold.

Glatzer, W. & Zapf, W. (1984). *Lebensqualität in der Bundesrepublik. Objektive Lebensbedingungen und subjektives Wohlbefinden.* Frankfurt: Campus.

Göckenjan, G. (2000). *Das Alter würdigen: Altersbilder und Bedeutungswandel des Alters.* Frankfurt am Main: Suhrkamp.

Gruhle, H. W. (1938). Das seelische Altern. *Zeitschrift für Altersforschung, 1,* 89–95.

Gruman, G. J. (1966). *A history of ideas about the prolongation of life. The evolution of prolongevity hypotheses to 1800.* Philadelphia: The American Philosophical Society.

Häfner, H. (1986). *Psychische Gesundheit im Alter.* Stuttgart: Gustav Fischer.

Hahn, S. (2001). Köppern als Alten- und Siechenheim in der Trägerschaft des Hospitals zum Heiligen Geist in Frankfurt am Main seit 1934 und die »Aktion Brandt«. In C. Vanja & H. Siefert (Hrsg.), *»In waldig ländlicher Umgebung ...«. Das Waldkrankenhaus Köppern: Von der agrikolen Kolonie der Stadt Frankfurt zum Zentrum für Soziale Psychiatrie Hochtaunus* (S. 196–219). Kassel: Euregio.

Hahn, S. & Lilienthal, G. (1992). Totentanz und Lebensborn. Zur Geschichte des Alters- und Pflegeheimes Kohren-Sahlis bei Leipzig (1939–1945). *Medizinhistorisches Journal, 27,* 340–358.

Hall, G. S. (1922). *Senescence. The last half of life.* New York: Appleton & Co.

Havighurst, R. J. (1958). A world view of gerontology. *Journal of Gerontology, 13*(Suppl. 1), 2–5.

Havighurst, R. J. (1972). *Developmental tasks and education* (3. Aufl.). New York: McKay (1. Aufl. 1948).

Havighurst, R. J., Munnichs, J. M. S., Neugarten, B. L. & Thomae, H. (Hrsg.). (1969). *Adjustment to retirement: A crossnational study*. Assen: Van Gorum.

Hayflick, L. (1974). The longevity of cultured human cells. *Journal of the American Geriatrics Society, 22*, 1–12.

Heckhausen, J. (1997). Developmental regulation across adulthood: Primary and secondary control of age-related challenges. *Developmental Psychology, 33*, 176–187.

Heeg, S. (2000). Bauliches Milieu und Demenz. In H.-W. Wahl & C. Tesch-Römer (Hrsg.), *Gerontologie in Schlüsselbegriffen* (S. 233–241). Stuttgart: Kohlhammer.

Heinrich, A. (1940). Besprechung von Kehrers »Die krankhaften psychischen Störungen der Rückwandlungsjahre vom klinischen Standpunkt aus«. *Zeitschrift für Altersforschung, 2*, 50–51.

Heinze, R. G., Eichener, V., Naegele, G., Bucksteeg, M. & Schauerte, M. (1997). *Neue Wohnung auch im Alter. Folgerungen aus dem demographischen Wandel für Wohnungspolitik und Wohnungswirtschaft*. Darmstadt: Schader-Stiftung.

Helmchen, H., Baltes, M. M., Geiselmann, B., Kanowski, S., Linden, M., Reischies, F. M., Wagner, M. & Wilms, H.-U. (1996). Psychische Erkrankungen im Alter. In K. U. Mayer & P. B. Baltes (Hrsg.), *Die Berliner Altersstudie* (S. 185–219). Berlin: Akademie-Verlag.

Henry, W. E. (1964). The theory of intrinsic disengagement. In P. F. Hansen (Hrsg.), *Age with a future* (S. 419–424). Kopenhagen: Munksgaard.

Herre, P. (1939). *Schöpferisches Alter. Geschichtliche Spätaltersleistungen in Überschau und Deutung*. Leipzig: Hase & Koehler.

Hofmann, A., Rocca, W. A., Brayne, C., Breteler, M. M., Clarke, M., Cooper, B., Copeland, J. R., Dartigues, J. F., da Silva-Droux, A., Hagnell, O., et al. (1991). The prevalence of dementia in Europe: a collaborative study of 1980–1990 findings. *International Journal of Epidemiology, 20*, 736–748.

Hofstätter, P. R. (1938). Tatsachen und Probleme einer Psychologie des Lebenslaufs. *Zeitschrift für angewandte Psychologie und Charakterkunde, 53*, 273–333.

Holz, P. (2000). Pflegende Angehörige. In H.-W. Wahl & C. Tesch-Römer (Hrsg.), *Angewandte Gerontologie in Schlüsselbegriffen* (S. 353–358). Stuttgart: Kohlhammer.

Höpflinger, F. (1999). *Entwicklung und Stand der Gerontologie in der Schweiz*. Zürich: Züricher Zentrum für Gerontologie.

Hultsch, D. F., Hertzog, C., Small, B. J. & Dixon, R. A. (1999). Use it or lose it: Engaged lifestyle as a buffer of cognitive decline in aging? *Psychology and Aging, 14*, 245–263.

Hultsch, D. F., Hertzog, C., Small, B. J., McDonald-Miszczak, L. & Dixon, R. A. (1992). Short-term longitudinal change in cognitive performance in later life. *Psychology and Aging, 7*, 571–584.

Imhof, A. (1981). *Die gewonnenen Jahre. Von der Zunahme unserer Lebensspanne seit dreihundert Jahren oder von der Notwendigkeit einer neuen Einstellung zu Leben und Sterben*. München: Beck.

Imhof, A. E. (1988). *Die Lebenszeit: Vom aufgeschobenen Tod und von der Kunst des Lebens*. München: Beck.

Jansen, B., Karl, F., Radebold, H. & Schmitz-Scherzer, R. (Hrsg.). (1999). *Soziale Gerontologie. Ein Handbuch für Lehre und Praxis*. Weinheim: Beltz.

Joerissen, P. & Will, C. (1983). *Die Lebenstreppe*. Köln: Rheinland-Verlag (Ausstellungskatalog).

Karl, F. (2000a). Wissenschaft und Praxis. In H.-W. Wahl & C. Tesch-Römer (Hrsg.), *Angewandte Gerontologie in Schlüsselbegriffen* (S. 15–20). Stuttgart: Kohlhammer.

Karl, F. (2000b). Zugehende stadtteilbezogene Altenarbeit. In H.-W. Wahl & C. Tesch-Römer (Hrsg.), *Angewandte Gerontologie in Schlüsselbegriffen* (S. 249–254). Stuttgart: Kohlhammer.

Karl, F. (Hrsg.).(2003). *Einführung in die sozial- und verhaltenswissenschaftliche Gerontologie.* Weinheim: Juventa

Kastenbaum, R. (1995). Gerontology. In G. Maddox (Hrsg.), *Encyclopedia of gerontology* (2. Auflage, S. 416–418). New York: Springer.

Kehrer, F. A. (1939). *Die krankhaften psychischen Störungen der Rückwandlungsjahre vom klinischen Standpunkt aus.* Berlin: Springer.

Klee, E. (1999). *»Euthanasie« im NS-Staat. Die »Vernichtung lebensunwerten Lebens«* (9. Aufl.). Frankfurt: Fischer.

Klein, T. (1999). Soziale Determinanten der aktiven Lebenserwartung. *Zeitschrift für Soziologie, 28,* 448–464.

Klein, T. & Unger, R. (2002). Aktive Lebenserwartung in der Deutschland und in den USA. Kohortenbezogene Analysen auf Basis des Sozio-ökonomischen Panel und der Panel Study of Income Dynamics. *Zeitschrift für Gerontologie und Geriatrie, 35,* 528–539.

Knopf, M. (1995). Memory for action events: Structure and development in adulthood. In F. E. Weinert & W. Schneider (Hrsg.), *Memory performance and competencies, issues in growth and development* (S. 127–138). Mahwah, NJ: Erlbaum.

Kobasa, S. C. O. & Puccetti, M. C. (1983). Personality and social resources in stress resistance. *Journal of Personality and Social Psychology, 45,* 839–850.

Kohli, M. (1992). Altern in soziologischer Perspektive. In P. B. Baltes & J. Mittelstraß (Hrsg.), *Zukunft des Alterns und gesellschaftliche Entwicklung* (S. 231–259). Berlin: de Gruyter.

Kohli, M. & Künemund, H. (Hrsg.). (2000). *Die zweite Lebenshälfte. Ergebnisse des Alters-Surveys.* Leverkusen: Leske + Budrich.

Kohli, M., Neckel, S. & Wolf, J. (1997). Krieg der Generationen? In DIFF (Hrsg.), *Funkkolleg Altern.* (Bd. Studieneinheit 20). Tübingen: Deutsches Institut für Fernstudienforschung.

Kondratowitz, H.-J. v. (2000). »Alter« und »Krankheit«. Die Dynamik der Diskurse und der Wandel ihrer historischen Aushandlungsformen. In J. Ehmer & P. Gutschner (Hrsg.), *Das Alter im Spiel der Generationen* (S. 109–155). Wien: Böhlau.

Kondratowitz, H.-J. v. (2002). Gerontologieanfänge in den 20er, 30er und 40er Jahren in Deutschland: Gibt es Wirkungen bis heute? Vortrag gehalten auf der Jahrestagung der Deutschen Gesellschaft für Gerontologie und Geriatrie in Dresden.

Kruse, A. & Wahl, H.-W. (1999a). II. Persönlichkeitsentwicklung im Alter. *Zeitschrift für Gerontologie und Geriatrie, 32,* 179–193.

Kruse, A. & Wahl, H.-W. (1999b). III. Soziale Beziehungen. *Zeitschrift für Gerontologie und Geriatrie, 32,* 333–347.

Kuhn, T. S. (1976). *Die Struktur wissenschaftlicher Revolutionen* (2. revidierte und ergänzte Aufl.). Frankfurt: Suhrkamp.

Küster, C. (1998). Zeitverwendung und Wohnen im Alter. In Deutsches Zentrum für Altersfragen (Hrsg.), *Wohnbedürfnisse, Zeitverwendung und soziale Netzwerke älterer Menschen. Expertisenband 1 zum Zweiten Altenbericht der Bundesregierung* (S. 51–175). Frankfurt/Main: Campus.

Kuypers, J. A. & Bengtson, V. L. (1973). Social breakdown and competence: A model of normal aging. *Human Development, 16*, 181–201.

Lakatos, I. (1970). Falsification and the methodology of scientific research programmes. In I. Lakatos & A. Musgrave (Hrsg.), *Criticism and the growth of knowledge* (S. 91–196). London: Cambridge University Press.

Lang, F. R. & Carstensen, L. L. (1994). Close emotional relationships in late life: Further support for proactive aging in the social domain. *Psychology and Aging, 9*, 315–324.

Lang, F. R., Featherman, D. L. & Nesselroade, J. R. (1997). Social self-efficacy and short-term variability in social relationships: The McArthur Successful Aging Studies. *Psychology and Aging, 12*, 657–666.

Laslett, P. (1995). *Das Dritte Alter – historische Soziologie des Alterns*. Weinheim: Juventa.

Launer, L. J., Masaki, K., Petrovich, H., Foley, D. & Havlik, R. J. (1995). The association between midlife blood pressure levels and late life cognitive function: The Honolulu-Asia Aging Study. *Journal of the American Medical Association, 274*, 1846–1851.

Lawton, G. (1938). Mental abilities at senescence: A survey of present-day research. *The Journal of Applied Psychology, 22*, 607–619.

Lawton, M. P. & Simon, B. B. (1968). The ecology of social relationships in housing for the elderly. *The Gerontologist, 8*, 108–115.

Lee, G. R. & Ishii-Kuntz, M. (1987). Social interaction, loneliness, and emotional well-being among the elderly. *Research on Aging, 9*, 459–482.

Lehman, H. C. (1936). The creative years in science and literature. *Science Monthly, 43*, 151–162

Lehr, U. M. (1972). *Psychologie des Alterns* (1. Aufl.). Heidelberg: Quelle & Meyer.

Lehr, U. M. (1973). Geropsychologie. Stellung und Aufgabe der Psychologie innerhalb der Gerontologie. *Münchener Medizinische Wochenschrift, 115*, 1885–1890.

Lehr, U. M. (1980). Die Bedeutung der Lebenslaufpsychologie für die Gerontologie. *Aktuelle Gerontologie, 10*, 257–269.

Lehr, U. M. (Hrsg.). (1979). *Interventionsgerontologie*. Darmstadt: Steinkopff.

Lehr, U. M. (2003). *Psychologie des Alterns* (10. Aufl.). Wiebelsheim: Quelle & Meyer.

Lehr, U. M. & Brandenburg, H. (1993). Beiträge zur Geschichte der Gerontologie in Deutschland in der 2. Hälfte unseres Jahrhunderts. *Zeitschrift für Gerontologie, 26*, 305–312.

Lehr, U. M. & Minnemann, E. (1987). Veränderung von Quantität und Qualität sozialer Kontakte vom 7. bis 9. Lebensjahrzehnt. In U. M. Lehr & H. Thomae (Hrsg.), *Formen seelischen Alterns* (S. 80–91). Stuttgart: Enke.

Lehr, U. M. & Puschner, I. (1963). Untersuchungen über subjektive Alternssymptome. *Vita humana, 6*, 57–86.

Lehr, U. M. & Thomae, H. (1958). Eine Längsschnittstudie bei männlichen Angestellten. *Vita humana, 1*, 100–110.

Lehr, U. M. & Thomae, H. (Hrsg.). (1987). *Formen seelischen Alterns. Ergebnisse der Bonner Gerontologischen Längsschnittstudie (BOLSA)*. Stuttgart: Enke.

Lenzen-Großimlinghaus, R. & Steinhagen-Thiessen, E. (2000). Geriatrie und geriatrische Rehabilitation. In H.-W. Wahl & C. Tesch-Römer (Hrsg.), *Angewandte Gerontologie in Schlüsselbegriffen* (S. 290–295). Stuttgart: Kohlhammer.

Light, L. L. (1992). The organization of memory in old age. In F. I. M. Craik & T. A. Salthouse (Hrsg.), *Handbook of aging and cognition* (S. 111–165). Hillsdale, NJ: Erlbaum.

Lindenberger, U. & Baltes, P. B. (1994). Sensory functioning and intelligence in old age: A strong connection. *Psychology and Aging, 9*, 339–355.

Lindenberger, U. & Baltes, P. B. (1997). Intellectual functioning in old and very old age: Cross-sectional results from the Berlin Aging Study. *Psychology and Aging, 12*, 410–432.

Lück, H. E. (2002). *Geschichte der Psychologie: Strömungen, Schulen, Entwicklungen* (3. Aufl.). Stuttgart: Kohlhammer.

Lüth, P. (1965). *Geschichte der Geriatrie.* Stuttgart: Enke.

Manton, K. G., Corder, L. S. & Stallard, E. (1993). Estimate of change in chronic disability and institutional incidence and prevalence rates in the U.S. elderly population from the 1982, 1984 and 1989 National Long Term Care Survey. *Journal of Gerontology: Social Sciences, 48*, S153–S166.

Markus, H. R. & Herzog, A. R. (1991). The role of the self-concept on aging. *Annual Review of Gerontology and Geriatrics, 11*, 110–143.

Marshall, V. W. (1996). The state of theory on aging and the social sciences. In R. Binstock & L. George (Hrsg.), *Handbook of aging and the social sciences* (4. Aufl., S. 12–30). San Diego, CA: Academic Press.

Martin, P., Ettrich, K. U., Lehr, U., Roether, D., Martin, M. & Fischer-Cyrulies, A. (Hrsg.). (2000). *Aspekte der Entwicklung im mittleren und höheren Lebensalters. Ergebnisse der Interdisziplinären Längsschnittstudie des Erwachsenenalters (ILSE).* Darmstadt: Steinkopff.

Martin, S., Zimprich, D., Oster, P., Wahl, H.-W., Minnemann, E., Baethe, M. et al. (2000). Erfolg und Erfolgsvariabilität der stationären Rehabilitation alter Menschen: Eine empirische Studie auf der Basis medizinisch-geriatrischer und psychosozialer Indikatoren. *Zeitschrift für Gerontologie und Geriatrie, 33*, 24–35.

Mayer, K. U. & Baltes, P. B. (Hrsg.). (1996). *Die Berliner Altersstudie.* Berlin: Akademie-Verlag.

Mayring, P. (2002). *Einführung in die qualitative Sozialforschung* (5. Aufl). Weinheim: Beltz.

Meier-Baumgartner, H. P. & Thiesemann, R. (2000). Schlaganfall. In H.-W. Wahl & C. Tesch-Römer (Hrsg.), *Angewandte Gerontologie in Schlüsselbegriffen* (S. 302–308). Stuttgart: Kohlhammer.

Metchnikoff, E. (1903). *The nature of man; studies in optimistic philosophy.* New York: Masson & Cie.

Miles, W. R. (1933). Age and human ability. *Psychological Review, 40*, 99–123.

Mohl, H. (1993). *Die Altersexplosion: droht uns ein Krieg der Generationen?* Stuttgart: Kreuz-Verlag.

Mollenkopf, H. (2000). Technik und Design. In H.-W. Wahl & C. Tesch-Römer (Hrsg.), *Angewandte Gerontologie in Schlüsselbegriffen* (S. 224–232). Stuttgart: Kohlhammer.

Mollenkopf, H. & Doh, M. (2002). Das Medienverhalten älterer Menschen. *Sozialwissenschaften und Berufspraxis, 4/02* (Themenschwerpunkt Virtualisierung des Sozialen), 387–408.

Mollenkopf, H. & Flaschenträger, P. (2001). *Erhaltung von Mobilität im Alter* (Bd. 197 – Schriftenreihe des Bundesministeriums für Familie, Senioren, Frauen und Jugend). Stuttgart: Kohlhammer.

Mollenkopf, H., Meyer, S., Schulze, E., Wurm, S. & Friesdorf, W. (2000). Technik im Haushalt zur Unterstützung einer selbstbestimmten Lebensführung im Alter. Das Forschungsprojekt »sentha« und erste Ergebnisse des sozialwissenschaftlichen Teilprojekts. *Zeitschrift für Gerontologie und Geriatrie, 33,* 155–168.

Mollenkopf, H., Mix, S., Gäng, K. & Kwon, S. (2001). Alter und Technik. In Deutsches Zentrum für Altersfragen (Hrsg.), *Personale, gesundheitliche und Umweltressourcen im Alter* (Bd. 1 – Expertisen zum Dritten Altenbericht der Bundesregierung, S. 253–438). Opladen: Leske + Budrich.

Mollenkopf, H., Oswald, F. & Wahl, H.-W. (1999). Alte Menschen in ihrer Umwelt: »Drinnen« und »Draußen« heute und morgen. In H.-W. Wahl, H. Mollenkopf & F. Oswald (Hrsg.), *Alte Menschen in ihrer Umwelt: Beiträge zur ökologischen Gerontologie* (S. 219–238). Wiesbaden: Westdeutscher Verlag.

Mollenkopf, H., Oswald, F., Wahl, H.-W. & Zimber, A. (in Druck). Räumliche und soziale Umwelten älterer Menschen. In A. Kruse & M. Martin (Hrsg.), *Lehrbuch der Gerontologie – Bausteine einer multidisziplinären Analyse von Alternsprozessen.* Bern: Huber.

Mollenkopf, H. & Wahl, H.-W. (2002). Ältere Menschen in der mobilen Freizeitgesellschaft – Konsequenzen für die Verkehrspolitik. *Politische Studien, 53* (Sonderheft 2), 155–175.

Motel, A., Künemund, H. & Bode, C. (2000). Wohnen und Wohnumfeld älterer Menschen. In M. Kohli & H. Künemund (Hrsg.), *Die zweite Lebenshälfte – Gesellschaftliche Lage und Partizipation im Spiegel des Alters-Survey* (S. 124–175). Opladen: Leske & Budrich.

Nascher, I. L. (1909). Geriatrics. *New York Medical Journal, 90,* 359.

Nelson, E. A. & Dannefer, D. (1992). Aged heterogeneity: Fact or fiction? The fate of diversity in gerontological research. *The Gerontologist, 32,* 17–23.

Nesselroade, J. R. & Baltes, P. B. (1979). *Longitudinal research in the study of behavior and development.* New York: Academic Press.

Neugarten, B. L. (Hrsg.). (1968). *»Adult personality« in middle age and aging.* Chicago: University of Chicago Press.

Neugarten, B. L. (1974). Age groups in American society and the rise of the young-old. *Annals of the American Academy of Political and Social Sciences, 9,* 197–198.

Neugarten, B. L. (Hrsg.). (1982). *Age or need? Public policies for old people.* Beverly Hills: Sage.

Neugarten, B. L. & Associates. (1964). *Personality in middle and late life.* New York: Atherton

Neumann, E.-M., Zank, S., Tzschätzsch, K. & Baltes, M. M. (1997). *Selbständigkeit im Alter: ein Trainingsprogramm für Pflegende. Trainer- und Teilnehmerband (Mit Begleitvideo).* (2. korr. Aufl.). Bern: Huber.

Nühlen-Graab, M. (1990). *Philosophische Grundlagen der Gerontologie.* Wiesbaden: Quelle & Meyer.

Oeppen, J. & Vaupel, J. W. (2002). Broken limits to life expectancy. *Science, 296* (10 May), 1029–1031.

Oswald, F. (1996). *Hier bin ich zu Hause. Zur Bedeutung des Wohnens: Eine empirische Studie mit gesunden und gehbeeinträchtigten Älteren.* Regensburg: Roderer.

Oswald, F. (2000). Wohnen und Wohnanpassung in Privathaushalten. In H.-W. Wahl & C. Tesch-Römer (Hrsg.), *Angewandte Gerontologie in Schlüsselbegriffen* (S. 209–215). Stuttgart: Kohlhammer.

Oswald, F. & Gäng, K. (2000). Umzug und Umzugsmanagement. In H.-W. Wahl & C. Tesch-Römer (Hrsg.), *Angewandte Gerontologie in Schlüsselbegriffen* (S. 268–274). Stuttgart: Kohlhammer.

Oswald, F., Wahl, H.-W. & Gäng, K. (1999). Umzug im Alter: Eine ökogerontologische Studie zum Wohnungswechsel privatwohnender Älterer in Heidelberg. *Zeitschrift für Gerontopsychologie und -psychiatrie, 12*(1), 1–19.

Oswald, W. D. & Fleischmann, U. M. (1983). *Gerontopsychologie. Psychologie des alten Menschen.* Stuttgart: Kohlhammer.

Oswald, W. D. & Fleischmann, U. M. (1995). *Nürnberger-Alters-Inventar NAI.* Göttingen: Hogrefe.

Oswald, W. D., Hagen, B., Rupprecht, R. & Gunzelmann, T. (2003). Erhalt der Selbständigkeit im höheren Lebensalter: Langfristige Trainingseffekte der SIMA-Längsschnittstudie. In F. Karl (Hrsg.), *Sozial- und verhaltenswissenschaftliche Gerontologie. Alter und Altern als gesellschaftliches Problem und individuelles Thema* (S. 261–270). Weinheim: Juventa.

Oswald, W. D., Herrmann, W. M., Kanowski, S., Lehr, U. M. & Thomae, H. (Hrsg.). (1991). *Gerontologie* (2. Aufl.). Stuttgart: Kohlhammer.

Oswald, W. D., Rupprecht, R. & Gunzelmann, T. (1998). Effekte eines einjährigen Gedächtnis-, Kompetenz- und psychomotorischen Trainings auf Leistungsfähigkeit im höheren Lebensalter. In A. Kruse (Hrsg.), *Psychosoziale Gerontologie. Bd. 2: Intervention* (S. 94–107). Göttingen: Hogrefe.

Ott, A., Breteler, M. M., van Harskamp, F., Claus, J. J., van der Cammen, T. J., Grobbee, D. E. & Hofmann, A. (1995). Prevalence of Alzheimer's disease and vascular dementia: association with education. The Rotterdam Study. *British Medical Journal, 310*, 970–973.

Palmore, E., Busse, E. W., Maddox, G. L., Nowlin, J. B. & Siegler, I. C. (1985). *Normal aging III.* Durham, NC: Duke University Press.

Perrig-Chiello, P., Perrig, W. J., Stähelin, H. B., Krebs-Roubicek & Ehrsam, R. (1996). Wohlbefinden, Gesundheit und Autonomie im Alter: Die Basler IDA-Studie (Interdisziplinäre Altersstudie). *Zeitschrift für Gerontologie und Geriatrie, 29*, 95–109.

Philipp, D. & Kliegl, R. (2000). Gedächtnistraining. In H.-W. Wahl & C. Tesch-Römer (Hrsg.), *Angewandte Gerontologie in Schlüsselbegriffen* (S. 96–101). Stuttgart: Kohlhammer.

Pillemer, K. & Finkelhor, D. (1988). The prevalence of elder abuse: A random sample survey. *Gerontologist, 28*, 51–57.

Pinquart, M. (1997). *Das Selbstkonzept im Seniorenalter – Einflussfaktoren, Veränderungen und Prozesse des Selbstkonzeptschutzes.* Weinheim: Psychologie Verlags Union.

Pinquart, M. (1998). Wirkungen psychosozialer und psychotherapeutischer Interventionen auf das Befinden und das Selbstkonzept im Alter – Ergebnisse von Metaanalysen. *Zeitschrift für Gerontologie und Geriatrie, 31*, 120–126.

Pinquart, M. (2000). Ergebnisse der Psychotherapieforschung. In H.-W. Wahl & C. Tesch-Römer (Hrsg.), *Angewandte Gerontologie in Schlüsselbegriffen* (S. 109–113). Stuttgart: Kohlhammer.

Popper, K. R. (1934). *Logik der Forschung.* Tübingen: Siebeck.

Quêtelet, A. (1835). *Sur l'homme et le développement de ses facultés.* Paris: Bachelier.

Raz, N. (2000). Aging of the brain and its impact on cognitive performance: Integration of structural and functional findings. In F. I. M. Craik & T. A. Salthouse (Hrsg.), *Handbook of aging and cognition* (2. Aufl., S. 1–90). Mahwah, NJ: Erlbaum.

Reichies, F. M. & Lindenberger, U. (1996). Grenzen und Potentiale kognitiver Leistungsfähigkeit im Alter. In K. U. Mayer & P. B. Baltes (Hrsg.), *Die
Berliner Altersstudie* (S. 351–377). Berlin: Akademie Verlag.

Riegel, K. F. (1958a). Ergebnisse und Probleme der psychologischen Alternsforschung (Teil I). *Vita Humana, 1*, 52–64.

Riegel, K. F. (1958b). Ergebnisse und Probleme der psychologischen Alternsforschung (Forts. Teil I). *Vita Humana, 1*, 111–127.

Riegel, K. F. (1958c). Ergebnisse und Probleme der psychologischen Alternsforschung (Teil II). *Vita Humana, 1*, 204–243.

Riegel, K. F. (1959). Ergebnisse und Probleme der psychologischen Alternsforschung (Teil III). *Vita Humana, 2*, 213–237.

Riegel, K. F. (1977). History of psychological gerontology. In J. E. Birren &
K. W. Schaie (Hrsg.), *Handbook of the psychology of aging* (1. Aufl., S. 70–
102). New York: Van Nostrand Reinhold.

Riley, M. W., Johnson, M. & Foner, A. (1972). *Aging and society* (Bd. III – A
sociology of age stratification). New York: Russell Sage Foundation.

Rook, K. S. (1985). The functions of social bonds: Perspectives from research
on social support, loneliness and social isolation. In I. G. Sarason & B. R.
Sarason, *Social support: Theory, research and applications* (S. 243–267).
Boston: Martinus Nijhoff.

Rosenmayr, L. (1990). *Die Kräfte des Alters*. Wien: Edition Atelier.

Rosenmayr, L. & Köckeis, E. (1965). *Umwelt und Familie alter Menschen*.
Neuwied: Luchterhand.

Rosow, I. (1974). *Socialization to old age*. Berkeley: University of California
Press.

Rothacker, E. (1939). Altern und Reifen. *Geistige Arbeit, 6*, 1–2.

Rott, C. (2000). Intelligenztraining. In H.-W. Wahl & C. Tesch-Römer (Hrsg.),
Angewandte Gerontologie in Schlüsselbegriffen (S. 90–95). Stuttgart: Kohlhammer.

Rubenstein, L. Z., Stuck, A. E., Siu, A. L. & Wieland, D. (1991). Impacts of
geriatric evaluation and management programs on defined outcomes:
Overview of the evidence. *Journal of the American Geriatrics Society,
39*(Suppl.), 8S–18S.

Rubinstein, R. L. (Hrsg.) (1986). The construction of a day by elderly
widowers. *International Journal of Aging and Human Development, 23*, 161–
173.

Ryff, C. (1989). Beyond Ponce de Leon and life satisfaction: New directions
in quest of successful ageing. *International Journal of Behavioral
Development, 12*, 35–55.

Ryff, C. D., Kwan, C. M. L. & Singer, B. H. (2001). Personality and aging:
Flourishing agendas and future challenges. In J. E. Birren & K. W. Schaie
(Hrsg.), *Handbook of the psychology of aging* (5. Aufl., S. 477–499). San
Diego: Academic Press.

Salthouse, T. A. (1993). Speed mediation of adult age differences in cognition.
Developmental Psychology, 29, 722–738.

Sarason, B. R., Pierce, G. R. & Sarason, I. G. (1990). Social support: The
sense of acceptance and the role of social relationships. In B. R. Sarason,
I. G. Sarason & G. R. Pierce (Hrsg.), *Social support: An interactional view*
(S. 97–128). New York: Wiley.

Saup, W. (1993). *Alter und Umwelt. Eine Einführung in die Ökologische Gerontologie*. Stuttgart: Kohlhammer.

Saup, W. (2000). Alten- und Pflegeheime. In H.-W. Wahl & C. Tesch-Römer (Hrsg.), *Angewandte Gerontologie in Schlüsselbegriffen* (S. 242–247). Stuttgart: Kohlhammer.

Schaie, K. W. (1983). *Longitudinal studies of adult psychological development.* New York: Guilford Press.

Schaie, K. W. (1989). The hazards of cognitive aging. *The Gerontologist, 29,* 484–493.

Schaie, K. W. (1996). Intellectual development in adulthood. In J. E. Birren & K. W. Schaie (Hrsg.), *Handbook of the psychology of aging* (4. Aufl., S. 266–286). San Diego, CA: Academic Press.

Schaie, K. W. & Hofer, S. M. (2001). Longitudinal studies in aging research. In J. E. Birren & K. W. Schaie (Hrsg.), *Handbook of the psychology of aging* (5. Aufl., S. 53–77). San Diego: Academic Press.

Schaie, K. W. & Willis, S. L. (2002). *Adult development and aging* (5. Aufl.). Upper Saddle River, NJ: Prentice Hall.

Schilling, O. (1998). *Grundkurs: Statistik für Psychologen.* München: Fink.

Schneekloth, U. (1997). Pflegerische Versorgung im Bereich der stationären Altenhilfe. *Zeitschrift für Gerontologie und Geriatrie, 30,* 163–172.

Schneider, H. D. (1995). Die soziale Umwelt im Alter als Ressource oder als Belastung? In A. Kruse & R. Schmitz-Scherzer (Hrsg.), *Psychologie der Lebensalter* (S. 263–269). Darmstadt: Steinkopff.

Schroots, J. J. F. (1996). Theoretical developments in the psychology of aging. *The Gerontologist, 36,* 742–748.

Schubert, H. J. (2000). *Städtischer Raum und Verhalten. Zu einer integrierten Theorie des öffentlichen Raumes.* Opladen: Leske + Budrich.

Schütze, Y. & Lang, F. R. (1993). Freundschaft, Alter und Geschlecht. *Zeitschrift für Soziologie, 22,* 209–220.

Schwarzer, R. & Leppin, A. (1989). *Sozialer Rückhalt und Gesundheit. Eine Meta-Analyse.* Göttingen: Verlag für Psychologie.

Schwarzer, R. & Leppin, A. (1991). Soziale Unterstützung und Wohlbefinden. In A. Abele & P. Becker (Hrsg.), *Wohlbefinden. Theorie - Empirie – Diagnostik* (S. 175–190). München: Juventa.

Shock, N. W., Greulich, R. C., Andres, R., Arnenberg, D., Costa, P. T., Lakatta, E. G.et al. (1984). *Normal human aging: The Baltimore Longitudinal Study of Aging.* Washington, DC: U.S. Government Printing Office, NIH Publication No. 84–2450.

Smith, J. & Freund, A. M. (2002). The dynamics of possible selves in old age. *Journal of Gerontology: Psychological Sciences, 57B,* P1–P9.

Smith, J., Fleeson, W., Geiselmann, B., Settersten, R. A. & Kunzmann, U. (1996). Wohlbefinden im hohen Alter: Vorhersagen aufgrund objektiver Lebensbedingungen und subjektiver Bewertung. In K. U. Mayer & P. B. Baltes (Hrsg.), *Die Berliner Altersstudie* (S. 497–523). Berlin: Akademie-Verlag.

Smith, T. W. (1992). Hostility and health: Current status of a psychosomatic hypothesis. *Health Psychology, 11,* 139–150.

Stadelhofer, C. (2000). Möglichkeiten und Chancen der Internetnutzung durch Ältere. *Zeitschrift für Gerontologie und Geriatrie, 33,* 186–194.

Statistisches Bundesamt (StBA) (Hrsg.). (2001). *Bevölkerung und Erwerbstätigkeit* (Fachserie 1, Reihe 3: Ergebnisse des Mikrozensus). Stuttgart: Metzler-Poeschel.

Statistisches Bundesamt (StBA). (2002). *Statistisches Jahrbuch 2002 für die Bundesrepublik Deutschland.* Stuttgart: Metzler–Poeschel.

Staudinger, U. M. (2000). Viele Gründe sprechen dagegen, und trotzdem geht es vielen Menschen gut: Das Paradox des subjektiven Wohlbefindens. *Psychologische Rundschau, 51*, 185–197.

Staudinger, U. M. & Baltes, P. B. (1996). Weisheit als Gegenstand psychologischer Forschung. *Psychologische Rundschau, 47*, 57–77.

Staudinger, U. M. & Fleeson, W. (1996). Self and personality in old and very old age: A sample case of resilience? *Development and Psychopathology, 8*, 867–885.

Staudinger, U. M., Maciel, A. G., Smith, J. & Baltes, P. B. (1998). What predicts wisdom-related performance? A first look at personality, intelligence, and facilitative experiential contexts. *European Journal of Personality, 12*, 1–17.

Staudinger, U. M., Marsiske, M. & Baltes, P. B. (1995). Resilience and reserve capacity in later adulthood: Potentials and limits of development across the life span. In D. Cicchetti & D. Cohen (Hrsg.), *Developmental psychopathology* (Bd. 2, S. 801–847). New York, NY: Wiley.

Staudinger, U. M., Smith, J. & Baltes, P. B. (1992). Wisdom-related knowledge in a life review task: Age differences and the role of professional specialization. *Psychology and Aging, 7*, 271–281.

Sternberg, R. J. & Lubart, T. (2001). Wisdom and creativity. In J. E. Birren & K. W. Schaie (Hrsg.), *Handbook of the psychology of aging* (5. Aufl., S. 500–522). San Diego: Academic Press.

Stuck, A. (2000). Geriatrisches Assessment. In H.-W. Wahl & C. Tesch-Römer (Hrsg.), *Angewandte Gerontologie in Schlüsselbegriffen* (S. 296–301). Stuttgart: Kohlhammer.

Stuck, A. E., Siu, A. L., Wieland, G. D., Adams, J. & Rubenstein, L. Z. (1993). Comprehensive geriatric assessment: a meta analysis of controlled trials. *The Lancet, 342*, 1032–1036.

Tartler, R. (1961). *Das Alter in der modernen Gesellschaft.* Stuttgart: Enke.

Tews, H. P. (1971). *Soziologie des Alterns.* Heidelberg: Quelle & Meyer.

Tews, H. P. (1996). Produktivität des Alters. In M. M. Baltes & L. Montada (Hrsg.), *Produktives Leben im Alter* (S. 184–210). Frankfurt: Campus.

Tews, H. P. (1999). Von der Pyramide zum Pilz. Demographische Veränderungen in der Gesellschaft. In A. Niederfranke, G. Naegele & E. Frahm (Hrsg.), *Funkkolleg Altern 2. Lebenslagen und Lebenswelten, soziale Sicherung und Altenpolitik* (S. 137–186). Wiesbaden: Westdeutscher Verlag.

Tews, H. P. (2000). Neue Wohnformen. In H.-W. Wahl & C. Tesch-Römer (Hrsg.), *Angewandte Gerontologie in Schlüsselbegriffen* (S. 216–223). Stuttgart: Kohlhammer.

Thomae, H. (1968a). *Das Individuum und seine Welt. Eine Persönlichkeitstheorie* (1. Aufl.). Göttingen: Hogrefe.

Thomae, H. (1968b). Persönlichkeit und Altern. In R. Schubert (Hrsg.), *Herz und Atmungsorgane im Alter. Psychologie und Soziologie in der Gerontologie* (S. 191–203). Darmstadt: Steinkopff.

Thomae, H. (1979). The concept of development and life span developmental psychology. In P. B. Baltes & O. G. Brim (Hrsg.), *Life span developmental psychology* (Bd. 2, S. 281–312). New York: Academic Press.

Thomae, H. (1994a). Geschichte des Alters und der Alternsforschung. In E. Olbrich, K. Sames & A. Schramm (Hrsg.), *Kompendium der Gerontologie, Abschnitt III–1* (S. 1–19). Lagerlechfeld: Ecomed.

Thomae, H. (1994b). Trust, social support, and relying on others. *Zeitschrift für Gerontologie, 27*, 103–109.

Thomae, H. (1996). *Das Individuum und seine Welt. Eine Persönlichkeitstheorie* (3. Aufl.). Göttingen: Hogrefe.

Thomae, H. (2000). Consistent curiosity about human lives. In J. E. Birren & J. J. F. Schroots (Hrsg.), *A history of geropsychology in autobiography* (S. 285–296). Washington, DC: American Psychological Association.

Tibbitts, C. (Hrsg.). (1960). *Handbook of social gerontology: Societal aspects of aging.* Chicago: University of Chicago Press.

U.S. Bureau of the Census. (1996). *Current population reports, special studies: 65+ in the United States.* Washington, DC: U.S. Government Printing Office.

van Berlo, A. (2002). Smart home technology: Have older people paved the way? *Gerontechnology, 2,* 77–87.

Verbrugge, L. M. & Jette, A. M. (1994). The disablement process. *Social Science and Medicine, 38,* 1–14.

Vischer, A. L. (1942). *Das Alter als Schicksal und Erfüllung.* Basel: Schwabe.

Wahl, H.-W. (2003). Verhaltens- und sozialwissenschaftliche Gerontologie in ihrer geschichtlichen Entwicklung. In F. Karl (Hrsg.), *Einführung in die sozial- und verhaltenswissenschaftliche Gerontologie* (S. 87–110). Weinheim: Juventa.

Wahl, H.-W. & Kruse, A. (1999a). Psychologische Gerontologie im deutschsprachigen Raum 1988–1998: I. Einführung, kognitive Entwicklung im Alter. *Zeitschrift für Gerontologie und Geriatrie, 32,* 179–192.

Wahl, H.-W. & Kruse, A. (1999b). IV. Aufgaben, Belastungen und Grenzsituationen im Alter, Gesamtdiskussion. *Zeitschrift für Gerontologie und Geriatrie, 32,* 476–472.

Wahl, H.-W. & Lehr, U. M. (2002). Applied fields in psychological assessment: Gerontology. In R. Fernandez-Ballesteros (Hrsg.), *Encyclopedia of psychological assessment* (S. 63–69). London: Sage.

Wahl, H.-W. & Maier, G. (2001). Altwerden als Frau – psychosoziale Aspekte. In A. Franke & A. Kämmerer (Hrsg.), *Klinische Psychologie der Frau. Ein Lehrbuch* (S. 515–558). Göttingen: Hogrefe.

Wahl, H.-W., Mollenkopf, H. & Oswald, F. (Hrsg.). (1999). *Alte Menschen in ihrer Umwelt: Beiträge zur ökologischen Gerontologie.* Wiesbaden: Westdeutscher Verlag.

Wahl, H.-W., Oswald, F. & Zimprich, D. (1999). Everyday competence in visually impaired older adults: A case for person-environment perspectives. *The Gerontologist, 39,* 140–149.

Wahl, H.-W. & Richter, P. (1994). Forschungsmethoden in der Gerontologie – Der Zugang der Sozialwissenschaften. In E. Olbrich, K. Sames & A. Schramm (Hrsg.), *Kompendium der Gerontologie Abschnitt III–6.1* (S. 1–42). Lagerlechfeld: Ecomed.

Wahl, H.-W. & Rott, C. (2002). Konzepte und Definitionen der Hochaltrigkeit. In Deutsches Zentrum für Altersfragen (Hrsg.), *Expertise im Auftrag der Geschäftsstelle der Sachverständigenkommission für den 4. Altenbericht der Bundesregierung* (S. 5–95). Hannover: Vincentz-Verlag.

Wahl, H.-W. & Tesch-Römer, C. (1998). Interventionsgerontologie im deutschsprachigen Raum: Eine sozial- und verhaltenswissenschaftliche Bestandsaufnahme. *Zeitschrift für Gerontologie und Geriatrie, 31,* 76–88.

Wahl, H.-W. & Tesch-Römer, C. (Hrsg.). (2000). *Angewandte Gerontologie in Schlüsselbegriffen.* Stuttgart: Kohlhammer.

Wahl, H.-W. & Wetzler, R. (1998). Möglichkeiten und Grenzen selbständiger Lebensführung in Privathaushalten. Integrierter Gesamtbericht zum gleichnamigen Forschungsverbundprojekt. Stuttgart: Kohlhammer.

Weiss, E. (1927). Leistung und Lebensalter. *Industrielle Psychotechnik, 4*, 227–245.

Weyerer, S. & Schäufele, M. (1999). Epidemiologie körperlicher und psychischer Beeinträchtigungen im Alter. In A. Zimber & S. Weyerer (Hrsg.), *Arbeitsbelastung in der Altenpflege* (S. 3–23). Göttingen: Verlag für Angewandte Psychologie.

Weyerer, S. & Zimber, A. (1997). Viel Stress und wenig Anerkennung. *Altenheim* (3), 14–21.

Weyerer, S. & Zimber, A. (2000). Belastung, Beanspruchung und Burnout. In H.-W. Wahl & C. Tesch-Römer (Hrsg.), *Angewandte Gerontologie in Schlüsselbegriffen* (S. 347–352). Stuttgart: Kohlhammer.

Wilkening, K., & Kunz, R. (2003). *Sterben im Pflegeheim. Perspektiven und Praxis einer neuen Abschiedskultur*. Göttingen: Vandenhoeck & Ruprecht

Yerkes, R. M. (1921). *Psychological examining in the United States Army*. Washington: National Academie of Science.

Personenregister

Sachregister